U0640387

本 书 获

2013年贵州省出版发展专项资金
资 助

彩色药图

珍珠囊补遗药性赋

古籍整理之本草彩色药图系列

主 编 冯 泳 杨卫平

原 著 元·李东垣

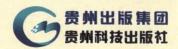

贵州出版集团
贵州科技出版社

图书在版编目（CIP）数据

珍珠囊补遗药性赋彩色药图 / 冯泳, 杨卫平主编.
-- 贵阳：贵州科技出版社, 2017.2（2025.1重印）
（古籍整理之本草彩色药图系列）
ISBN 978-7-5532-0426-0

Ⅰ.①珍… Ⅱ.①冯… ②杨… Ⅲ.①中药性味—图
谱 Ⅳ.①R2-64

中国版本图书馆CIP数据核字(2015)第254601号

珍珠囊补遗药性赋彩色药图
ZHENZHUNANG BUYI YAOXINGFU CAISE YAOTU

出版发行	贵州出版集团　贵州科技出版社
地　　址	贵阳市中天会展城会展东路A座（邮政编码：550081）
网　　址	http://www.gzstph.com　　http://www.gzkj.com.cn
出 版 人	熊兴平
经　　销	全国各地新华书店
印　　刷	北京兰星球彩色印刷有限公司
版　　次	2017年2月第1版
印　　次	2025年1月第2次
字　　数	250千字
印　　张	11.5
开　　本	889 mm×1194 mm　1/16
书　　号	ISBN 978-7-5532-0426-0
定　　价	69.00元

天猫旗舰店：http://gzkjcbs.tmall.com

《珍珠囊补遗药性赋彩色药图》
编 委 会

主　编　冯　泳　杨卫平

副主编　彭雪红　夏同珩

编　委　（以姓氏笔画为序）

万晓春　韦　佳　孔庆歆　冯　泳

刘绍欢　杨卫平　杨林森　宋胜武

陈　倩　罗俊刚　贾亚玲　夏同珩

梅　颖　彭雪红　蒲　翔　蔡恒懋

前 言

治病之药，古来有之，我国人民使用中药的历史延绵上千年。历代的医药人员在治疗疾病的过程中，经过无数实践和努力，积累了大量的用药经验，为我们防病治病提供了大量的原始资料。中华中医药学会曾经在全国范围内发起了"学经典，读名著"的大型读书活动，希望通过专业人士对大量中医药经典文献的整理和普通民众的阅读，能够普及中国传统文化和中医药知识，培养更多优秀的中医药人才，以更好地促进中医药的发展和进步，为人类的健康事业做出贡献。

中药、本草典籍中，前人留下了大量的宝贵文字材料。但是，大多文字艰涩，且描述粗略，难窥全貌和细节，更难以被今人利用。历史证明，要认真继承、应用和发扬中医药的理论和知识，必须认真阅读"经典"。

我们选择在中药发展史上具有代表性的本草类著作进行文献整理、现代研究内容补充和药物原植物（动物、矿物）的识别等工作，形成了《古籍整理之本草彩色药图系列》丛书。本丛书整理的本草典籍共有《神农本草经》《名医别录》《新修本草》《救荒本草》和《珍珠囊补遗药性赋》5本，其内容设置有【古籍原文】、【来源】、【形态特征】、【性味功效】、【古方选录】、【用法用量】、【使用注意】、【现代研究】等板块，并在每本书后面设有中文药名索引、方剂名索引、拉丁学名索引等，方便读者查询和阅读。

本丛书的文字编写以贵阳中医学院的教师杨卫平、冯泳、陈芳、云雪林、周静为主，部分其他院校的教师和学生参与；书中彩色图片的筛选参考了大量的医药文献，具体的拍摄工作主要由夏同珩、杨卫平、刘绍欢、宋胜武和尹武燕等人完成。同时，原文中涉及的部分动物药材如犀角、虎骨等，来源于珍稀动物，按照国家的法律，目前已经不再使用。

本丛书立足于保留古代本草典籍的原貌以及选择有价值的古代用方，力求符合现代药物的使用规范，具有内容丰富翔实、层次分明、文字通俗易懂、图文并茂等特点，可供中医药专业人士和中医药专业学生以及部分中医药爱好者使用。

本丛书编写过程中，参考了国内外大量医药文献和相关书籍，在此，向所有参考用书和文献的原作者表示谢意。

由于编者的学识水平有限，书中难免有疏漏和不足，敬请广大读者批评指正。

编 者
2015年10月

目　录

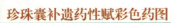

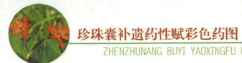

1 犀　角

【古籍原文】犀角解乎心热。

【来　源】犀科动物印度犀 *Rhinoceros unicornis* L.、爪哇犀 *Rhinoceros sondaicus* Desmarest、苏门犀 *Rhinoceros sumatrensis* Cuvier 等的角。

【形态特征】（1）印度犀　体格粗壮庞大，头大，颈短，耳长，眼小，鼻孔大。皮肤坚厚，除耳与尾处外，无毛。在肩胛、颈下及四肢关节处有宽大的褶缝，呈楯状，皮肤表面有很多疣状凸起，皮呈黑灰色，略带紫色。雌雄兽鼻端都有一角，黑色。四肢粗壮，均 3 趾。

（2）爪哇犀　体形与印度犀相似但较小。皮肤有厚褶，背部的 3 条褶上下完全连接。本种仅雄兽有角，生于鼻端，角较小，长 25cm 左右。

（3）苏门犀　体形最小，身长 2.4~2.5m。身上多毛，呈褐色或黑色，皮粗而厚。雌雄兽鼻上皆有双角，前角长，后角短，纵列而生。上唇不突出。

【性味功效】酸、咸，寒。清热，凉血，定惊，解毒。

【古方选录】《温病条辨》清宫汤：犀角尖二钱（冲磨），元参心三钱，莲子心五分，竹叶卷心二钱，连翘心二钱，连心麦冬三钱。用法：水煎服。主治：温病液伤，邪陷心包证，发热，神昏谵语等。

【用法用量】内服：磨汁或研末，1.5~3g；煎汤，2.5~10g；或入丸、散。外用适量，磨汁涂。

【使用注意】气血不足者、孕妇禁用。

【现代研究】化学研究显示含角蛋白等蛋白质，及肽类，游离氨基酸，胍衍生物，甾醇类等。药理研究显示有强心、解热、镇惊等作用，使凝血时间缩短，血小板数增加，兴奋离体兔肠、子宫，轻度扩瞳等作用。犀牛是受国际保护的珍稀濒危动物，被列入《濒危野生动植物种国际贸易公约》附录，中国作为《濒危野生动植物种国际贸易公约》签字国，从 1993 年起，国家禁止犀角（包括其任何可辨认部分和含其成分的药品、工艺品等）贸易，并取消了犀角药用标准，对出售、收购、运输、携带和邮寄犀角的行为都要依法查处。

2 羚羊（羚羊角）

【古籍原文】羚羊清乎肺肝。

【来　源】牛科动物赛加羚羊 *Saijga tatarica* Linnaeus 的角。

【形态特征】体形中等，头大；雄性具角 1 对，不分叉，略呈弓形弯曲的长圆锥形，雌性无角，仅有短的突起；耳郭短小；眼眶突出；鼻部延长并呈肿胀状鼓起，鼻孔大，能灵活伸缩和左右摇摆；四肢细长，具 2 趾；尾短细，下垂。夏毛短而密，棕黄色或栗色；冬毛长而厚，色较淡，为沙黄色或淡灰黄色。

【性味功效】咸，寒。息风止痉，平肝潜阳，清肝明目，清热解毒。

【古方选录】《圣济总录》羚羊角汤：羚羊角（镑）一两，独活（去芦头）二两，乌头（炮裂，去皮、脐）三分，防风（去叉）一分。用法：锉如麻豆。每服五钱比，以水二盏，煎取一盏，去滓，分温二服，空腹、夜卧各一。主治：偏风，手足不随，四肢顽痹。

【用法用量】煎汤，1~3g，宜单煎 2 小时以上；磨汁或研粉服，每次 0.3~0.6g。

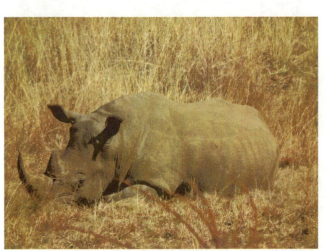

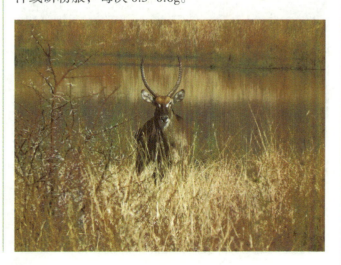

【使用注意】肝经无热者不宜使用。

【现代研究】化学研究显示含角蛋白，磷酸钙，不溶性无机盐、赖氨酸、丝氨酸、谷氨酸、苯丙氨酸、亮氨酸、酪氨酸等多种氨基酸，卵磷脂，脑磷脂，神经鞘磷脂，磷脂酰丝氨酸，磷脂酰肌醇等。药理研究显示有镇静、解热、镇痛、抗惊厥和降压等作用。现代临床用于治疗高热惊厥，高血压，肺炎，扁桃体炎以及麻疹，流行性感冒，风疹，水痘等。

3 泽泻

【古籍原文】泽泻利水通淋而补阴不足。

【来　　源】泽泻科植物泽泻 Alisma orientalis（Sam.）Juzep. 的块茎。

【形态特征】多年生沼生植物，高 50~100cm。地下有块茎，球形，外皮褐色，密生多数须根。叶根生，基部扩延成中鞘状，叶片宽椭圆形至卵形，全缘，两面光滑；叶脉 5~7 条。花茎由叶丛中抽出，花序通常有 3~5 轮分支，组成圆锥状复伞形花序。瘦果多数。

【性味功效】甘、淡，寒。利水渗湿，泄热通淋。

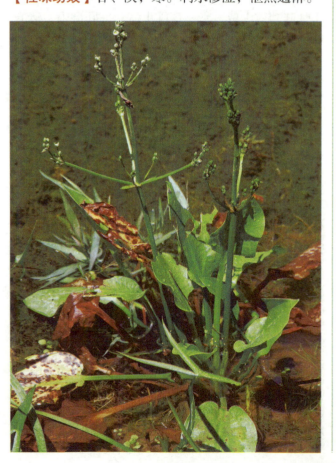

【古方选录】《金匮要略》泽泻汤：泽泻五两，白术二两。用法：以水二升，煮取一升，分温再服。主治：心下支饮，其人苦冒眩。头目眩晕，胸中痞满，咳逆倚息，舌质淡胖，苔白滑，脉沉弦。

【用法用量】煎服，5~10g。

【使用注意】性寒通利，肾虚精滑无湿热者忌用。

【现代研究】化学研究显示含泽泻醇 A、B、C、D 及泽泻萜醇，泽泻萜醇氧化物，挥发油，生物碱，天门冬素，胆碱，糖，钾，钙，镁等。药理研究显示有降血脂，降胆固醇，利尿，降血糖和抗动脉粥样硬化，抗血小板聚集，抗血栓形成及促进纤溶酶活性等作用。现代临床用于治疗内耳眩晕症，高脂血症，脂肪肝，糖尿病，慢性肾功能不全，黄疸等。

4 海藻

【古籍原文】海藻散瘿破气而治疝何难。

【来　　源】马尾藻科植物海蒿子 Sargassum pallidum（Turn.）C. Ag. 或羊栖菜 Sargassum fusiforme（Harv.）Setch. 的藻体。

【形态特征】（1）海蒿子　多年生褐藻，褐色，固着器盘状。主干圆柱形，单生，小枝互生，凋落后于主干上残留圆锥形痕迹。单叶，互生，叶形

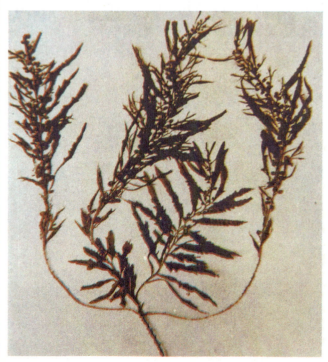

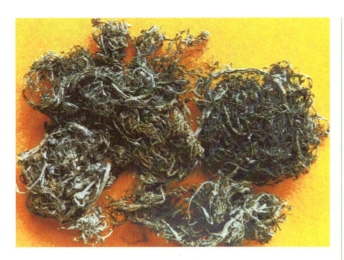

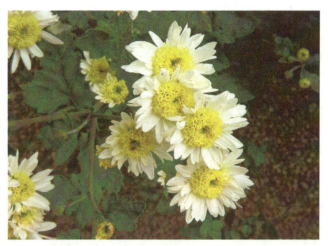

变化甚大，初生叶倒卵形、披针形，全缘，具中肋；次生叶较狭小，中肋不明显。小枝末端常有气囊，圆球形。生殖托单生或成总状排列于生殖小枝上。

（2）羊栖菜　多年生褐藻，肉质，黄色，高7~40cm。固着器纤维状似根；主轴圆柱形，直立，从周围长出分支和叶状突起；分支很短；叶状突起棍棒状，先端盾形，有时膨大，中空成气泡，全缘。气囊和生殖托均腋生；气囊纺锤形；生殖托圆柱形或椭圆形，成丛腋生。

【性味功效】咸，寒。消痰软坚，利水消肿。

【古方选录】《外科正宗》海藻玉壶汤：海藻、贝母、陈皮、昆布、青皮、川芎、当归、半夏、连翘、甘草节、独活各一钱，海带五分。用法：水二盅，煎八分，量病上下食前后服之。凡服此门药饵，先断浓味大荤，次宜绝欲虚心者为妙。主治：瘿瘤初起，或肿或硬，或赤不赤，但未破者服。

【用法用量】煎服，6~15g。

【使用注意】脾胃虚寒蕴湿者忌用；反甘草，不宜同用。

【现代研究】化学研究显示含藻胶酸，粗蛋白，甘露醇，羊栖菜多糖，马尾藻多糖，钾，碘等。药理研究显示有降低血清胆固醇，增强体液免疫功能，抗肿瘤，抗内毒素等作用。现代临床用于治疗单纯性肥胖，颈淋巴结结核，甲状腺良性肿瘤，缺碘性甲状腺肿等。

5　菊　花

【古籍原文】闻之菊花能明目而清头风。

【来　　源】菊科植物菊 *Chrysanthemum morifolium* Ramat. 的头状花序。

【形态特征】多年生草本，高50~140cm，全体密被白茸毛。叶互生，卵形或卵状披针形，边缘羽状深裂，两面密被白茸毛。头状花序顶生或腋生；舌状花雌性，管状花两性、黄色，先端5裂。瘦果矩圆形。

【性味功效】甘、苦，寒。疏散风热，清肺润燥，清肝明目。

【古方选录】《普济方》菊芎散：薄荷二两，菊花、甘草、川芎各一两，防风七钱，白芷半两。用法：研为细末。食后用少许沸汤泡点眼。如伤风，酒调服尤效。主治：暴赤眼。

【用法用量】煎服，5~9g。疏散风热多用黄菊花，平肝明目多用白菊花。

【现代研究】化学研究显示含挥发油，菊苷，芹菜素，槲皮苷，腺嘌呤，胆碱，水苏碱，微量维生素A样物质，维生素B$_1$，氨基酸及刺槐素等。药理研究显示有镇静，解热，降血压，抗炎，抑制多种致病性细菌及流感病毒等作用。现代临床用于治疗急性结膜炎，感冒，咳嗽，高血压头痛等。

6　射　干

【古籍原文】射干疗咽闭而消痈毒。

【来　　源】鸢尾科植物射干 *Belamcanda chinensis* （L.）DC. 的根茎。

【形态特征】多年生草本，根茎呈结节状，鲜黄色，横生，须根多数。茎直立。叶互生，扁平，宽剑形，对折互相嵌叠，排成2列，先端渐尖，基部抱茎，

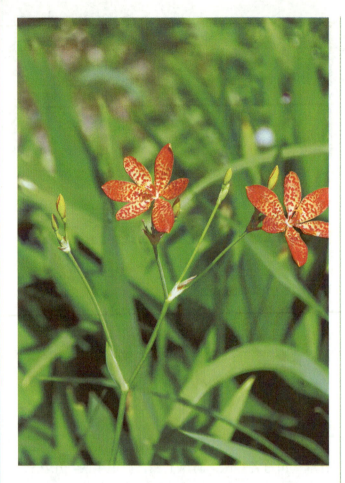

疗咽喉炎，慢性支气管炎，慢性鼻窦炎，腮腺炎，乳糜尿，白血病等。

7 薏苡（薏苡仁）

【古籍原文】薏苡理脚气而除风湿。

【来　　源】禾本科植物薏苡 *Coix lacryma-jobi* L. var. *meyuan*（Roman.）Stapf 的成熟种仁。

【形态特征】一年或多年生草本，秆直立，高 1~1.5m，丛生，分支多，基部节上生根。叶互生，先端尖，基部阔心形，中脉粗厚明显，边缘粗糙；叶舌短；叶鞘抱茎。总状花序自上部叶鞘内侧抽出，1 至数个成束；花单性，雌雄同株。颖果外包坚硬的总苞，卵形或卵状球形。

【性味功效】甘、淡，凉。健脾渗湿，除痹止泻，清热排脓。

【古方选录】《奇效良方》薏苡仁汤：薏苡仁一两，当归一两，芍药一两，官桂一两，甘草（炙）一两，苍术（米泔浸一宿，去皮，锉炒）一两。用法：上

叶脉平行。聚伞花序伞房状顶生；花被片椭圆形，先端钝圆，基部狭，橘黄色且具有暗红色斑点。蒴果椭圆形。种子黑色，近球形。

【性味功效】苦，寒。清热解毒，利咽喉，消痰涎，疗咽闭，消痈毒。

【古方选录】《金匮要略》射干麻黄汤：射干十三枚（一法三两），麻黄四两，生姜四两，细辛、紫菀、款冬花各三两，五味子半升，大枣七枚，半夏（大者，洗）八枚（一法半升）。用法：以水一斗二升，先煮麻黄两沸，去上沫，纳诸药，煮取三升，分温三服。主治：痰饮郁结，气逆喘咳。治咳而上气，喉中水鸣声。

【用法用量】煎服，3~9g。外用适量。

【使用注意】脾虚便溏者和孕妇禁用。

【现代研究】化学研究显示含鸢尾苷元，鸢尾黄酮，鸢尾黄酮苷，射干异黄酮，甲基尼泊尔鸢尾黄酮，鸢尾黄酮新苷元 A，洋鸢尾素，野鸢尾苷等。药理研究显示具有抗炎，抗肿瘤，解热和祛痰等作用；水煎液对葡萄球菌、链球菌、炭疽杆菌、流感病毒、疱疹病毒、腺病毒等有抑制作用。现代临床用于治

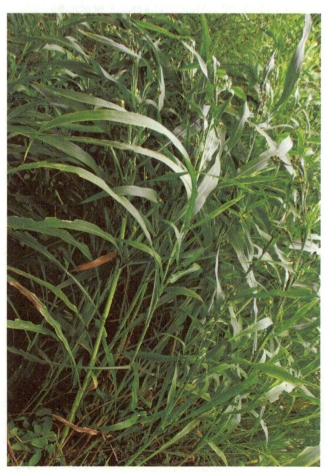

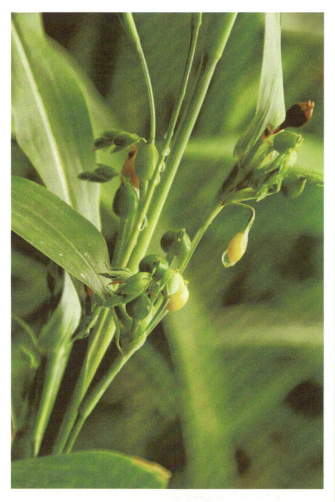

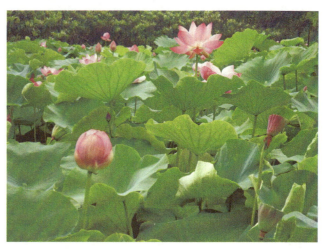

根茎节部。

【形态特征】多年生水生草本。根茎横生，肥厚，节间膨大，内有多数纵行通气孔洞，外生须状不定根。节上生叶，露出水面；叶柄着生于叶背中央，粗壮，圆柱形，多刺；叶片圆形，直径 25~90cm，全缘或稍呈波状，上面粉绿色，下面叶脉从中央射出，有 1~2 次叉状分支。

【性味功效】甘、涩，凉。止血，消瘀。

【古方选录】《太平圣惠方》双荷散：藕节七个，荷叶顶七个。用法：上药同蜜擂细，水二钟，煎八分，去滓温服；或研末，蜜调下。主治：卒暴吐血。

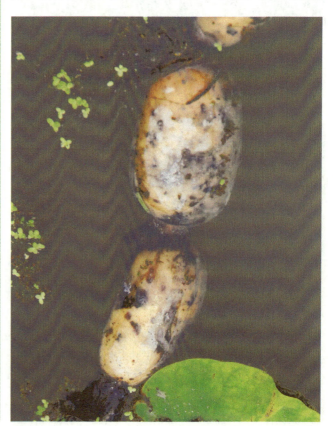

锉为末，每服七钱半，水二盏，生姜七片，煎至八分，去滓，食前温服。自汗减麻黄，热减官桂。主治：中风手足流注疼痛，麻痹不仁，难以屈伸。

【用法用量】煎服，6~30g。清利湿热宜生用，健脾止泻宜炒用。作粥，为食疗佳品。

【现代研究】化学研究显示含薏苡仁酯，脂肪油，氨基酸，蛋白质，糖类等。种子含有大量淀粉及多种维生素。药理研究显示有抑制肌肉收缩，镇静，抑制多突触反射，降温，解热，镇痛，降低血糖，抑制金黄色葡萄球菌、链球菌、白喉杆菌等作用。现代临床用于治疗急性咽喉炎，慢性浅表性胃炎，坐骨神经痛，骨关节滑膜炎，类风湿性关节炎，急性肾炎，慢性肾炎，扁平疣，软疣等。

8 藕 节

【古籍原文】藕节消瘀血而止吐衄。

【来　　源】睡莲科植物莲 Nelumbo nucifera G. 的

【用法用量】煎服，9~15g；鲜品捣汁服，可用至60g。

【现代研究】化学研究显示含鞣质，天门冬酰胺，棉子糖，水苏糖，葡萄糖，果糖，蔗糖及多酚化合物等。药理研究显示能缩短出血时间和升高血小板而具有止血作用，炒炭后疗效更明显。现代临床用于治疗急性肾炎，肾功能不全，肾病综合征，功能性子宫出血，尿血以及血淋等。

9 瓜蒌子（瓜蒌仁）

【古籍原文】瓜蒌子下气润肺喘兮，又且宽中。

【来　　源】葫芦科植物栝楼 *Trichosanthes kirilowii* Maxim. 或中华栝楼 *Trichosanthes rosthornii* Harms 的成熟种子。

【形态特征】栝楼　多年生草质藤本。根粗壮。茎细长，具棱；卷须腋生，先端2歧。叶互生，卵状浅心形，通常3~7深裂，裂片线状披针形或倒披针形，先端钝、急尖。花单性，雌雄异株；雄花3~4朵，

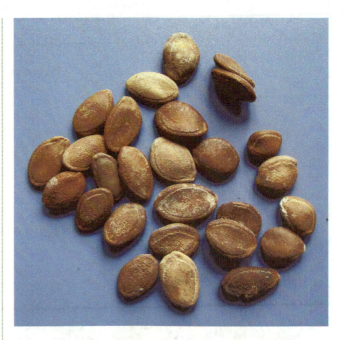

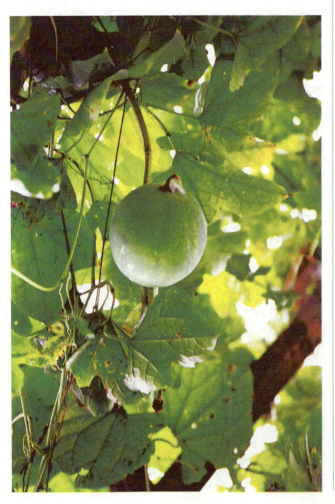

排成总状花序；花冠白色，裂片细裂成流苏状；雌花单生于叶腋，子房椭圆形，绿色。果实椭圆形或圆形，成熟时黄褐色或橙黄色。种子压扁，淡黄褐色，近边缘处具棱线。

【性味功效】甘、微苦，寒。润肺化痰，滑肠通便。

【古方选录】《杂病源流犀烛》瓜蒌青黛丸：瓜蒌仁一两，青黛三钱。用法：上为细末，炼蜜为丸，含化。主治：伤酒而致湿痰作嗽。

【用法用量】煎汤，9~15g，打碎入煎。

【使用注意】"十八反"中反乌头，不宜同用。脾虚便溏、湿痰、寒痰者忌用。

【现代研究】化学研究显示富含油脂，脂肪油含量约26%，其中饱和脂肪酸占30%，不饱和脂肪酸占66.5%。种子油中含有多种甾醇成分，如菜油甾醇、豆甾醇、7-菜油甾烯醇、谷甾醇等。种子含三萜类成分和多种氨基酸。药理研究显示有泻下，抗癌，抑制血小板聚集，扩张动物离体心脏冠脉等作用。内服过量可引起胃部不适、恶心呕吐或腹痛泄泻。现代临床用于治疗慢性支气管炎所致痰多、咳喘等。

10 车前子

【古籍原文】车前子止泻利小便兮，尤能明目。

【来　　源】车前科植物车前 *Plantago asiatica* L. 或平车前 *Plantago depressa* Willd. 的成熟种子。

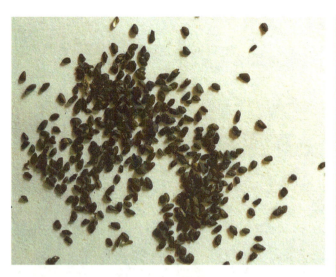

【形态特征】（1）车前　多年生草本，连花茎可高达50cm。具须根；具长柄，基部扩大。叶片卵形或椭圆形，先端尖或钝，基部狭窄成长柄；通常有5~7条弧形脉。花茎数个，具棱角，有疏毛，穗状花序长为花茎的2/5~1/2。蒴果卵状圆锥形。种子4~8颗或9颗，近椭圆形，黑褐色。

（2）平车前　与车前不同，植株具圆柱形直根。叶片椭圆形、椭圆状披针形或卵状披针形，基部狭窄。萼裂片与苞片约等长。蒴果圆锥状。种子长圆形，棕黑色。

【性味功效】甘，微寒。清热利尿，渗湿通淋，明目，祛痰。

【古方选录】《太平惠民和剂局方》八正散：车前子、瞿麦、萹蓄、滑石、山栀子仁、甘草（炙）、木通、大黄（面裹煨，去面，切，焙）各一斤。用法：上药为散，每服二钱，水一盏，入灯心，煎至七分，去滓，温服，食后临卧。小儿量力少少与之。主治：湿热淋证。

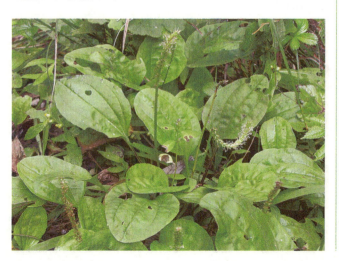

【用法用量】煎服，9~15g。布包煎。

【使用注意】肾虚精滑无湿热者忌用。

【现代研究】化学研究显示含月桃叶珊瑚苷，车前粘多糖，消旋－车前子苷，都桷子苷酸，车前子酸，琥珀酸，腺嘌呤，胆碱，脂肪油，β－谷甾醇等。药理研究显示具有利尿，祛痰，镇咳，平喘，抗病原微生物等作用。现代临床用于治疗高血压病，充血性心力衰竭，急性膀胱炎，急性肾炎，慢性肾炎，肺炎痰多咳嗽等。

11 黄柏

【古籍原文】是以黄柏疮用。

【来　　源】芸香科植物黄皮树 *Phellodendron chinense* Schneid. 或黄檗 *Phellodendron amurense* Rupr. 的树皮。

【形态特征】（1）黄皮树　落叶乔木，高10~12m。树皮外层棕褐色，可见唇形皮孔，外层木栓较薄。奇数羽状复叶对生；小叶7~15片，长圆状披针形至长圆状卵形。花单性，雌雄异株；排成顶生圆锥花序；花紫色。浆果状核果近球形，直径1~1.5cm，密集成团，内有种子5~6颗。

（2）黄檗　落叶乔木，高10~25m。树皮外层灰褐色，木栓发达，不规则网状纵沟裂，内皮鲜黄色。小枝通常灰褐色或淡棕色，有小皮孔。奇数羽状复叶对生，小叶柄短；小叶5~15片，披针形至卵状长圆形，圆锥状聚伞花序。浆果状核果呈球形，直径8~10mm，密集成团，内有种子2~5颗。

【性味功效】苦，寒。清热燥湿，泻火除蒸，解毒疗疮。

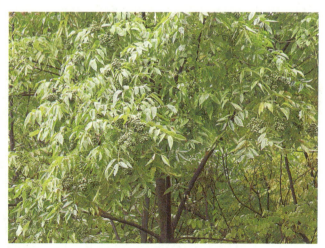

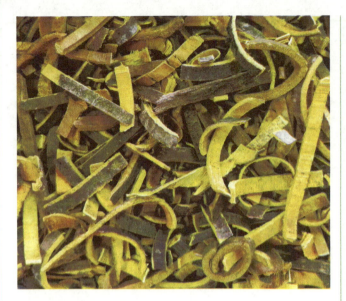

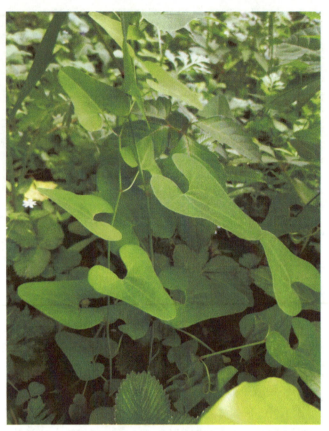

【古方选录】《圣济总录》黄柏汤：黄柏（去粗皮）半两，阿胶（锉，炒燥）半两，黄连（去须，锉炒）一两，山栀子仁一分。用法：上药锉如麻豆大。每服三钱匕，水一盏，煎至六分，去滓，食前温服。主治：伤寒后下痢脓血。

【用法用量】煎服，3~12g；或入丸、散。外用适量。清热燥湿解毒生用，滋阴降火盐水炙用。

【使用注意】脾胃虚寒者忌用。

【现代研究】化学研究显示黄皮树树皮含小檗碱，木兰花碱，黄柏碱，掌叶防己碱，内酯，甾醇和黏液质等；黄檗树皮含小檗碱，黄柏碱，木兰碱，药根碱，掌叶防己碱及柠檬苦素，黄柏酮等。药理研究显示有抑制葡萄球菌、痢疾杆菌、致病性皮肤真菌、乙型肝炎表面抗原、钩端螺旋体的作用；另有解热，抗炎，降压，降脂，降血糖，利胆，抗心律失常，抗血小板聚集，抗缺氧等作用。现代临床用于治疗急性肠炎，细菌性痢疾，急性结膜炎，慢性咽炎，慢性化脓性中耳炎，宫颈糜烂，烧伤，下肢溃烂等。

12 兜铃（马兜铃）

【古籍原文】兜铃嗽医。

【来　源】马兜铃科植物北马兜铃 *Aristolochia contorta* Bge. 或马兜铃 *Aristolochia debilis* Sieb. *et* Zucc. 的成熟果实。

【形态特征】（1）北马兜铃　草质藤本。叶纸质；叶柄柔弱；叶片卵状心形或三角状心形。总状花序有花2~8朵生于叶腋；花序梗和花序轴极短或近无。蒴果宽倒卵形或椭圆状倒卵形。种子三角状心形，扁平，有小疣点，具浅褐色膜质翅。

（2）马兜铃　草质藤本。根圆柱形。茎柔弱，无毛。叶互生；叶片卵状三角形、长圆状卵形或戟形。花单生或2朵聚生于叶腋。蒴果近球形，先端圆形而微凹，具6条棱，成熟时由基部向上沿空间6瓣开裂。种子扁平，钝三角形，边缘具白色膜质宽翅。

【性味功效】苦、微辛，寒。清肺降气，止咳平喘，清肠消痔。

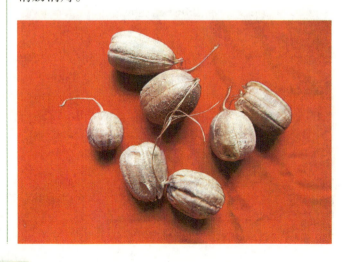

【古方选录】《圣济总录》马兜铃汤：马兜铃一分，木通（锉）一两，陈橘皮（汤浸，去白，焙）半两，紫苏茎叶一分。用法：以上四味药粗捣筛。每服五钱匕，水一盏半，入灯心十五茎，枣三枚，劈破，同煎至七分，去滓，食后温服，日二次。主治：伤寒后肺气喘促。

【用法用量】煎服，3~9g。肺虚久咳宜炙用，外用熏洗宜生用。

【使用注意】马兜铃含有马兜铃酸，马兜铃酸有较强肾毒性。

【现代研究】化学研究显示含马兜铃酸 A、B、C，生物碱，青木香酸，β-谷甾醇等。药理研究显示有止咳，平喘，祛痰，抗炎等作用。现代临床不用。

13 地骨皮

【古籍原文】地骨皮有退热除蒸之效。

【来　源】茄科植物枸杞 *Lycium chinense* Mill. 或宁夏枸杞 *Lycium barbarum* L. 的根皮。

【形态特征】（1）枸杞　落叶灌木，植株较矮小，高 1m 左右。蔓生，茎干较细，外皮灰色；具短棘，生于叶腋，长 0.5~2cm。叶片稍小，全缘，两面均无毛。花紫色，边缘具密缘毛；花萼钟状。浆果卵形或长圆形，种子黄色。

　　（2）宁夏枸杞　灌木，高 1~3m。主茎数条，粗壮；小枝有纵棱纹，有不生叶的短刺和生叶、花的长刺；果枝细长，通常先端下垂，外皮淡灰黄色，无毛。叶互生或数片簇生于短枝上，全缘。花腋生，

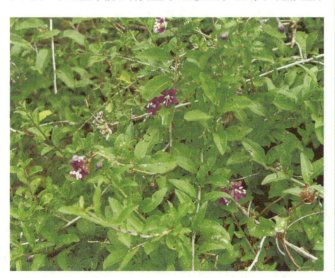

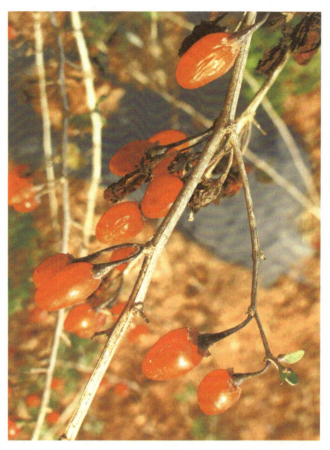

花萼钟状。浆果，果皮肉质。种子多数，近圆肾形而扁平，棕黄色。

【性味功效】甘，寒。凉血除蒸，清肺降火。

【古方选录】《圣济总录》地骨皮汤：地骨皮五两，白前二两，石膏（研）六两，杏仁（去皮尖双仁，炒）三两，桑根白皮（锉）四两。用法：上药锉如麻豆大。每服六钱匕，水二盏，加竹叶十片，煎至一盏，去滓温服。主治：肺实热，喘逆胸满，仰息气急。

【用法用量】煎服，3~15g。

【使用注意】外感风寒发热或脾胃虚寒者忌用。

【现代研究】化学研究显示含桂皮酸，多量酚类物质，地骨皮甲素，枸杞素 A，枸杞素 B，β-谷甾醇，亚油酸，亚麻酸等。药理研究显示有解热，降压，降血糖，降血脂，抗脂肪肝，抗病原微生物的作用。现代临床用于治疗糖尿病，高血压病，淋巴结核，手足癣等。

14 薄荷叶（薄荷）

【古籍原文】薄荷叶宜消风清肿之施。

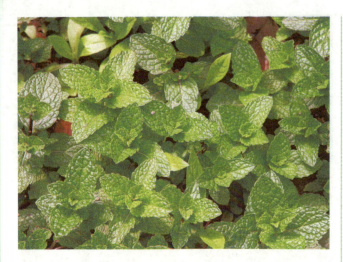

【来　　源】唇形科植物薄荷 *Mentha haplocalyx* Briq. 的地上部分。

【形态特征】多年生草本。茎直立，高 30~60cm，下部数节具纤细的须根及水平匍匐根状茎，锐四棱形，具 4 槽，上部被倒向微柔毛，下部仅沿棱上被柔毛，多分支。叶片长圆状披针形，先端锐尖，侧脉 5~6 对。轮伞花序腋生，轮廓球形，花冠淡紫色。小坚果藏于宿萼内。

【性味功效】辛，凉。疏散风热，清利头目，利咽透疹，疏肝解郁。

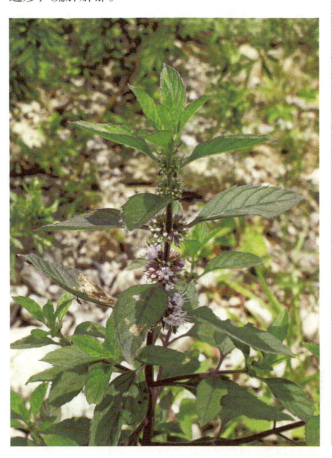

【古方选录】《此事难知》薄荷汤：薄荷一两，葛根半两，炙甘草半两，防风半两，人参七钱半。用法：上药为末，水煎服。主治：伤寒邪入阳明，风热上壅，头昏目眩，鼻塞咽干，心胸烦闷，精神不爽。

【用法用量】煎服，3~6g，后下，不宜久煎。

【使用注意】阴虚血燥、肝阳偏亢、表虚汗多者忌用。

【现代研究】化学研究显示含左旋薄荷醇、左旋薄荷酮、异薄荷酮、乙酸癸酯、乙酸薄荷酯、苯甲酸甲酯、蒎烯、右旋月桂烯、柠檬烯、木犀草素-7-葡萄糖苷和薄荷异黄酮苷等。药理研究显示具有镇痛，止痒，止咳，杀菌，利胆，抗早孕，抗病毒等作用。现代临床用于治疗上呼吸道感染，急性乳腺炎，急性结膜炎，感冒，慢性荨麻疹，湿疹等。

15　枳实（枳壳）

【古籍原文】宽中下气，枳壳缓而枳实速也。

【来　　源】芸香科植物酸橙 *Citrus aurantium* L. 及其栽培变种的幼果。

【形态特征】小乔木，茎枝三棱形，光滑，有长刺。单生复叶，互生；叶柄有狭长形或倒心形的翼；叶片革质，卵形或倒卵形，全缘有不明显的锯齿，两面无毛，具半透明油点。总状花序；花萼 5 裂；花瓣 5 片，白色，长椭圆形。果圆而稍扁，橙黄色，果皮粗糙。

【性味功效】苦、辛、酸，温。破气消积，化痰散结。

【古方选录】《金匮要略》枳术汤：枳实七枚，白术二两。用法：以水五升，煮取三升，分三次温服。主治：气滞水停，心下坚，大如盘，边如旋盘，或

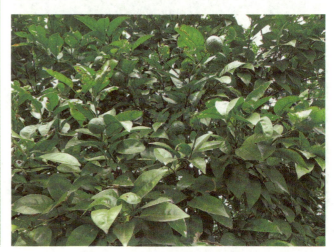

胃脘疼痛，小便不利，舌淡红，苔腻，脉沉。

【用法用量】煎服，3~9g，大剂量用至30g。炒后药性较生用平和。

【使用注意】脾胃虚弱者及孕妇慎服。

【现代研究】化学研究显示酸橙果皮含黄酮类成分，辛弗林，挥发油及N–甲基酪胺等。药理研究显示有抗炎，抗菌，抗病毒，抗氧化，抗变态反应，抗溃疡形成，增强子宫收缩力，增强心肌收缩力，升压，强心，利尿及抗休克等作用。现代临床用于治疗消化不良，慢性胃炎，急性菌痢，胃下垂，心力衰竭，冠状动脉粥样硬化性心脏病（简称冠心病）和产后腹痛，心下痞满等。

【附　　药】枳壳为芸香科植物酸橙 *Citrus aurantium* L. 及其栽培变种的未成熟果实，生用或炒用。其性味、归经、功效、主治均与枳实相同，唯作用较之缓和，长于理气宽中、行气消胀。主治：胸腹气滞的痞满胀痛。此外，枳壳现代用于治疗胃扩张、胃下垂、子宫脱垂、脱肛等，常配补气升阳药物同用。

16 干葛（葛根）

【古籍原文】疗肌解表，干葛先而柴胡次之。

【来　　源】豆科植物野葛 *Pueraria lobata* （Willd.）Ohwi 或甘葛藤 *Pueraria thomsonii* Benth. 的根。

【形态特征】（1）野葛　藤本，根圆柱状，肥大，全株被黄色长硬毛。三出复叶，具长柄；顶生小叶菱状卵形，先端渐尖，有时3浅裂，下面有粉霜，两面被糙毛；侧生小叶宽卵形，有时3浅裂；托叶盾形，小托叶针状。总状花序腋生，花密，萼钟形，

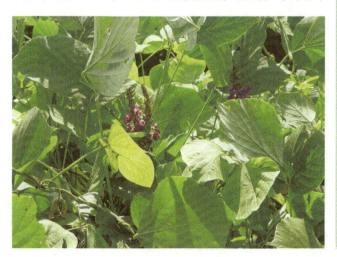

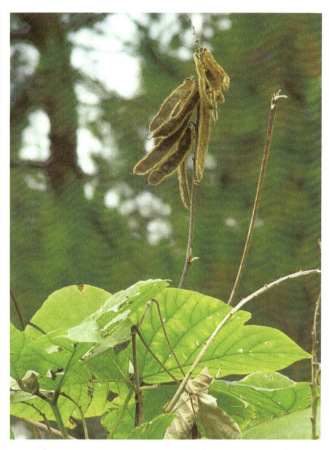

与萼筒约等长；子房线形。荚果条状，被黄色长硬毛。

（2）甘葛藤　藤本，根肥大。茎枝被黄褐色短毛或杂有长硬毛。三出复叶，具长柄；托叶披针状长椭圆形，有毛。总状花序腋生，小苞片卵形，花萼钟状。荚果长椭圆形，扁平，密被黄褐色长硬毛。种子肾形或圆形。

【性味功效】甘、辛，凉。解肌退热，生津止渴，透发麻疹，升阳止泻。

【古方选录】《保婴撮要》葛根汤：葛根四两，麻黄三钱，桂枝一两。用法：每服二钱，水煎。主治：太阳病，项背强几几，恶风无汗，恶寒刚痉。

【用法用量】煎服，9~15g。退热生津宜生用，升阳止泻宜煨用。

【现代研究】化学研究显示含大豆苷、大豆黄素、大豆素 –4,7– 二葡萄糖苷、葛根黄苷、葛根素、葛根藤素、异黄酮苷和多量淀粉等。药理研究显示有解痉或松弛平滑肌作用，能扩张冠状动脉血管和脑血管，降低心肌耗氧量，明显降压，抑制血小板凝集，解热和轻微降血糖等作用。现代临床用于治疗感冒发热，偏头痛，痔疮，急性胃肠炎，高血压，单纯性肥胖，冠心病心绞痛、心律失常等。

珍珠囊补遗药性赋彩色药图
ZHENZHUNANG BUYI YAOXINGFU CAISE YAOTU

17 柴 胡

【古籍原文】疗肌解表，干葛先而柴胡次之。

【来　源】伞形科植物柴胡 *Bupleurum chinense* DC. 或狭叶柴胡 *Bupleurum scorzonerifolium* Willd. 的根或全草。

【形态特征】（1）柴胡　多年生草本，根常有分支。茎丛生或单生，实心，上部多分支，略呈"之"字形曲折。叶互生；基生叶倒披针形或狭椭圆形，早枯；中部叶倒披针形或宽条状披针形，有平行脉7~9条，下面具粉霜。复伞形花序，花鲜黄色。双悬果宽椭圆形，棱狭翅状。

（2）狭叶柴胡　与柴胡的主要区别：主根较发达，常不分支；基生叶有长柄；叶片线形至线状披针形，有平行脉5~7条，伞梗较多，小伞梗10~20条。

【性味功效】苦、辛，微寒。疏散退热，疏肝解郁，升阳举陷。

【古方选录】《伤寒论》小柴胡汤：柴胡半斤，黄芩、人参、甘草（炙）、生姜（切）各三两，大枣（擘）十二枚，半夏（洗）半升。用法：以水一斗二升，煮取六升，去滓，再煎取三升，温服一升，日三服。主治：太阳病不解，转入少阳者，胁下硬满，干呕不能食，往来寒热，尚未吐下，脉沉紧者。

【用法用量】煎服，3~9g。和解退热宜生用，疏肝解郁宜醋炙。

【使用注意】肝阳上亢，肝风内动，阴虚火旺及气机上逆者忌用。

【现代研究】化学研究显示柴胡根中含柴胡皂苷Ia、Ib、Ⅱ，微量挥发油，春福寿草醇，脂肪油，柴胡醇，油酸，亚油酸，棕榈酸和葡萄糖等。药理研究显示有镇静，镇痛，降温，降压，镇咳和抗炎等作用。现代临床用于治疗上呼吸道感染，流行性腮腺炎，急性胃炎，慢性胃炎，急性肾盂肾炎，胃溃疡，十二指肠溃疡，渗出性中耳炎，急性肝炎，慢性肝炎，神经衰弱等。

18 百 部

【古籍原文】百部治肺热，咳嗽可止。

【来　源】百部科草本植物直立百部 *Stemona sessilifolia*（Miq.）Miq.、蔓生百部 *Stemona japonica*（Bl.）Miq. 或对叶百部 *Stemona tuberosa* Lour. 的块根。

【形态特征】（1）直立百部　多年生草本，高30~60cm。茎直立，不分支，有纵纹。叶常3~4片轮生，偶为5片；叶脉通常5条，中间3条特别明显；有短柄或几无柄。花腋生，多数生于近茎下部呈鳞片状的苞腋间；花梗细长，直立或斜向上。蒴果。

（2）蔓生百部　多年生草本，高60~90cm，全体平滑无毛。根肉质，通常呈纺锤形，簇生。茎

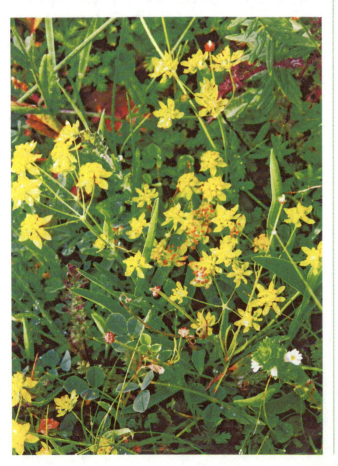

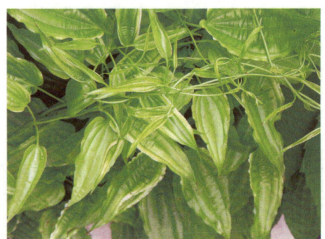

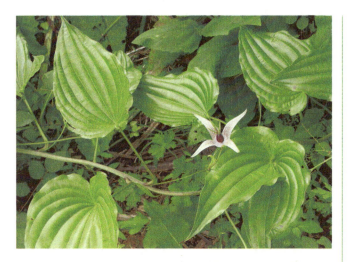

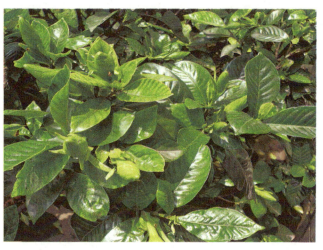

上部蔓状，具纵纹。叶通常4片轮生，卵形或卵状披针形，全缘或带微波状，基部圆形或近于截形，偶为浅心形，中脉5~9条；叶柄线形，花梗丝状，花被4片。蒴果广卵形而扁。种子数粒，长椭圆形。

（3）对叶百部　多年生攀援草本，高达5m。块根肉质，纺锤形或圆柱形。茎上部缠绕。叶通常对生；广卵形，基部浅心形，全缘或微波状，叶脉7~11条。花腋生；花被4片，披针形，黄绿色，有紫色脉纹。蒴果倒卵形而扁。

【性味功效】甘、苦，微温。润肺，下气，止咳，杀虫。

【古方选录】《小儿药证直诀》百部丸：百部三两（炒），麻黄（去节）、杏仁（去皮尖）四十个。用法：上药共研为末，炼蜜丸如芡实大，热水化下，加松子仁肉五十粒，糖丸之，含化大妙。主治：肺寒壅嗽，微有痰。

【用法用量】煎服，3~9g。外用适量，水煎或酒浸。

【现代研究】化学研究显示含百部碱，原百部碱，对叶百部碱，百部定碱，异百部定碱，霍多林碱，直立百部碱，糖，脂类，蛋白质，灰分，甲酸，乙酸，苹果酸，柠檬酸，琥珀酸和草酸等。药理研究显示有镇咳、祛痰、平喘、杀虫等作用。水煎剂及醇浸剂有杀灭头虱、体虱和阴虱的作用。现代临床用于治疗慢性支气管炎，百日咳，肺结核，酒糟鼻，阴道滴虫等。

19 栀 子

【古籍原文】栀子凉心肾，鼻衄最宜。

【来　　源】茜草科植物栀子 *Gardenia jasminoides*
Ellis 的成熟果实。

【形态特征】常绿灌木，高达2m。叶对生或三叶轮生，革质，长椭圆形或倒卵状披针形，全缘；叶柄短，托叶鞘状，膜质。花单生于枝端或叶腋，芳香；花瓣成旋转卷形排列，花开时成高脚杯状或碟状，初为白色，后变为乳黄色。果为肉质果，卵圆形，黄色。种子多数。

【性味功效】苦，寒。泻火除烦，清热利尿，凉血解毒，外用消肿止痛。

【古方选录】《金匮要略》栀子豉汤：栀子十四枚，香豉（绵裹）四合。用法：以水四升，先煮栀子，得二升半，内豉煮取一升半，去滓，分二服，温进一服，得吐则止。主治：虚烦，下利后更烦，按之心下濡者。

【用法用量】煎服，6~9g。外用适量，研末调敷。生用泻火为主，炒炭止血。

【使用注意】脾虚便溏或胃寒痛者忌用。

【现代研究】化学研究显示含栀子苷，山栀子苷，

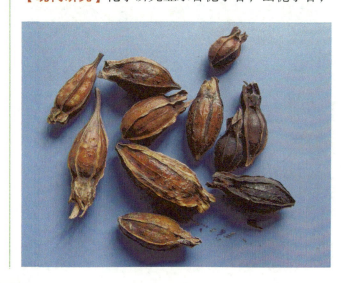

都桷子苷，栀子糖苷，栀子素，栀子酸，微量藏红花素，熊果酸，胆碱，芸香苷和挥发油等。药理研究显示有解热，镇静，镇痛，利胆，抗炎，抗惊厥，降血压，促进胰腺分泌，止血和加速软组织愈合，抑制金黄色葡萄球菌、脑膜炎双球菌等作用。现代临床用于治疗急性黄疸型肝炎，急性胆囊炎，胆石症，胆道感染，腮腺炎，软组织挫伤，无名肿毒等。

20 玄 参

【古籍原文】玄参治热结毒痈，清利咽膈。

【来　　源】玄参科植物玄参 *Scrophularia ningpoensis* Hemsl. 的根。

【形态特征】多年生草本，高 60~120cm。根长圆柱形或纺锤形。茎具四棱，有沟纹。下部叶对生，上部叶有的互生，卵形至披针形，边缘具细锯齿，齿缘反卷，骨质，并有突尖。聚伞圆锥花序大而疏散，花冠褐紫色，上唇长于下唇；退化雄蕊近圆形。蒴果卵形。

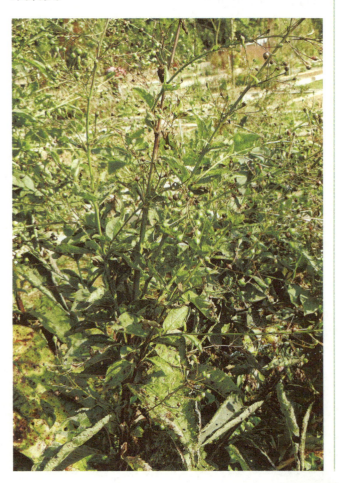

【性味功效】甘、苦、咸，微寒。清热凉血，滋阴降火，解毒散结。

【古方选录】《温病条辨》化斑汤：石膏一两，知母四钱，生甘草三钱，玄参三钱，犀角二钱磨冲（现用水牛角 60g 代），白粳米一合。用法：水八杯，煮取三杯，日三服，冲服犀角末。滓再煮一盅，夜一服。主治：气血两燔证，症见发热，或身热夜甚，或外透斑疹，色赤，口渴，或不渴，脉数等。

【用法用量】煎服，9~15g；或入丸、散。外用适量，捣敷或研末调敷。

【使用注意】脾胃虚寒、脘闷食少、便溏者忌用。

【现代研究】化学研究显示含生物碱，糖类，甾醇，氨基酸，脂肪酸，挥发油，胡萝卜素和维生素 A 类物质等。药理研究显示对多种实验动物有降压作用；并有抗炎，镇静，抗惊厥，解热，抑制金黄色葡萄球菌、白喉杆菌、伤寒杆菌、福氏痢疾杆菌等作用。现代临床用于治疗急性扁桃体炎，慢性咽炎，白喉，乳腺增生，慢性前列腺炎，习惯性便秘，带状疱疹等。

21 升 麻

【古籍原文】升麻消风热肿毒，发散疮痍。

【来　　源】毛茛科植物大三叶升麻 *Cimicifuga heracleifolia* Kom.、兴安升麻 *Cimicifuga dahurica*（Turcz.）Maxim. 或升麻 *Cimicifuga foetida* L. 的根茎。

【形态特征】（1）大三叶升麻　多年生草本，高 1~1.5m。根茎粗壮。茎直立，无毛，茎下部叶为二回三出复叶，无毛；侧生小叶斜卵形，比顶生小叶小，无毛或下面沿脉疏被白色柔毛；茎上部叶为一回三出复叶。复总状花序。蓇葖果，长圆形。花期 8~9 月，果期 9~10 月。

（2）兴安升麻　多年生草本，高达 1m。根茎粗壮，多弯曲，有许多下陷圆洞状的老茎残迹。茎直立，无毛或微被毛。下部茎生叶为二回三出复叶。复总状花序；花单性，雌雄异株，雄株花序大。蓇葖果。种子椭圆形，褐色，四周有膜质鳞翅，中央有横鳞翅。

（3）升麻　多年生草本，高 1~2m。根茎粗壮，坚实，有许多内陷的圆洞状老茎残迹。茎直立，上

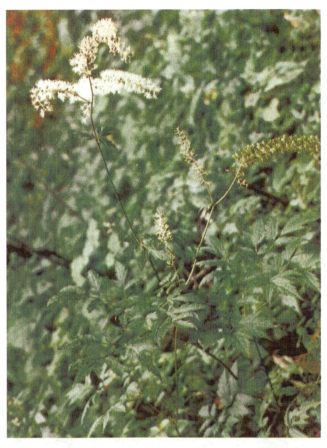

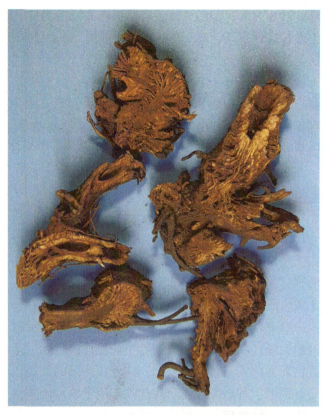

部有分支，被短柔毛。叶为二至三回三出羽状复叶。复总状花序具分支 3~20 个，花两性，无花瓣。蓇葖果，长圆球，四周有膜质鳞翅。

【性味功效】 甘、辛、微苦，凉。发表透疹，清热解毒，升阳举陷。

【古方选录】 《太平惠民和剂局方》升麻葛根汤：升麻、芍药、甘草（炙）各十两，葛根十五两。用法：上药为粗末。每服三钱，用水一盏半，煎取一中盏，去滓，稍热服。不拘时候，一日二三次。以病气去，身清凉为度。主治：麻疹初起。

【用法用量】 煎服，3~10g；或入丸、散。清热解毒宜生用，升阳举陷宜炙用。外用适量，研末调敷。

【使用注意】 阴虚阳亢、阴虚火旺及麻疹已透发者禁用。

【现代研究】 化学研究显示升麻含升麻碱，水杨酸，鞣质，树脂，咖啡酸，阿魏酸等。兴安升麻含升麻素，生物碱，糖类，树脂，阿魏酸，咖啡酸，β-谷甾醇，升麻醇等。大三叶升麻含生物碱。药理研究显示有解热，抗炎，镇痛，镇静，抗惊厥，抑制心脏，减慢心率，降低血压等作用。现代临床用于治疗感冒，麻疹，子宫脱垂，胃下垂，便血等。

22　腻粉（轻粉、水银粉）

【古籍原文】 尝闻腻粉抑肺而敛肛门。

【来　　源】 粗制的氯化亚汞结晶。

【形态特征】 为鳞片状结晶，形似雪花。银白色；半透明或微透明，具银样光泽。体轻，质脆，用手捻之，易碎成细粉。气无，味淡。遇光颜色缓缓变

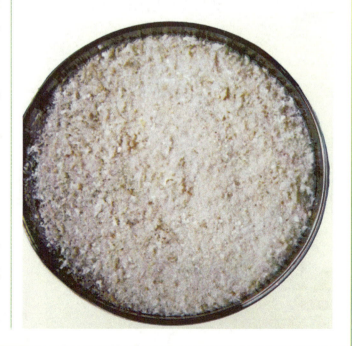

暗。以片大、色洁白、体轻、具银样光泽者为佳。

【性味功效】辛，寒；有毒。攻毒蚀腐，杀虫止痒，祛痰逐饮，通利二便。

【古方选录】《小儿痘疹方论》轻粉散：真轻粉、黄丹各等分。用法：上药为细末，左眼有翳，吹入右耳；右眼有翳，吹入左耳。更以绿豆皮、谷精草、白菊花各一两，为末，每服三钱；干柿一枚，米泔一盏，煎干，将柿去核食之，每日三枚，不拘时候。主治：小儿出痘，眼内生翳。

【用法用量】内服：0.1~0.2g，入丸、散剂。外用适量，研末调敷或撒布。

【使用注意】有毒，外用为主，不可过量和久用。内服宜慎，服后及时漱口。孕妇、小儿体虚者禁用。

【现代研究】化学研究显示主要含氯化亚汞（mercurous chloride，Hg_2Cl_2）。药理研究显示有抑制大肠杆菌、变形杆菌、乙型溶血性链球菌、金黄色葡萄球菌及堇色毛癣菌、许兰黄癣菌的作用；还有泻下、利尿等作用。现代临床用于治疗顽固性湿疹，化脓性疮疖，痤疮，酒渣鼻和狐臭等。

23 金箔（金薄）

【古籍原文】金箔镇心而安魂魄。

【来　源】用黄金锤成的纸状薄片。

【形态特征】等轴晶系。晶体呈八面体，但很少见，常见的为颗粒状或树枝状的集合体。颜色金黄。条

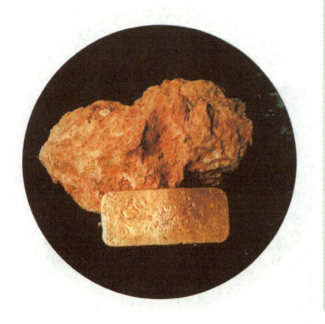

痕为光亮的金黄色。具极强的金属光泽。不透明。锯齿状断口。富延展性。

【性味功效】辛，平。镇心，安神。

【古方选录】《苏沈良方》至宝丹：生乌犀（水牛角代）、生玳瑁、琥珀、朱砂、雄黄各一两，牛黄一分，龙脑一分，麝香一分，安息香（酒浸，重汤煮令化，滤过滓，约取一两净）一两半，金、银箔各五十片。用法：上药制丸如皂角子大，人参汤下一丸，小儿量减。主治：痰热内闭心包证，症见神昏谵语，身热烦躁，痰盛气粗，舌绛苔黄垢腻，脉滑数。亦治中风中暑、小儿惊厥属于痰热内闭者。

【用法用量】内服：入丸、散，亦用作丸药挂衣。

【使用注意】阳虚气陷、下利清冷者忌用。

【现代研究】现代临床不用。

24 茵　陈

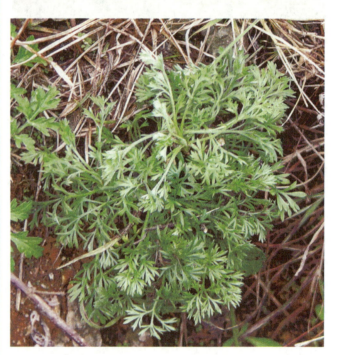

【古籍原文】茵陈主黄疸而利水。

【来　源】菊科植物滨蒿 *Artemisia scoparia* Waldst. et Kit. 或茵陈蒿 *Artemisia capillaris* Thunb. 的地上部分。

【形态特征】（1）滨蒿　一至二年生草本，根多垂直。茎直立，多分支，嫩枝被灰白色绢毛，老枝近无毛。叶片长圆形，二至三回羽状全裂，最终裂片倒披针形或线形；中部叶二回羽状全裂，基部抱茎，

裂片线形；上部叶无柄，3 裂或不裂，裂片短。头状花序多数，排列成总状花序。瘦果小。

（2）茵陈蒿　多年生草本。茎直立，基部木质化，表面黄棕色，具纵条纹，多分支；幼时全体有褐色丝状毛，成长后近无毛。叶一至三回羽状深裂，下部裂片较宽短，常被短绢毛；中部叶裂片细长如发；上部叶羽状分裂，3 裂或不裂，近无毛。头状花序小而多，密集成复总状。瘦果长圆形。

【性味功效】 苦、辛，微寒。清湿热，退黄疸。

【古方选录】《伤寒论》茵陈蒿汤：茵陈六两，栀子十四枚，大黄二两。用法：以水一斗二升，先煮茵陈，减六升，内二味，煮取三升，去滓，分三服。主治：湿热发黄，症见一身面目俱黄，黄色鲜明，腹微满，口中渴，小便不利，舌苔黄腻，脉沉数。

【用法用量】 煎服，6~15g，单用或鲜品加倍；或入丸、散。外用适量，水煎外洗。

【使用注意】 脾虚血亏虚黄者不宜。

【现代研究】 化学研究显示含挥发油，蒿属香豆精，绿原酸，咖啡酸，对羟基苯乙酮和甲基茵陈色原酮等。药理研究显示有显著利胆，增加胆汁中胆酸和胆红素排泄，防治肝损害，利尿，解热，平喘，抑制金黄色葡萄球菌、伤寒杆菌、大肠杆菌和杀灭真菌、流感病毒等作用。现代临床用于治疗高脂血症，胆道蛔虫，新生儿黄疸，黄疸型肝炎，胆石症，冠心病及胆囊炎等。

25 瞿 麦

【古籍原文】 瞿麦治热淋之有血。

【来　源】 石竹科植物瞿麦 *Dianthus superbus* L. 或石竹 *Dianthus chinensis* L. 的地上部分。

【形态特征】（1）瞿麦　多年生草本，高达 1m。茎丛生，直立，无毛，上部二歧分支，节明显。叶互生，线形或线状披针形，先端渐尖，基部成短鞘状包茎，全缘，两面均无毛。花单生或数朵集成稀疏的圆锥花序。蒴果长圆形，包在宿存的萼内。

（2）石竹　与瞿麦外形相似，主要区别：苞片卵形，叶状，开张，长为萼筒的 1/2，先端尾状渐尖；萼筒长 2~2.5cm，裂片阔披针形；花瓣通常紫红色，先端浅裂成锯齿状。

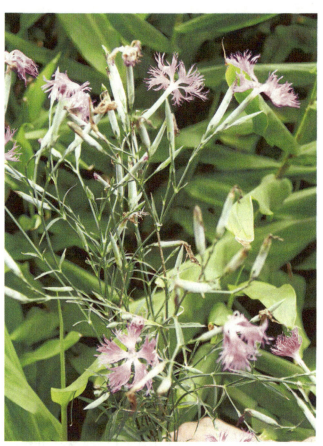

【性味功效】 苦，寒。利尿通淋，破血通经。

【古方选录】《太平惠民和剂局方》八正散：车前子、瞿麦、萹蓄、滑石、山栀子仁、甘草（炙）、木通、大黄（面裹煨，去面，切，焙）各一斤。用法：上药为散，每服二钱，水一盏，入灯心，煎至七分，去滓，温服，食后临卧。小儿量力少少与之。主治：湿热淋证。

【用法用量】 煎服，9~15g；或入丸、散。外用适量，研末撒或煎水洗。

【使用注意】 孕妇慎用。

【现代研究】 化学研究显示瞿麦含黄酮类化合物，如花色苷等；石竹含花色苷，石竹皂苷 A、B，瞿麦吡喃酮苷等。药理研究显示有利尿，兴奋肠管和子宫平滑肌，抑制蛙心、兔心，微溶血等作用。现代临床用于治疗泌尿系统感染，外阴炎，尿路结石和湿疹等。

26 朴硝（芒硝、盆硝、马牙硝）

【古籍原文】 朴硝通大肠，破血而止痰癖。

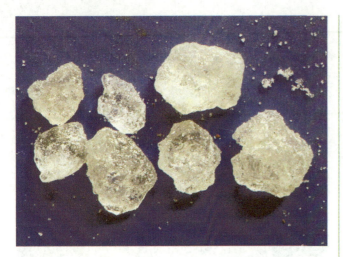

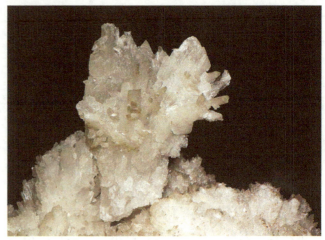

【来　　源】硫酸盐类芒硝族矿物芒硝的精制品。

【形态特征】单斜晶系。晶体为短柱状，通常成致密粒状、被膜状。无色透明，但常带浊白、浅黄、淡蓝、淡绿等色。条痕为白色。玻璃样光泽。断口贝壳状。

【性味功效】咸、苦，寒。泻下通便，润燥软坚，清火消肿。

【古方选录】《伤寒论》大承气汤：大黄（酒洗）四两，厚朴（去皮，炙）半斤，枳实（炙）五枚，芒硝三合。用法：以水一斗，先煮二物，取五升，去滓，内大黄，更煮取二升，去滓，内芒硝，更上微火一二沸，分温再服。得下，余勿服。主治：阳明腑实证，症见大便不通或下利稀水，频转矢气，脘腹痞满，腹痛拒按，按之硬，甚或潮热谵语，手足濈然汗出，舌苔黄燥起刺，或焦黑燥裂，脉沉实。

【用法用量】内服：研末，用药汁或开水冲服，6~12g；或入丸剂。外用适量，研末外敷或化水点眼。

【使用注意】脾胃虚寒者及孕妇禁用。

【现代研究】化学研究显示朴硝主要含含水硫酸钠（$NaSO_4 \cdot 10H_2O$）。药理研究显示有促进肠蠕动达到排便，外用消肿止痛等作用。现代临床用于治疗习惯性便秘，消化不良，急性阑尾炎，消化性溃疡，痔疮，骨伤肿胀和大骨节病等。

27 石 膏

【古籍原文】石膏治头痛，解肌而消烦渴。

【来　　源】硫酸盐类矿物硬石膏族石膏。

【形态特征】单斜晶系。晶体常作板状，集合体常

呈致密粒状、纤维状或叶片状。颜色通常为白色，结晶体无色透明，当成分不纯时可呈现灰色、肉红色或蜜黄色等。条痕白色。透明至半透明。解理面呈玻璃光泽或珍珠状光泽，纤维状者呈绢丝光泽。片状解理显著。断口贝状至多片状。

【性味功效】辛、甘，大寒。清热泻火，除烦止渴；煅用收敛生肌。

【古方选录】《伤寒论》白虎汤：石膏（碎）一斤，知母六两，甘草（炙）二两，粳米六合。用法：以水一斗，煮米熟汤成，去滓，温服一升，日三服。主治：阳明气分热盛证，症见壮热面赤，烦渴引饮，汗出恶热，脉洪大有力或滑数。

【用法用量】煎服，15~60g，打碎先煎；或入丸、散。外用适量，煅用，研末撒或调敷。

【使用注意】阳虚寒证、脾胃虚弱及血虚、阴虚内热者慎服。

【现代研究】化学研究显示主要含含水硫酸钙（$CaSO_4 \cdot 2H_2O$）。药理研究显示有解热，增强肺泡巨噬细胞对白色葡萄球菌及胶体金的吞噬能力，促进吞噬细胞成熟，利尿，利胆等作用。现代临床用于治疗感冒高热，肺炎发热，流行性感冒，顽固性口腔溃疡，急性牙龈炎，阑尾脓肿，烧伤等。

28 前 胡

【古籍原文】前胡除内外之痰实。

【来　　源】伞形科植物白花前胡 *Peucedanum praeruptorum* Dunn 的根。

【形态特征】多年生草本，高 30~120cm。根圆锥形。

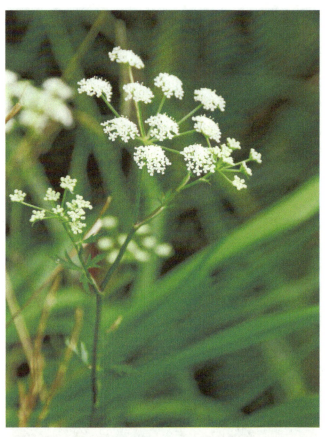

茎直立，单一，上部分支。基生叶和下部叶纸质，圆形至宽卵形，二至三回三出羽状分裂，叶柄基部有宽鞘，抱茎；顶端叶片生在膨大的叶鞘上。复伞形花序，顶生或腋生。双悬果椭圆形或卵圆形，背棱和中棱线状，侧棱有窄翅。

【性味功效】苦、辛，微寒。疏风清热，降气化痰。

【古方选录】《圣济总录》前胡汤：前胡（去芦头）二两，白术二两，人参二两，石膏（碎）二两，黄芩（去黑心）二两。用法：上药为粗末。每服三钱七，水一盏，入葱白一寸，同煎至六分，去滓，空心、食前温服。主治：妊娠伤寒，头疼壮热。

【用法用量】煎服，3~9g；或入丸、散。

【使用注意】阴虚咳嗽、寒饮咳嗽者慎用。

【现代研究】化学研究显示含挥发油，白花前胡素A、B、C、D、E，微量的前胡苷和甘露醇。药理研究显示有增强呼吸道分泌，祛痰，降低颈动脉压，减少冠脉阻力和心肌耗氧量等作用。现代临床用于治疗支气管炎，支气管哮喘，感冒咳嗽，急性咽喉炎等。

29 滑 石

【古籍原文】滑石利六腑之涩结。

【来　　源】硅酸盐类矿物滑石族滑石。

【形态特征】单斜晶系。晶体呈六方形或菱形板状，但完好的晶体极少见，通常为粒状和鳞片状的致密

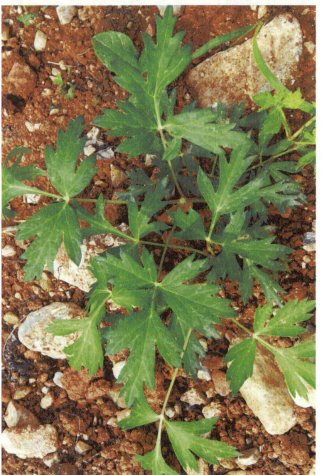

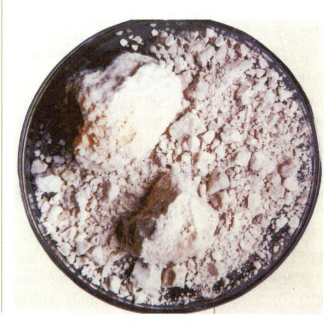

块体。淡绿色、白色或灰色。条痕白色或淡绿色。光泽脂肪状。解理面显珍珠状。半透明至不透明。解理沿底面极完全。

【性味功效】甘、淡，寒。利水通淋，清热解暑，祛湿敛疮。

【古方选录】《黄帝素问宣明论方》六一散：滑石六两，甘草一两。用法：上药为细末，每服三钱，加蜜少许，温水调下，或无蜜亦可，每日三服。或欲冷饮者，新井泉调下亦得。主治：暑湿证，症见身热烦渴，小便不利，或泄泻。

【用法用量】煎服，10~20g；或入丸、散。入汤宜包煎。外用适量，研末掺或调敷。

【使用注意】脾胃虚弱、热病津伤、滑精者禁用。孕妇慎服。

【现代研究】化学研究显示含含水硅酸镁[$Mg_3Si_4O_{10}(OH)_2$或$3MgO \cdot 4SiO_2 \cdot H_2O$]及铁、钠、钾、钙、铝等。药理研究显示外用使皮肤滑润干燥，保护破损或发炎的皮肤；内服保护胃肠黏膜，有镇吐、止泻、轻度抑制伤寒杆菌、副伤寒杆菌、脑膜炎双球菌等作用。现代临床用于治疗慢性浅表性胃炎，婴幼儿消化不良，肛裂，脚趾溃烂和阴部湿痒等。

30 天门冬

【古籍原文】天门冬止嗽，补血涸而润肝心。

【来　　源】百合科植物天门冬 *Asparagus cochinchinensis*（Lour.）Merr. 的块根。

【形态特征】多年生攀援草本。茎细，有纵槽纹。叶状枝 2~3 枚簇生于叶腋，线形，扁平，叶退化为鳞片，主茎上的鳞状叶常变为下弯的短刺。花 1~3 朵簇生于叶腋，黄白色或白色；花被片 6 片；雌蕊 1 枚，子房 3 室。浆果球形，熟时红色，具种子 1 颗。

【性味功效】甘、苦，寒。养阴润燥，清肺生津。

【古方选录】《校注妇人良方》天王补心丹：人参（去芦）、茯苓、玄参、丹参、桔梗、远志各五钱，当归（酒浸）、五味、麦门冬（去心）、天门冬、柏子仁、酸枣仁（炒）各一两，生地黄四两。用法：上药为末，炼蜜为丸，如梧桐子大，朱砂为衣，每服二三十丸，临卧，竹叶煎汤送下。主治：阴虚血

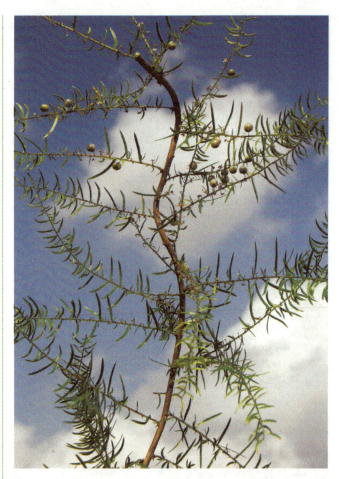

少，神志不安证；症见虚烦少寐，心悸神疲，梦遗健忘，大便干结，口舌生疮，舌红少苔，脉细数。

【用法用量】煎服，6~12g；熬膏；或入丸、散。

【使用注意】脾胃虚寒及风寒咳嗽者禁用。

【现代研究】化学研究显示含天冬素，呋甾醇寡糖苷，甲基原薯蓣皂苷，薯蓣皂苷元，β-谷甾醇，葡萄糖，果糖，天门冬多糖及多种氨基酸等。药理研究显示有不同程度抑制白喉杆菌、肺炎链球菌、金黄色葡萄球菌的作用；还有平喘，镇咳，祛痰，升高外周白细胞，扩张外周血管，增强心肌收缩力，抑制肿瘤细胞增殖等作用。现代临床用于治疗肺结核，心律失常，糖尿病，乙型肝炎，慢性咽炎，甲状腺机能亢进等。

31 麦门冬

【古籍原文】麦门冬清心，解烦渴而除肺热。

【来　　源】百合科植物麦冬 *Ophiopogon japonicus*（Thunb.）Ker-Gawl. 的块根。

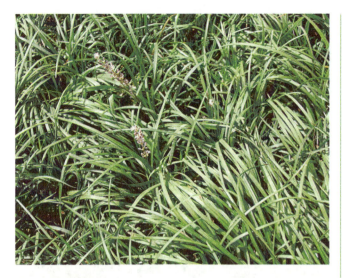

【形态特征】多年生草本，高 12~40cm。须根中端或先端常膨大成肉质小块根。地下茎匍匐，细长；地上茎直立，粗短。叶丛生，狭线形，具 3~7 脉。总状花序，有花 8~10 朵。浆果球形，宝蓝色或紫黑色。

【性味功效】甘、微苦，微寒。养阴生津，润肺清心。

【古方选录】《金匮要略》麦门冬汤：麦门冬七升，半夏一升，人参三两，甘草二两，粳米三合，大枣十二枚。用法：以水一斗二升，煮取六升，温服一升，日三夜一服。主治：虚热肺痿，咳逆上气，咯痰不爽，或咳吐涎沫，口干咽燥，手足心热，舌红少苔，脉虚数。

【用法用量】煎服，6~12g；或熬膏；或入丸、散。

【使用注意】虚寒泄泻、湿浊中阻、风寒或寒痰咳喘者禁用。

【现代研究】化学研究显示含糖苷，甾体皂苷，黏液质，葡萄糖，β-谷甾醇，钾、钠、钙、镁、锌、铬等。药理研究显示有显著提高实验动物耐缺氧能力，增加冠状动脉血流量，抗心律失常，改善心肌收缩力，显著降血糖，增强网状内皮系统吞噬能力，促进抗体生成，抗衰老，显著抑制白色葡萄球菌、大肠杆菌、伤寒杆菌等作用。现代临床用于治疗冠心病，病毒性心肌炎，肺源性心脏病，小儿支气管炎，阿尔茨海默病等。

32 竹 茹

【古籍原文】又闻治虚烦，除哕呕，须用竹茹。

【来　　源】禾本科植物青秆竹 *Bambusa tuldoides* Munro、大头典竹 *Sinocalamus beecheyanu*（Munro）Mc-Clure var. *pubescens* P. F. Li 或淡竹 *Phyllostachys nigra*（Lodd.）Munro var. *henonis*（Miff.）Stapf ex Rendle 的茎秆的中间层。

【形态特征】（1）青秆竹　植株木质化，呈乔木状。植株丛生，无刺。秆直立或近直立，高达 15m，直径约 6cm。顶端不弯垂，秆的节上分支较多；节间圆柱形，秆的节间和箨光滑无毛。

（2）大头典竹　植株木质化，呈乔木状。秆高达 15m，多少有些作"之"字形折曲，幼秆被毛，中部以下的秆节上通常具毛环，节间较短；箨鞘背部疏被黑褐色、贴生前向刺毛；小穗通常呈麦秆黄色；内稃背部被柔毛。叶鞘通常被毛，叶舌较长，外稃背面被疏柔毛。

（3）淡竹　植株木质化，呈乔木状。秆高 6~18m，箨鞘背面无毛或上部具微毛，黄绿色至淡黄色而具有灰黑色的斑点和条纹；箨耳及其繸毛极易脱落；箨叶长披针形，有皱折，基部收缩；小枝具叶

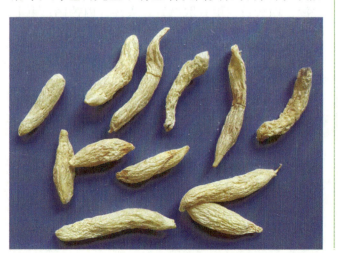

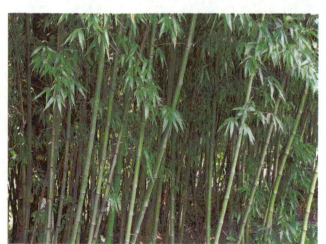

1~5 片，叶鞘鞘口无毛；叶片深绿色，无毛，窄披针形，质薄。穗状花序小枝排列成覆瓦状的圆锥花序。

【性味功效】苦、甘，微寒。清热化痰，除烦止呕。

【古方选录】《金匮要略》橘皮竹茹汤：橘皮二斤，竹茹二斤，大枣三十枚，生姜半斤，甘草五两，人参一两。用法：以水一斗，煮取三升，温服一升，日三服。主治：胃虚有热之呃逆或干呕。

【用法用量】煎服，5~10g；或入丸、散。外用适量，熬膏贴。

【使用注意】寒痰咳喘、胃寒呕逆及脾虚泄泻者禁用。

【现代研究】化学研究显示淡竹茹含 2，5- 二甲基对苯醌，对羟基苯甲醛，丁香醛，对苯二甲酸和 β - 羟乙基甲基酯等。药理研究显示竹茹粉有抑制白色葡萄球菌、枯草芽孢杆菌等作用。现代临床用于治疗神经官能症，胆汁反流性胃炎，眩晕，呕吐等。

33 大 黄

【古籍原文】通便秘，导瘀血，必资大黄。

【来　　源】蓼科植物掌叶大黄 Rheum palmatum L.、唐古特大黄 Rheum tanguticum Maxim. ex Balf. 或药用大黄 Rheum officinale Baill. 的根及根茎。

【形态特征】（1）掌叶大黄　多年生草本。根及根茎肥厚，黄褐色。茎直立，中空。基生叶具长柄，叶片宽卵形或近圆形，掌状半裂；茎生叶小，有短柄；托叶鞘膜质筒状。圆锥花序顶生；花小，数朵成簇，紫红色或带紫红色。果枝多聚拢，瘦果有 3 条棱，沿棱有翅，棕色。

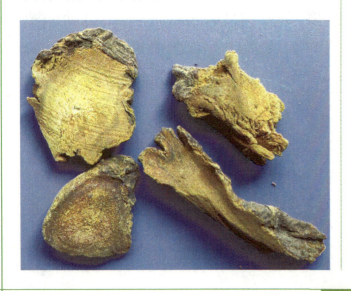

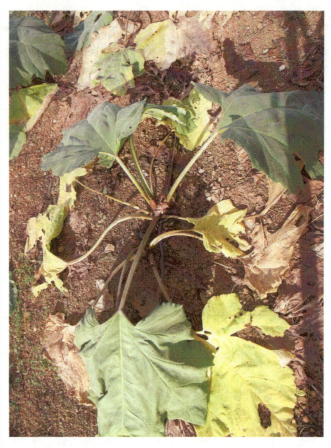

（2）唐古特大黄　与掌叶大黄的区别：叶片深裂，裂片通常窄长，呈三角状披针形或窄线形。

（3）药用大黄　与掌叶大黄、唐古特大黄的区别：叶片浅裂，浅裂片呈大齿形或宽三角形。花较大，黄白色。果枝开展。

【性味功效】苦，寒。泻下攻积，清热泻火，凉血解毒，逐瘀通经，利湿退黄。

【古方选录】《伤寒论》大承气汤：大黄（酒洗）四两，厚朴（去皮，炙）半斤，枳实（炙）五枚，芒硝三合。用法：以水一斗，先煮二物，取五升，去滓，内大黄，更煮取二升，去滓，内芒硝，更上微火一二沸，分温再服。得下，余勿服。主治：阳明腑实证，症见大便不通或下利稀水，频转矢气，脘腹痞满，腹痛拒按，按之硬，甚或潮热谵语，手足濈然汗出，舌苔黄燥起刺，或焦黑燥裂，脉沉实。

【用法用量】煎服，3~15g，泻下不宜久煎。外用适量，研末调敷或煎水洗、涂。

【使用注意】脾胃虚寒、体弱者，妇女经期、孕期、产后应慎服。

【现代研究】化学研究显示大黄含蒽醌衍生物、鞣质和有机酸等，还含树脂，表儿茶精，没食子酸酯，没食子酰葡萄糖等。药理研究显示有泻下，促进胆汁分泌，抗细菌、真菌、病毒，抗炎，止血，抗肿瘤，降脂，利尿和保肝等作用。现代临床用于治疗习惯性便秘，急性阑尾炎，急性黄疸型肝炎，上消化道出血，胆绞痛，烧伤，痔疮，牙痛，脓疱疮等。

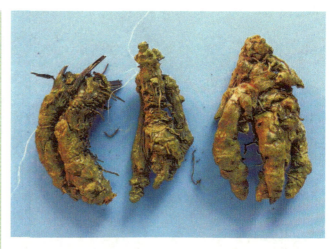

34 宣黄连（黄连）

【古籍原文】宣黄连治冷热之痢，又厚胃肠而止泻。

【来　　源】毛茛科植物黄连 *Coptis chinensis* Franch、三角叶黄连 *Coptis deltoidea* C. Y. Cheng *et* Hsiao 或云连 *Coptis teeta* Wall. 的根茎。

【形态特征】（1）黄连　多年生草本。根茎黄色，常有分支。叶基生，具长柄，卵状三角形，3全裂，中央裂片稍呈菱形，具柄，羽状深裂，边缘具锐锯齿；侧生裂片呈不等2深裂，裂片再作羽状深裂。二歧或多歧聚伞花序。蓇葖果具柄。

（2）三角叶黄连　根茎黄色，不分支或少分支。叶片卵形，3全裂，中央裂片三角状卵形，羽状深裂，深裂片多少彼此密接。雄蕊长约为花瓣的一半。

（3）云连　根茎黄色，较少分支。叶片卵状三角形，3全裂，中央裂片卵状菱形，羽状深裂，深裂片彼此疏离。花瓣匙形至卵状匙形，先端钝。

【性味功效】苦，寒。清热燥湿，泻火解毒。

【古方选录】《丹溪心法》左金丸：黄连六两，吴茱萸一两。用法：上药共为末，水丸或蒸饼为丸，白汤下五十丸。主治：肝火犯胃证，症见胁肋胀痛，

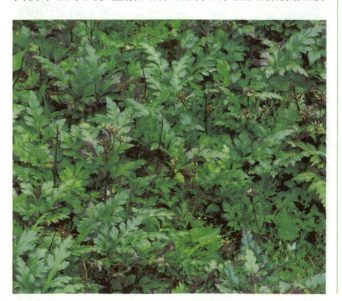

嘈杂吞酸，呕吐口苦，脘痞嗳气，舌红苔黄，脉弦数。

【用法用量】煎服，2~5g；或入丸、散。外用适量，研末调敷，或煎水洗，或熬膏涂。

【使用注意】脾胃虚寒者禁用。

【现代研究】化学研究显示含小檗碱，黄连碱，表小檗碱，小檗红碱，掌叶防己碱，药根碱，木兰花碱，黄柏酮，黄柏内酯等。药理研究显示有抑制多种致病细菌，流感病毒，皮肤真菌以及阿米巴原虫，沙眼衣原体，滴虫等作用；还有降压，降低衰竭心肌耗氧，抗心律失常，抑制中枢，解热，抗血小板聚集，抗溃疡，利胆，抗肿瘤等作用。现代临床用于治疗上呼吸道感染，肺炎，急性扁桃体炎，气管炎，急性胃肠炎，病毒性角膜炎，中耳炎，肺结核，湿疹，烧伤等。

35 淫羊藿（仙灵脾）

【古籍原文】淫羊藿疗风寒之痹，且补阴虚而助阳。

【来　　源】小檗科植物淫羊藿 *Epimedium brevicornum* Maxim.、箭叶淫羊藿 *Epimedium sagittatum*（Sied. *et* Zucc.）Maxim. 等同属多种植物的茎叶。

【形态特征】（1）淫羊藿　多年生草本，高30~40cm。根茎横走，质硬，生多数须根。茎直立，有棱，无毛，通常无基生叶。茎生叶2片，生于茎顶，有长柄，二回三出复叶；小叶9片，基部深心形，边缘有刺齿。聚伞花序排成圆锥形，蓇葖果，先端有喙。种子1~2颗，褐色。花期5~6月，果期6~8月。

（2）箭叶淫羊藿　多年生常绿草本，高25~50cm。根茎短粗，略呈结节状，外皮褐色。茎

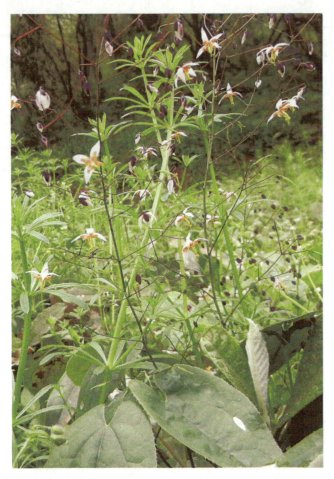

有条棱，无毛。基生叶一回三出复叶，叶柄细；茎生叶2片，常生于茎顶；两侧小叶基部呈不对称心形，革质，浅裂，边缘生细刺毛。聚伞花序排成圆锥形，蓇葖果有喙。种子肾状长圆形，深褐色。

【性味功效】辛、甘，温。补肾壮阳，强筋健骨，祛风除湿。

【古方选录】《奇效良方》仙灵脾散：仙灵脾、天雄（炮裂，去皮脐）、石斛（去根，挫）、天麻、牛膝（去苗）、麻黄（去根节）各一两，川芎、五加皮、萆薢、丹参、桂心、当归、防风、羌活各三分，虎胫骨（醋炙）、槟榔各一两。用法：上药为细末，每服一钱，食前温酒调下。主治：中风脚膝软弱，筋骨缓纵，不能直立。虎胫骨现已不用。

【用法用量】煎服，6~10g；或入丸、散；或浸酒、熬膏。

【使用注意】阴虚相火妄动者禁用。

【现代研究】化学研究显示含淫羊藿黄酮苷，生物碱，甾醇，钾及钙等。药理研究显示有促进性腺功能，促使垂体、卵巢、子宫增重，提高机体免疫功能，扩张外周血管，增加冠状动脉血流量，抑制脊

髓灰质炎病毒，抗缺氧，镇静，抗惊厥及镇咳，祛痰等作用。现代临床用于治疗神经衰弱，高血压，小儿麻痹症，冠心病，慢性气管炎，更年期综合征，白细胞减少症等。

36 茅根（白茅根）

【古籍原文】茅根止血与吐衄。

【来　　源】禾本科植物白茅 Imperata cylindrical Beauv. var. *major*（Nees）C. E. Hubb. 的根茎。

【形态特征】多年生草本，高20~100cm。根茎白色，匍匐横走，密被鳞片。秆丛生，圆柱形，光滑无毛，基部被多数老叶及残留的叶鞘。根出叶长几与植株相等；茎生叶较短，叶鞘褐色，无毛，具短叶舌。圆锥花序紧缩呈穗状，顶生，圆筒状。颖果椭圆形，暗褐色，成熟的果序被白色长柔毛。

【性味功效】甘，寒。凉血止血，清热利尿，清肺胃热。

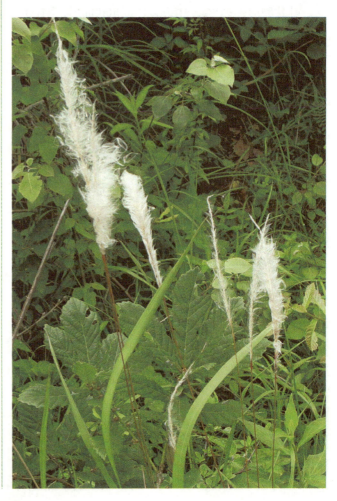

【古方选录】《十药神书》十灰散：大蓟、小蓟、荷叶、侧柏叶、茅根、茜根、山栀、大黄、牡丹皮、棕榈皮各等分。用法：共烧灰存性，研极细末，用纸包，碗盖于地上一夕，出火毒，用时先将白藕捣汁或萝卜汁磨京墨半碗，调服五钱，食后服下。主治：血热上行之上部出血证。

【用法用量】煎服，9~30g，鲜品30~60g；或捣汁饮。多生用，止血炒炭用。

【使用注意】脾胃虚寒者慎用。

【现代研究】化学研究显示含芦竹素，印白茅素，薏苡素，羊齿烯醇，白头翁素，豆甾醇，β－谷甾醇，菜油甾醇，糖类，枸橼酸，草酸及苹果酸等。药理研究显示有显著缩短出血和凝血时间，利尿，提高巨噬细胞吞噬功能，轻度抑制福氏痢疾杆菌和宋内痢疾杆菌等作用。现代临床用于治疗肾小球肾炎，急性肝炎，紫癜性皮炎，流行性出血热，血尿等。

37 石苇（石韦）

【古籍原文】石苇通淋于小肠。

【来　源】水龙骨科植物石韦 *Pyrrosia lingua*（Thunb.）Farwell、庐山石韦 *Pyrrosia sheareri*（Bak.）Ching 或有柄石韦 *Pyrrosia petiolosa*（Christ）Ching 的叶。

【形态特征】（1）石韦　多年生草本，高13~30cm。根茎细长，横走，密被深褐色披针形的鳞片；根须状，深褐色，密生鳞毛。叶疏生，全缘，革质。孢子囊群椭圆形，散生在叶下面的全部或上部，每孢

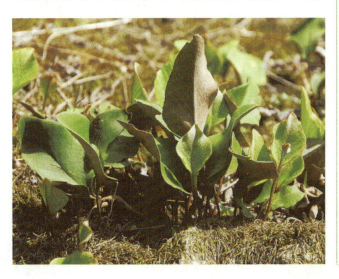

子囊群间隔有星状毛，孢子囊群隐没在星状毛中，无囊群盖；孢子囊有长柄；孢子两面形。

（2）庐山石韦　高25~60cm。根茎肥厚而短，密被细小长披针形的鳞片，边缘具纤毛。叶近于簇生；叶片广披针形，先端渐尖，基部稍宽，全缘，上面绿色，有黑色斑点，初时疏被星状毛，后渐光滑，下面密生淡褐色星芒状毛，排列在同一平面上。孢子囊群散生在叶的下面，无囊群盖；孢子两面形。

（3）有柄石韦　高6~17cm。根茎细长，密被披针形鳞片，边缘具稍卷曲的纤毛。叶片全缘，上面有黑色斑点，疏被星状毛，下面密被灰色的星芒状毛，其芒短，叶脉不甚明显；孢子叶较营养叶长，通常内卷使叶片呈圆筒状。孢子囊群融合，满布于叶的下面，无囊群盖。

【性味功效】苦、甘，微寒。利尿通淋，清肺止咳，止血。

【古方选录】《太平惠民和剂局方》石苇散：芍药、白术、滑石、葵子、瞿麦各三两，石苇（去毛）、木通各二两，王不留行、当归（去芦）、甘草（炙）各一两。用法：上药为细末，每服二钱，煎小麦汤调下，食前，日二三服。主治：肾气不足，膀胱有热，水道不通，淋沥不宣，出少起数，脐腹急痛，蓄作有时，劳倦即发，或尿如豆汁，或便出砂石，并皆治之。

【用法用量】煎服，6~12g；或入丸、散。外用适量，捣敷。

【使用注意】阴虚及无湿热者忌用。肺寒咳嗽者慎服。

【现代研究】化学研究显示石韦、庐山石韦含里白烯，芒果苷，异芒果苷，绿原酸，β－谷甾醇，香草酸，原儿茶酸，延胡索酸和咖啡酸等。药理研究显示有明显镇咳，祛痰，抑制痢疾杆菌、伤寒杆菌、副伤寒杆菌、金黄色葡萄球菌、溶血性链球菌、大肠杆菌及甲型流感病毒、单纯疱疹病毒、钩端螺旋体等，升高白细胞等作用。现代临床用于治疗慢性支气管炎，支气管哮喘，输尿管结石，苯中毒性贫血等。

38 熟地黄

【古籍原文】熟地黄补血，且疗虚损。

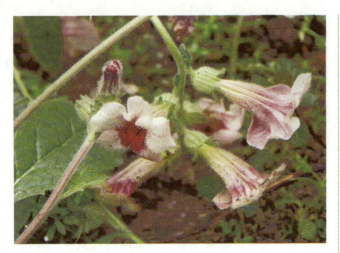

【来　　源】玄参科植物地黄 *Rehmannia glutinosa* Libosch 块根的炮制加工品。

【形态特征】多年生草本，高 10~40cm，全株密被灰白色长柔毛及腺毛。根肉质。叶多基生，莲座状，向上逐渐缩小而在茎上互生；叶片倒卵状披针形至椭圆形，叶面多皱。总状花序，花萼钟状，5 裂；花冠筒状微弯曲。蒴果卵圆形，种子多数。花期 4~5 月，果期 5~7 月。

【性味功效】甘，微温。补血滋阴，益精填髓。

【古方选录】《小儿药证直诀》六味地黄丸：熟地黄八钱，山茱萸、干山药各四钱，泽泻、牡丹皮、白茯苓（去皮）各三钱。用法：上药为末，炼蜜为丸，如梧桐子大。每服三丸，空心温水化下。主治：肝肾阴虚证，症见腰膝酸软，耳鸣耳聋，盗汗遗精，或小儿囟门迟闭，羸瘦骨蒸，或行迟、语迟、齿迟，或心热、消渴、虚火牙疼、舌燥喉痛，舌红少苔，脉细数。

【用法用量】煎服，9~15g；或入丸、散；或熬膏、浸酒。

【使用注意】脾胃虚弱、气滞痰多、腹满便溏者禁用。

【现代研究】化学研究显示含环烯醚萜苷类，单萜成分，三羟基 – β – 紫罗兰酮，5- 羟基野菰酸，琥珀酸，5- 羟甲基糠酸，尿嘧啶和尿核苷等。药理研究显示有促进红细胞、血红蛋白恢复，加快造血干细胞增殖及分化，抑制肝脏出血性坏死，抑制血栓形成，降压，降低过氧化脂质等作用。现代临床用于治疗慢性肾炎、高血压病，糖尿病，神经衰弱，甲状腺功能亢进，肺结核，中心性视网膜炎，视神经炎，多发性大动脉炎，贫血等；还用于久病体虚之养生保健。

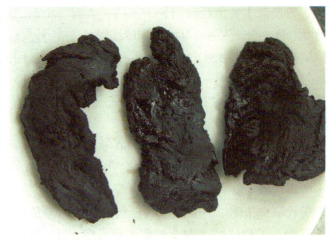

39　生地黄（生地）

【古籍原文】生地黄宣血，更医眼疮。

【来　　源】玄参科植物地黄 *Rehmannia glutinosa* Libosch 的新鲜或干燥块根。

【形态特征】同"熟地黄"条。

【性味功效】甘、苦，寒。清热凉血，养阴生津，止血。

【古方选录】《温病条辨》增液汤：玄参一两，麦冬（连心）八钱，细生地八钱。用法：水八杯，煮取三杯，口干则与饮令尽，不便，再作服。主治：阳明温病，津亏便秘证症见津液不足，大便秘结，或下后二三日而下证复现，脉沉无力。

【用法用量】煎服，10~15g，鲜品 12~30g；捣汁或熬膏。外用适量，捣敷或捣汁涂。

【使用注意】胃虚食少、脾虚有湿者慎服。

【现代研究】化学研究显示含环烯醚萜苷类，分离得到益母草苷，桃叶珊瑚苷，地黄苷 A、B、C、D 等；并含 D- 葡萄糖、D- 半乳糖、蔗糖、水苏糖及多

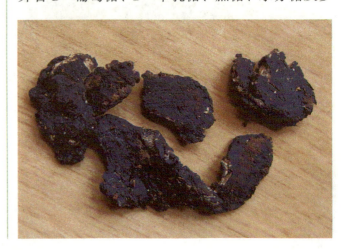

种氨基酸，磷酸，β－谷甾醇，胡萝卜苷及无机元素等。药理研究显示有显著降压，调节免疫，抗炎，镇静，降血糖和保肝等作用。现代临床用于治疗原发性血小板减少性紫癜，红斑狼疮，风湿性关节炎，类风湿性关节炎，神经性皮炎，疱疹性口腔溃疡和皮肤湿疹等。

40 赤芍药

【古籍原文】赤芍药破血而疗腹痛，烦热亦解。

【来　源】芍药科植物芍药 *Paeonia lactiflora* Pall. 或川芍药 *Paeonia veitchii* Lynch 的根。

【形态特征】川芍药　多年生草本，高 30~120cm。根圆柱形。茎直立，有粗而钝的棱，无毛。叶互生；茎下部叶为二回三出复叶，叶片呈宽卵形；小叶羽状分裂，先端渐尖，全缘，无毛，叶脉明显。花两性，2~4 朵，生茎顶端和叶腋，常仅 1 朵开放；花瓣倒卵形，紫红色或粉红色。蓇葖果成熟时开裂，常反卷。

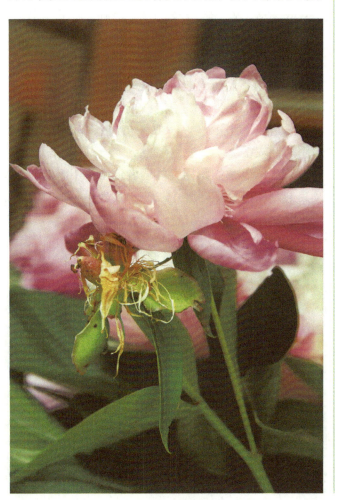

【性味功效】苦，微寒。清热凉血，散瘀止痛，清泻肝火。

【古方选录】《圣济总录》赤芍药汤：赤芍药一两，生干地黄（焙）一两，大黄（锉，炒）半两，甘草（炙）半两。用法：上药为粗末。每服二钱匕，水一盏，煎至七分，去滓，食后温服。主治：脾瘅脏热，唇焦口气，引饮不止。

【用法用量】煎服，6~12g；或入丸、散。

【使用注意】血虚无瘀及痈疽已溃者忌用。反藜芦，不宜同用。

【现代研究】化学研究显示含芍药苷，芍药内酯苷，氧化芍药苷，芍药新苷，没食子鞣质，α－儿茶精，苯甲酸，挥发油，脂肪油，糖和蛋白质等。药理研究显示有降低肺动脉压和肺血管阻力，改善心功能，抗血小板聚集，抗血栓形成，降血脂，镇静，抗惊厥及止痛等作用。现代临床用于治疗冠心病，急性黄疸型肝炎，慢性肾炎，血管神经性头痛，急性乳腺炎，肺源性心脏病，慢性鼻炎等。

41 白芍药（白芍）

【古籍原文】白芍药补血而生新血，退热尤良。

【来　源】芍药科植物芍药 *Paeonia lactiflora* Pall. 的根。

【形态特征】多年生草本，高 40~70cm，无毛。根肥大，纺锤形或圆柱形，黑褐色。茎直立，上部分支，基部有数枚鞘状膜质鳞片。叶互生；小叶两面无毛，下面沿叶脉疏生短柔毛，近革质。花两性，数朵生茎顶和叶腋；花瓣倒卵形，白色。蓇葖果卵形或卵圆形。

【性味功效】甘、苦、酸，微寒。养血敛阴，柔肝止痛，平抑肝阳。

【古方选录】《仙授理伤续断秘方》四物汤：当归（去芦，酒浸炒）、川芎、白芍、熟干地黄（酒蒸）各等分。用法：上药为粗末。每服三钱，水一盏半，煎至八分，去渣，空心食前热服。主治：冲任虚损，月经不调，脐腹疞痛，崩中漏下，血瘕块硬，时发疼痛；妊娠将理失宜，胎动不安，腹痛血下；产后恶露不下，结生瘕聚，少腹坚痛，时作寒热；跌打损伤，腹内积有瘀血。

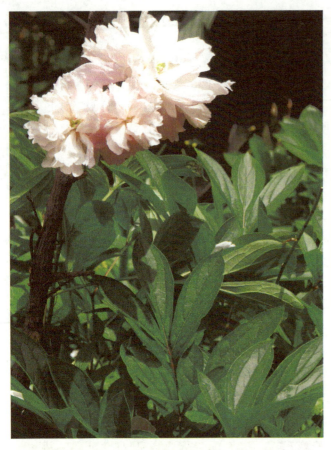

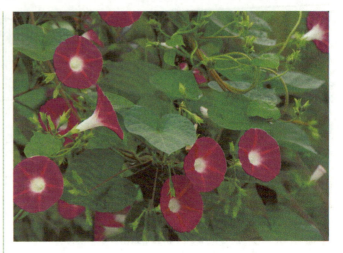

3裂，顶端尖，基部心形，具长柄。花序有花1~3朵，腋生；苞片2片，细长；萼片5片，狭披针形，中上部细长而尖，基部扩大，被硬毛；花冠漏斗状，顶端5浅裂。蒴果球形，3室，每室含2颗种子。花期6~9月，果期7~9月。

（2）圆叶牵牛 茎叶被密毛；叶阔心形，常不裂，总花梗比叶柄长；萼片卵状披针形，先端渐尖，长1.2~1.5cm。

【性味功效】苦，寒；有毒。逐水退肿，利尿，消积。

【古方选录】《圣济总录》白牵牛散：白牵牛子（炒）一两，青橘皮（去白，焙，炒）一两，木通（锉）一两。用法：上药为散，每服一钱匕，煎商陆汤调下，大便下黄水为度。主治：膜外水气。

【用法用量】煎服，3~9g；或入丸、散，每次1.5~3g。炒用药性较缓。

【使用注意】孕妇禁用，体弱者慎服。不宜与巴豆及其炮制品巴豆霜同服。

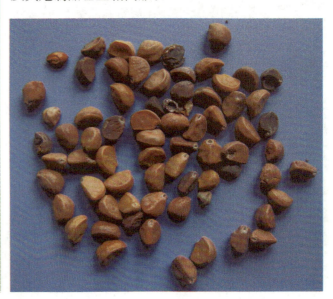

【用法用量】煎服，6~15g；或入丸、散。

【使用注意】虚寒证不宜单独使用。反藜芦，不宜同用。

【现代研究】化学研究显示含芍药苷，氧化芍药苷，苯甲酰芍药苷，白芍苷，芍药新苷，芍药内脂，胡萝卜苷，右旋儿茶精，牡丹酚等。药理研究显示有明显镇痛，抗炎，抑制支气管和子宫平滑肌，扩张血管，降压，增强细胞和体液免疫，抑制疱疹病毒等作用。现代临床用于治疗肌肉痉挛综合征，胃溃疡，十二指肠溃疡，习惯性便秘，病毒性肝炎，腓肠肌痉挛，月经不调，痛经等。

42 牵牛

【古籍原文】若乃消肿满逐水于牵牛。

【来　　源】旋花科植物裂叶牵牛 *Pharbitis nil*（L.）Choisy 或圆叶牵牛 *Pharbitis purpurea*（L.）Voigt 的成熟种子。

【形态特征】（1）裂叶牵牛 一年生缠绕性草质藤本，全株密被粗硬毛。叶互生，近卵状心形，叶片

【现代研究】化学研究显示牵牛种子含牵牛子苷、裸麦角碱、野麦碱、麦角醇等，圆叶牵牛种子含赤霉素 A_3、A_5、A_8、A_{17} 等及麦角类生物碱。药理研究显示有增进肠蠕动，强烈泻下，兴奋实验动物子宫，利尿等作用。现代临床用于治疗慢性肾炎，癫痫，蛔虫病，淋巴结核和腹水等。

等。药理研究显示有驱虫，不同程度抑制各型流感病毒、乙脑病毒、腺病毒及大肠杆菌、伤寒杆菌和金黄色葡萄球菌等，显著抗孕，较强收缩离体子宫和雌激素样等作用。现代临床用于治疗乙型脑炎，感冒，麻疹，钩虫病，皮肤感染等。

43 贯众（绵毛贯众）

【古籍原文】除毒热杀虫于贯众。

【来　　源】鳞毛蕨科植物粗茎鳞毛蕨 Dryopteris crassirhizoma Nakai. 的根茎及叶柄残基。

【形态特征】多年生草本，高 50~100cm。地下根茎斜生，粗大块状，坚硬，有许多叶柄残基及须根，并密生锈色或深褐色的大形鳞片，鳞片长披针形至线形。叶簇生于根茎顶端；叶片草质，广倒披针形，二回羽状全裂或深裂。孢子囊群分布于叶片中部以上的羽片上，生于小脉中部以下，每裂片 2~4 对；囊群盖肾圆形，棕色。

【性味功效】苦，微寒；有小毒。清热解毒，止血，杀虫。

【古方选录】《是斋百一选方》贯众散：贯众、吴茱萸、官桂各等分。用法：上为细末，先以手抓破，以药搽之；用米醋调敷亦得。主治：癣。

【用法用量】煎服，5~10g；或入丸、散。外用适量，研末调敷。止血炒炭用。

【使用注意】脾胃虚寒、阴虚内热者及孕妇慎用。

【现代研究】化学研究显示含绵马酸，黄绵马酸，白绵马素，东北贯众素，异戊烯腺苷及三萜类成分

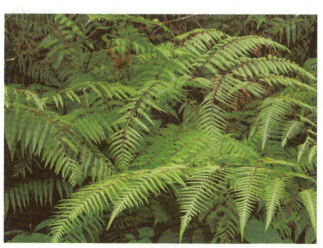

44 金铃子（川楝子）

【古籍原文】金铃子治疝气而补精血。

【来　　源】为楝科植物川楝 Melia toosendan Sieb. et Zucc. 的成熟果实。

【形态特征】乔木，高达 10m。树皮灰褐色；幼嫩部分密被星状鳞片。二至三回奇数羽状复叶；羽片 4~5 对；小叶卵形或窄卵形，全缘或少有疏锯齿。圆锥花序腋生。核果大，椭圆形或近球形，长约 3cm，黄色或栗棕色，果皮为坚硬木质，有棱。种子长椭圆形，扁平。花期 3~4 月，果期 9~11 月。

【性味功效】苦，寒；有小毒。疏肝理气，泻火止痛，杀虫疗癣。

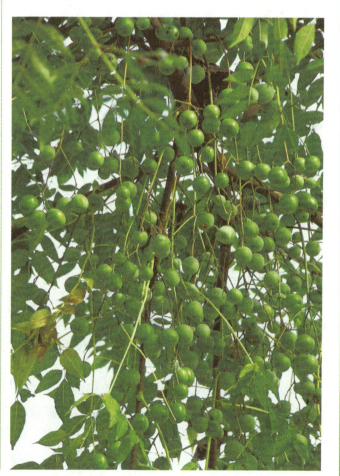

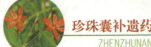
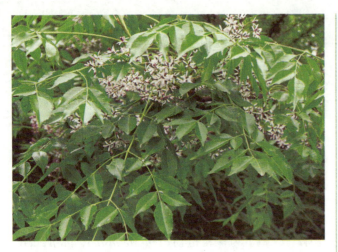

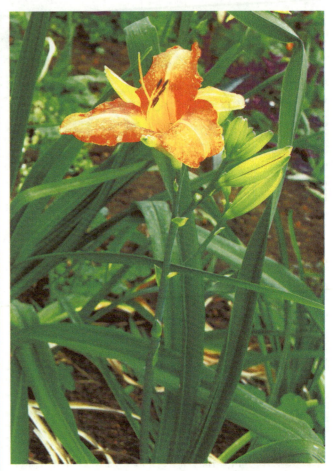

【古方选录】《素问病机气宜保命集》金铃子散：金铃子、玄胡各一两。用法：上药为细末，每服三钱，酒调下。主治：肝郁化火证，症见心胸胁肋诸痛，时发时止，口苦，舌红苔黄，脉弦数。

【用法用量】煎服，5~10g；或入丸、散。外用适量，研末调涂或煎汤熏洗。炒用行气止痛，生用疗癣杀虫。

【使用注意】不宜过量及久服，有轻度导致恶心、呕吐，重度导致死亡等毒副作用。脾胃虚寒、大便稀溏者禁用。

【现代研究】化学研究显示含川楝素，苦楝子酮，脂苦楝子醇，脂肪油，树脂，鞣质等。药理研究显示有明显麻痹猪蛔虫，松弛奥狄括约肌，收缩胆囊，促进胆汁分泌，抑制皮肤真菌和金黄色葡萄球菌，抗炎和抗癌等作用。现代临床用于治疗胆石症，睾丸鞘膜积液，睾丸炎，急性乳腺炎，蛔虫病，头癣，冻疮，慢性盆腔炎，胃痛，肝痛等。

45 萱草根（黄花菜根、金针菜）

【古籍原文】萱草根治五淋而消乳肿。

【来　　源】百合科植物萱草 Hemerocallis fulva L.、黄花萱草 Hemerocallis flava L. 或小萱草 Hemerocallis minor Mill. 的根。

【形态特征】（1）萱草　叶基生，排成两列；叶片条形，长40~80cm，宽1.5~3.5cm，下面呈龙骨状突起。花葶粗壮，高60~80cm；蝎尾状聚伞花序复组成圆锥状，具花6~12朵或更多；苞片卵状披针形；花橘红色至橘黄色，无香味，具短花梗。蒴果长圆形。花期、果期为5~7月。

（2）黄花萱草　多年生草本，高70~100cm。根有膨大的块状部分，呈圆柱形或纺锤形。叶线形。花茎高出叶面，先端少分支；花5~9朵，疏生成圆锥状；花鲜黄色，下部管状，长约5cm，上部钟状6裂，裂片长约8cm，内轮3片，脉纹不分支，亦不接合。蒴果。

（3）小萱草　多年生草本，高35~60cm。根丛生，细长圆柱形，无膨大部分。叶线形，长约45cm，宽5~10mm。花茎与叶面等高或略高；花1~5朵，淡黄色，有香气，下部筒状，上部漏斗状，裂片6片，内轮裂片较外轮为宽，脉纹网结状。

【性味功效】甘，凉；有小毒。清利湿热，凉血解毒。

【古方选录】《医醇賸义》萱草忘忧汤：桂枝、甘草各五分，白芍药一钱五分，陈皮、半夏各一钱，郁金、合欢花、贝母、茯神、柏子仁、金针菜各一两。用法：水煎服。主治：忧愁太过，忽忽不乐，洒渐寒热，痰气不清。

【用法用量】煎服，3~10g。外用适量，捣敷治乳痈和蛇咬伤。

【使用注意】本品有毒，内服宜慎。不宜久服、过量。

【现代研究】化学研究显示萱草根含大黄酚，黄花蒽醌，美决明子素甲醚，决明子素，芦荟大黄素，大黄酸；小萱草根含大黄酚，大黄酸，天冬酰胺，蒽醌，甾类，酚类，氨基酸，糖类，萱草根素，萱草酮，β–谷甾醇和γ–谷甾醇等。药理研究显示有治疗血吸虫病和抑制结核杆菌等作用。现代临床用于治疗小便不利，尿血，膀胱炎，乳汁缺乏，月经不调，便血等。

46 侧柏叶（柏叶）

【古籍原文】侧柏叶治血山崩漏之疾。

【来　　源】柏科植物侧柏 *Platycladus orientalis*（L.）Franco 的枝梢及叶。

【形态特征】常绿乔木，高达 20m。树冠圆锥形，分支多，树皮红褐色，呈鳞片状剥落。小枝扁平，呈羽状排列。叶十字对生，细小鳞片状，紧贴于小枝上，亮绿色，端尖，背有凹陷的腺体 1 个。雌雄

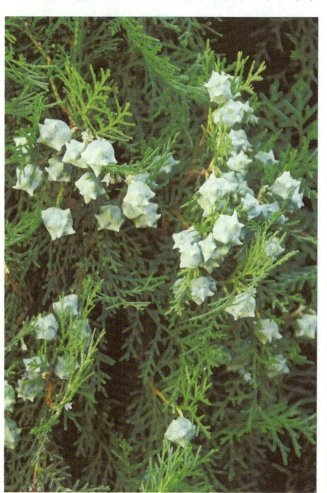

同株，球果卵圆形，肉质，浅蓝色，后变为木质。种子椭圆形。花期 4 月，果期 9~10 月。

【性味功效】苦、涩，寒。凉血止血，止咳化痰，生发乌发。

【古方选录】《妇人大全良方》四生丸：生荷叶、生艾叶、生柏叶、生地黄各等分。用法：共研，丸如鸡子大，每服一丸。主治：血热妄行之吐衄。

【用法用量】煎服，6~12g；或入丸、散。外用适量，鲜品捣敷，或干品研末调涂，或水煎洗浴。止血多炒炭用，止咳化痰生用。

【使用注意】脾胃虚寒者不宜。

【现代研究】化学研究显示侧柏叶含挥发油 0.26%，油中主成分为 α–侧柏酮，还含侧柏烯，小茴香酮，蒎烯，丁香烯，棕榈酸，硬脂酸，月桂酸，柏木双黄酮，芹菜素，杨梅树皮素，鞣质和树脂等。药理研究显示能缩短出血、凝血时间，有明显祛痰，抗菌，镇静和降压等作用。现代临床用于治疗上消化道出血，痔疮出血，功能性子宫出血，高血压，慢性支气管炎，肺结核，支气管扩张咯血，轻度小面积烧伤，脂溢性皮炎，皮肤感染性疾病，毛囊炎等。

47 香附子（香附）

【古籍原文】香附子理气血，妇人之用。

【来　　源】莎草科植物莎草 *Cyperus rotundus* L. 的根茎。

【形态特征】多年生草本，高 15~95cm。茎直立，三棱形；根状茎匍匐延长，有时数个相连。叶丛生于茎基部，叶鞘闭合包于茎上；叶片线形，先端尖，全缘，具平行脉，主脉于背面隆起。花序复穗状，3~6 个在茎顶排成伞状，每个花序具 3~10 个小穗，线形，小坚果。花期 5~8 月，果期 7~11 月。

【性味功效】辛、甘、微苦，平。行气解郁，理气宽中，调经止痛，安胎。

【古方选录】《良方集腋》良附丸：高良姜（酒洗七次，焙，研）、香附子（醋洗七次，焙，研）各等分。用法：各研、各焙、各贮，用时以米饮加生姜汁各一匙，盐一撮为丸，服之立止。主治：肝胃气滞寒凝证。

珍珠囊补遗药性赋彩色药图
ZHENZHUNANG BUYI YAOXINGFU CAISE YAOTU

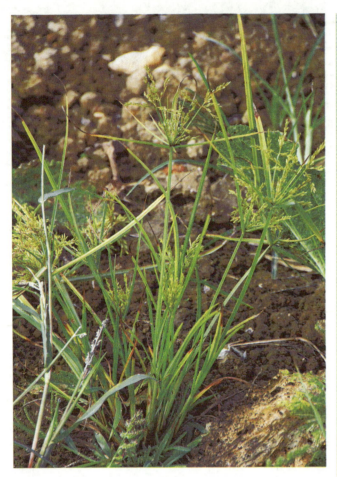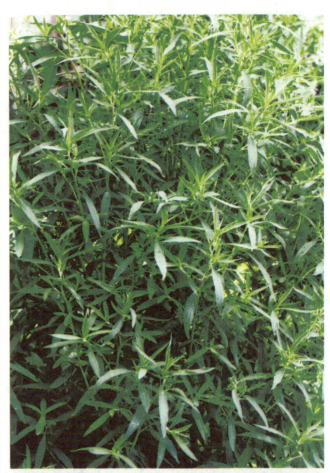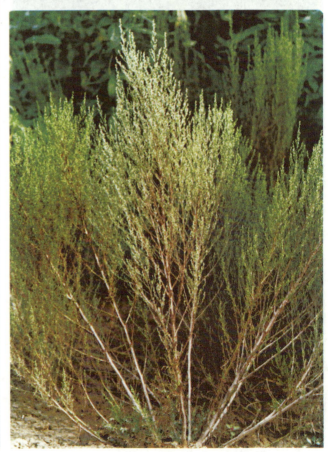

【用法用量】煎服，6~10g；或入丸、散。

【使用注意】血虚气弱者不宜单独使用。阴虚血热者慎用。

【现代研究】化学研究显示含β–蒎烯，柠檬烯，香附子烯，广藿香烯酮，香附醇，葡萄糖，果糖和淀粉等。药理研究显示有雌激素样作用，抑制动物离体子宫，强心，减慢心率，使血压下降，抑制金黄色葡萄球菌，抗疟原虫，利胆，抗炎和保护肝细胞等作用。现代临床用于治疗月经不调，痛经，闭经，产后腹痛，胃肠炎腹痛，抑郁症等。

48 地肤子

【古籍原文】地肤子利膀胱，可洗皮肤之风。

【来　源】藜科植物地肤 *Kochia scoparia*（L.）Schrad. 的成熟果实。

【形态特征】一年生草本，高50~150cm。茎直立，多分支。叶互生，无柄，狭披针形至线状披针形。花1朵或数朵生于叶腋，成穗状花序；花小，黄绿色；花被筒状。胞果扁圆形，基部有宿存花被，展开成 5 权横生的翅。种子 1 颗，扁球形，黑色。花期 7~9 月，果期 8~10 月。

【性味功效】辛、苦，寒。清热利湿，祛风止痒。

【古方选录】《医学正传》引《录验》地肤子汤：地肤子一钱，车前子一钱，知母（去毛，炒）七分，黄芩七分，赤茯苓七分，白芍药七分，枳壳（麸炒黄色）七分，升麻三分，通草三分，甘草三分。用法：上药切细，作一服。水一盏半，煎至一盏，温服。主治：妊娠子淋，小便涩数。

【用法用量】煎服，9~15g；或入丸、散。外用适量，煎水洗。

【使用注意】无湿热、小便过多者忌用。

【现代研究】化学研究显示含齐墩果酸，三萜皂苷，脂肪油等。药理研究显示对多种皮肤真菌和伤寒杆菌有抑制作用，有抑制单核巨噬系统功能，抑制迟发性超敏反应，升高白细胞，增强巨噬细胞功能，抑制血小板聚集等作用。现代临床用于治疗末梢神经炎，阴囊湿痒，口腔溃疡，扁平疣和过敏性皮炎等。

49 山豆根

【古籍原文】山豆根解热毒，能止咽喉之痛。

【来　　源】豆科植物越南槐 *Sophora tonkinensis* Gagnep. 的根及根茎。

【形态特征】灌木，直立或近平卧，高 1~2m。根通常 2~5 条，圆柱形，黄褐色。茎圆柱形，表面具沟槽，密被短柔毛，茎上部常作"之"字形弯曲。单数羽状复叶，互生。总状花序顶生，密被短毛；花萼阔钟状，外被稀毛，顶端有 5 个三角状的短齿；蝶形花冠黄白色。荚果紫黑色，串珠状。花期 4~5 月。

【性味功效】苦，寒。解毒利咽，清热利湿，杀虫抗癌。

【古方选录】《医林纂要》山豆根汤：山豆根二分，射干二分，猪牙皂角二分，杏仁（去皮尖）十粒。用法：煎浓汁含漱，稍稍咽之。主治：喉痹。

【用法用量】煎服，3~6g；或磨汁；或入丸、散。外用适量，水煎含漱。

【使用注意】有毒，不可超量使用。虚火咽痛、虚

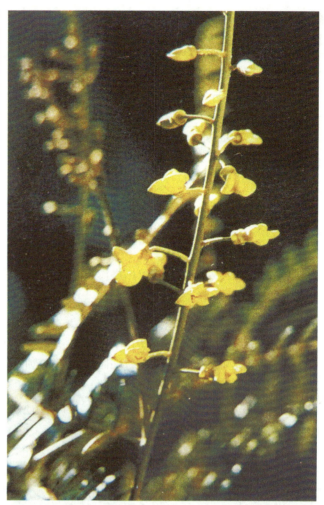

寒咳嗽、脾胃虚弱者禁用。

【现代研究】化学研究显示含苦参碱，氧化苦参碱，臭豆碱，金雀花碱，左旋山槐素，左旋紫檀素，山豆根酮，山豆根查耳酮，槐花二醇，大豆皂醇，β-谷甾醇，多糖等。药理研究显示有抗肿瘤，抑制中枢神经，镇痛，抗胃溃疡及抑制胃液分泌等作用。现代临床用于治疗慢性活动性肝炎，扁桃体炎，胃癌，肺癌，阴道滴虫病等。

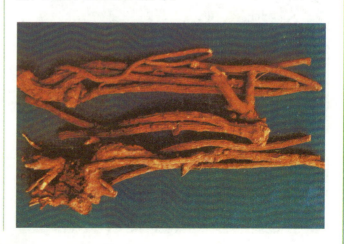

50 白鲜皮

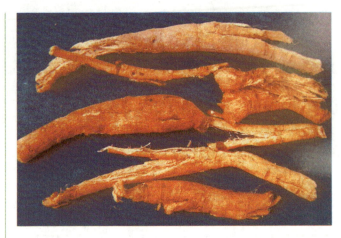

【古籍原文】白鲜皮去风治筋弱，而疗足顽痹。

【来　　源】芸香科植物白鲜 *Dictamnus dasycarpus* Turcz. 的根皮。

【形态特征】多年生草本，基部木质，高达 1m。全株有特异香味。根肉质，多侧根，外皮黄白色至黄褐色。奇数羽状复叶互生，叶片卵形至椭圆形。总状花序顶生；花瓣色淡红而有紫红色线条，倒披针形或长圆形。蒴果密被腺毛。种子近球形，先端短尖，黑色，有光泽。

【性味功效】苦、微辛，寒。清热燥湿，祛风，解毒。

【古方选录】《圣济总录》白鲜皮散：白鲜皮、防风（去叉）、人参、知母（焙）、沙参各一两，黄芩（去黑心）三分。用法：上药捣为散。每服二钱匕，水二盏，煎至六分，温服，食后临卧。主治：肺脏风热、毒气攻，皮肤瘙痒，胸膈不利，时发烦躁。

【用法用量】煎汤，6~10g；或入丸、散。外用适量，煎水洗或研末敷。

【使用注意】虚寒证忌用。

【现代研究】化学研究显示含白鲜碱，γ－崖椒碱，前茵芋碱，茵芋碱，白鲜明碱，葫芦巴碱，胆碱，吴茱萸苦素，白鲜醇，柠檬苦素，β－谷甾醇，莱油甾醇和皂苷等。药理研究显示具有抗菌，增加心肌张力，抗心律失常，扩张冠状动脉，增强肾上腺素，升压，抗癌，解热和收缩子宫平滑肌等作用。现代临床用于治疗皮肤湿疹，癣疮，神经性皮炎等。

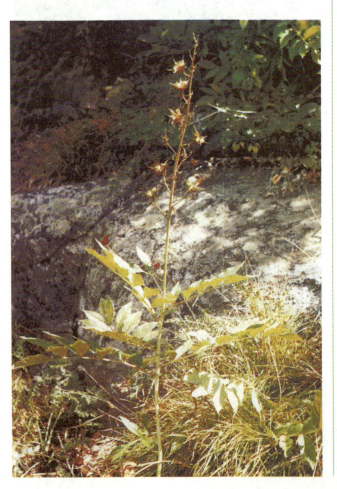

51 旋覆花

【古籍原文】旋覆花明目治头风，而消痰嗽壅。

【来　　源】为菊科植物旋覆花 *Inula japonica* Thunb. 或欧亚旋覆花 *Inula britannica* L. 的头状花序。

【形态特征】（1）旋覆花　多年生草本，高30~80cm。根状茎短，横走或斜升，具须根；茎单生或簇生，绿色或紫色，有细纵沟，被长伏毛。基部叶花期枯萎，中部叶长圆形或长圆状披针形；上部叶渐小，

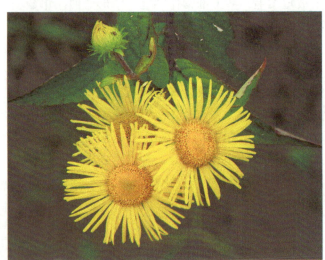

线状披针形。头状花序，部分排列成疏散的伞房花序；舌状花黄色。瘦果圆柱形，有10条纵沟，被疏短毛。

（2）欧亚旋覆花　与旋覆花不同，叶片长圆或椭圆状披针形，基部宽大，心形，有耳，半抱茎。头状花序，径 2.5~5cm；总苞径 1.5~2.2cm，长达1cm。瘦果圆柱形，有浅沟，被短毛。

【性味功效】苦、辛，微温。降气化痰，止咳止呕。

【古方选录】《圣济总录》旋覆花丸：旋覆花（去梗，焙）一两，皂荚（炙，去皮子）一两一分，大黄（锉，炒）一两半。用法：上药捣为末，炼蜜丸如梧桐子大。每服十至十五丸，温汤下，日三服。主治：积年上气。

【用法用量】煎服，3~10g，包煎。

【使用注意】本品有茸毛，易刺激咽喉致呛咳、呕吐，需布包煎。

【现代研究】化学研究显示含有大花旋覆花内酯，旋覆花次内酯，槲皮素，异槲皮素，咖啡酸，绿原酸，菊糖，多种甾醇及旋覆花内酯，脱乙酰旋覆花内酯等。药理研究显示有镇咳，平喘，增加胃中盐酸分泌，提高平滑肌张力，促进胆汁分泌，抗菌，杀虫，保肝等作用。现代临床用于治疗早期牙髓炎，手术后顽固性呃逆，咽喉炎，感冒，支气管炎咳嗽等。

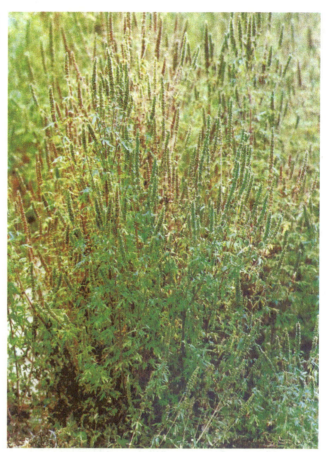

渣，食后温服。主治：风热壅肺，肺气失宣。

【用法用量】煎服，5~10g，不宜久煎。祛风解表止痒宜生用，止血宜炒用。

【现代研究】化学研究显示含胡薄荷酮，消旋薄荷酮，胡椒酮，少量右旋柠檬烯，荆芥苷，荆芥醇，黄酮类化合物等。药理研究显示有抗菌，抗炎，解热镇痛，解痉，镇静，止血，祛痰，平喘，抗氧化，抗微生物等作用。现代临床研究：荆芥穗炒至焦黄，研细过筛，用于治疗产后大出血；还可治疗感冒，麻疹不透，皮肤瘙痒和丘疹样荨麻疹等。

52　荆芥穗

【古籍原文】荆芥穗清头目便血，疏风散疮之用。

【来　　源】唇形科植物荆芥 *Schizonepeta tenuifolia* (Benth.) Briq 的地上部分。

【形态特征】一年生草本，高 60~90cm。茎直立，四棱形，基部稍带紫色，上部多分支，全株被短柔毛。叶对生，羽状深裂，全缘，两面均被柔毛，下面具凹陷腺点。穗状轮伞花序，多密集于枝端；苞片叶状，线形，绿色，无柄；花萼钟形，花冠淡紫色。小坚果4枚，卵形或椭圆形，棕色。

【性味功效】辛，微温。祛风解表，止痒，透疹；炒炭止血。

【古方选录】《太平惠民和剂局方》荆芥汤：荆芥穗半两，桔梗二两，甘草（炙）一两。用法：上药为粗末，每服四钱，水一盏，姜三片，煎六分，去

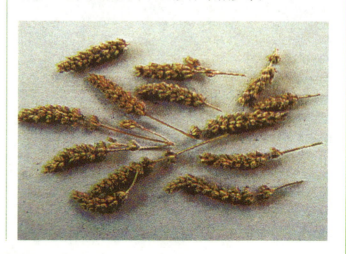

53 栝楼根（天花粉）

【古籍原文】瓜蒌根疗黄疸毒痈，消渴解痰之忧。

【来　　源】葫芦科植物栝楼 *Trichosanthes kirilowii* Maxim. 或中华栝楼 *Trichosanthes rosthornii* Harms 的块根。

【形态特征】（1）栝楼　多年生攀缘草本，块根肥厚，圆柱状。茎多分支。叶互生，近圆形或心形。雌雄异株；雄花总状花序单生或与一单花并生，或在枝条上部单生。裂片披针形，全缘。花冠白色；雌花单生，子房椭圆形，花柱 3 裂。果实椭圆形或圆形，熟时黄褐色或橙黄色。种子卵状椭圆形，扁平。

　　（2）中华栝楼　与栝楼相比，叶片稍大，3~7深裂。种子较大，极扁平，呈长方椭圆形，长 15~18mm，深棕色，距边沿稍远处有一圈不甚整齐的明显棱线。

【性味功效】甘、微苦，寒。清热化痰，润化燥痰，利气宽胸，润肠通便。

【古方选录】《圣济总录》栝楼根汤：栝楼根（锉）半两，甘草（炙，锉）半两，白茯苓（去黑皮）半两。用法：上为粗末。每服五钱匕，水一盏半，加麦门冬一分（去心），枣二枚（擘破），同煎至七分，去滓

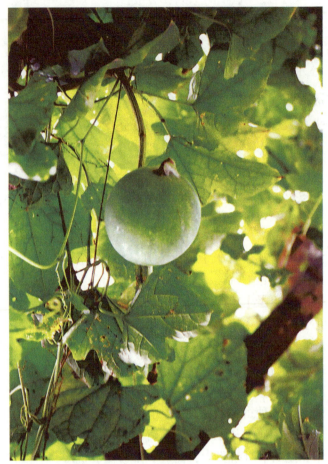

温服，不拘时候。主治：下痢，冷热相冲，脏腑气不和顺，本来下虚，津液耗少，口干咽燥，常思饮水。

【使用注意】甘寒性滑，脾虚便溏及湿痰者慎用。反乌头，不宜同用。

【现代研究】化学研究显示含天花粉蛋白，天花粉多糖，β-半乳糖苷酶，瓜氨酸，丙氨酸，棕榈酸，皂苷和多量淀粉等。药理研究显示天花粉蛋白可致流产，有抗早孕、抗肿瘤，调节免疫功能，抗菌，抗病毒和降血糖等作用。注射天花粉蛋白制剂 6~8 小时后可出现发热、头痛、咽痛、关节痛、颈活动不利等副作用。现代临床用于中期引产，治疗葡萄胎、糖尿病及流行性腮腺炎等。

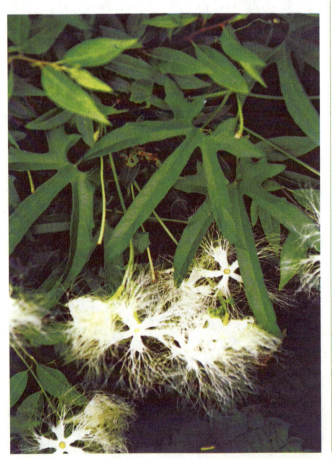

54 地　榆

【古籍原文】地榆疗崩漏，止血止痢。

【来　　源】蔷薇科草本植物地榆 *Sanguisorba officinalis* L. 或长叶地榆 *Sanguisorba officinalis* L. var. *longifolia*（Bert.）Yu *et* Li 的根。

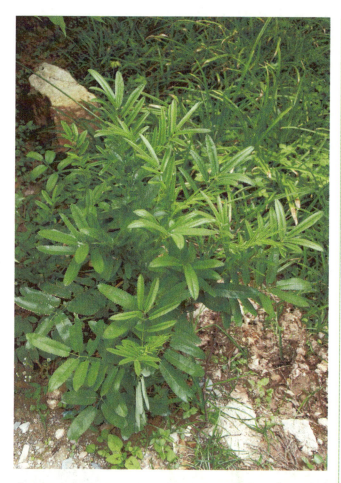

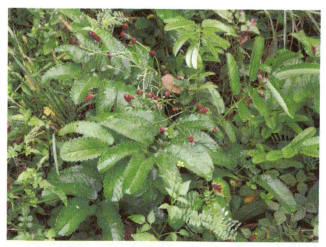

量吸收而引起中毒性肝炎。

【现代研究】化学研究显示含地榆苷，地榆皂苷A、B、E，水解鞣质，缩合鞣质，没食子酸，鞣花酸，糖类，维生素A及多种微量元素等。药理研究显示有止血，凝血，愈合烧伤、烫伤伤口，抑制伤寒杆菌、脑膜炎双球菌及钩端螺旋体等作用。现代临床用于治疗慢性支气管炎，胃溃疡，黄疸型肝炎，急性肠炎，细菌性痢疾，各种烧烫伤，痔疮，带状疱疹，红眼病，痤疮和湿疹，口舌生疮，各种出血等。

55 昆 布

【古籍原文】昆布破疝气，散瘿散瘤。

【来　源】海带科植物海带 Laminaria japonica Aresch. 或翅藻科植物昆布 Ecklonia kurome Okam. 的叶状体。

【形态特征】（1）海带　多年生大型褐藻，植物体成熟时成带状，长可达6m。根状固着器粗纤维状，由数轮叉状分歧的假根组成，假根末端有吸着盘。其上为圆柱状的短柄，柄的上部为叶状体，扁平，坚厚，革质状，中部稍厚，两边较薄，有波状皱褶。生殖期在叶状体两面产生孢子囊。

（2）昆布　多年生大型褐藻。根状固着器由树枝状的叉状假根组成，数轮重叠成圆锥状。柄部圆柱状或略扁圆形，中实。叶状体扁平，革质，微皱缩，暗褐色，一至二回羽状深裂，两侧裂片长舌状，基部楔形，叶缘一般有粗锯齿。孢子囊群在叶状体表面形成，9~11月产生游动孢子。

【性味功效】咸，寒。消痰软坚，利水消肿。

【形态特征】（1）地榆　茎直立，有棱，无毛或基部有稀疏腺毛。基生叶为羽状复生，小叶4~6对；小叶片有短柄；托叶膜质，褐色，外面无毛或被稀疏腺毛。穗状花序椭圆形、圆柱形或卵球形，从花序顶端向下开放。瘦果包藏在宿存萼筒内，倒卵状长圆形或近圆形，外面4条棱。

（2）长叶地榆　本变种与地榆的主要区别：基生叶小叶带状长圆形至带状披针形，基部微心形、圆心形至宽楔形；茎生叶较多，与基生叶相似，但更长而狭窄。花穗长圆柱形，雄蕊与萼片近等长。

【性味功效】苦、涩，微寒。凉血止血，解毒敛疮。

【古方选录】《圣济总录》地榆汤：地榆二两，甘草（炙，锉）半两。用法：上为粗末。每服五钱匕，以水一盏，煎取七分，去滓温服，日二次，夜一次。主治：血痢不止。

【用法用量】煎服，10~15g，大剂量可用至30g；或入丸、散。外用适量，研末或鲜品捣敷患处。止血多炒炭用，解毒敛疮多生用。

【使用注意】虚寒性出血或有瘀者慎用。烧烫伤患者不宜大面积使用地榆外敷，以防其所含鞣质被大

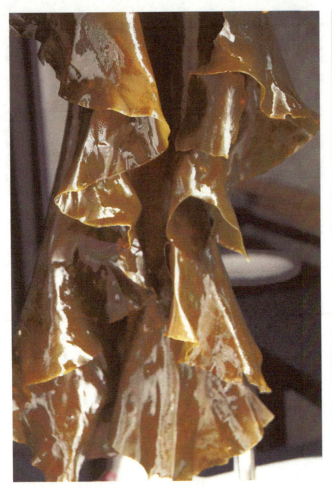

【形态特征】多年生草本，高 40~90cm。根状茎粗，坚硬，须根稀疏。叶互生，广披针形。圆锥花序顶生，分支少，小穗线状披针形。颖果纺锤形，深褐色。花期 6~9 月，果期 8~10 月。

【性味功效】苦、甘、淡，寒。清热除烦，利尿。

【古方选录】《金匮要略》竹叶汤：淡竹叶、车前子、大枣、乌豆（炒，去壳）、灯心、甘草各一钱半。用法：上作一服，用水二盏，煎至七分，去滓，不拘时温服。主治：诸淋。

【用法用量】煎服，5~15g。

【使用注意】虚寒证忌用。

【现代研究】化学研究显示含芦竹素，印白茅素，蒲公英赛醇，三萜类，β－谷甾醇，菜油甾醇，酚类，氨基酸，有机酸和糖类等。药理研究显示有退热，明显增加尿中氯化物排量，抑制金色葡萄球菌、溶血性链球菌，解热，升高血糖和抗肿瘤等作用。现代临床用于治疗各种炎症发热，高脂血症，口腔溃疡，膀胱炎，泌尿道感染等。

【古方选录】《圣济总录》五瘿昆布方：昆布（洗去咸，焙）二两。上一味，切如指面大，醋渍，含咽，汁尽为度。主治：瘿瘤。

【用法用量】煎服，6~12g。

【使用注意】脾胃虚寒及寒湿者忌用。

【现代研究】化学研究显示含多糖类成分，藻胶酸，昆布素，甘露醇，碘、钾、钙等无机盐，维生素 C，蛋白质，脯氨酸等。药理研究显示对缺碘性甲状腺肿有预防作用，有降血压，降血脂，抗凝，降血糖，提高免疫功能，解热，镇痛，镇咳和平喘等作用。现代临床用于治疗皮肤湿疹瘙痒，高血压头痛，咽炎，地方性甲状腺肿大等。

56 淡竹叶

【古籍原文】疗伤寒，解虚烦，淡竹叶之功倍。

【来　　源】禾本科植物淡竹叶 *Lophatherum gracile* Brongn. 的茎叶。

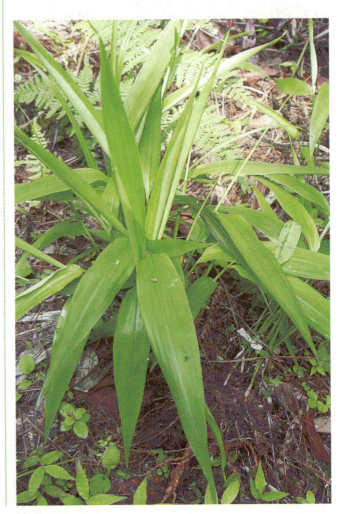

57 牡丹皮

【古籍原文】除结气，破瘀血，牡丹皮之用同。

【来　　源】毛茛科植物牡丹 *Paeonia suffruticosa* Andr. 的根皮。

【形态特征】落叶小灌木，高 1~2m。根茎肥厚，茎直立，枝短而粗壮。叶互生。花两性，单生枝顶，先端呈不规则的波状，颜色变异很大；雄蕊多数，花丝亦具紫红等色，花药黄色；花盘杯状，革质。蓇葖果长圆形。

【性味功效】苦、辛，微寒。清热凉血，活血散瘀，清虚热。

【古方选录】《圣济总录》牡丹散：牡丹皮、萆薢、白术、桂（去粗皮）等分。用法：上药四味捣为散。每服三钱匕，温酒调下。主治：肾虚腰痛。

【用法用量】煎服，6~12g。清热凉血宜生用，活血散瘀宜酒炙用。

【使用注意】孕妇及月经过多者不宜用。

【现代研究】化学研究显示含芍药苷，氧化芍药苷，

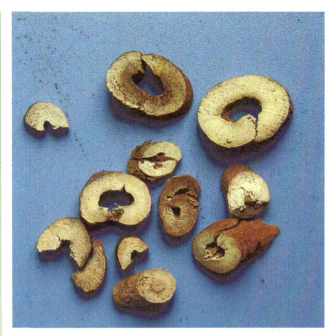

苯甲酰芍药苷，丹皮酚，牡丹酚原苷，苯甲酰基氧化芍药苷，没食子酸，挥发油及植物甾醇等。药理研究显示有抑制枯草杆菌、大肠杆菌、伤寒杆菌、溶血性链球菌、肺炎链球菌等作用，还有降低血压，轻度降低心肌耗氧量，抗血小板聚集，抗炎，镇痛，镇静，解热，抗惊厥和抗过敏等作用。现代临床用于治疗过敏性鼻炎，高血压，原发性血小板减少性紫癜，皮肤瘙痒症及荨麻疹，外感发热等。

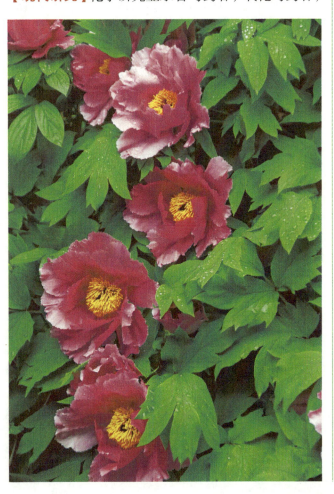

58 知　母

【古籍原文】知母止嗽而骨蒸退。

【来　　源】百合科植物知母 *Anemarrhena asphodeloides* Bge. 的根茎。

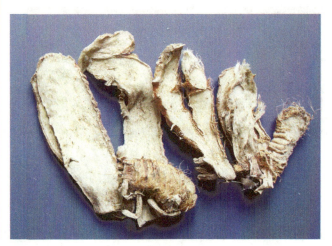

【形态特征】多年生草本，全株无毛。根茎横生，粗壮，密被许多黄褐色纤维状残叶基，下面生有多数肉质须根。叶基生，丛生，线形。花葶直立，不分支；花黄白色，干后略带紫色，多于夜间开放。蒴果卵圆形。种子长卵形，黑色。

【性味功效】苦、甘，寒。清热泻火，滋阴润燥。

【古方选录】《圣济总录》知母汤：知母（焙）一两，石膏二两，黄芩（去黑心）、甘草（炙，锉）各三分。用法：上药四味，粗捣筛。每服五钱匕，水一盏半，糯米一匙，煎至八分，去滓。食前温服。主治：伤寒狐惑，咽喉涩痛，口唇破，吐脓血。

【用法用量】煎服，5~15g。滋肾阴宜盐水制用。

【使用注意】虚寒证不宜，脾虚便溏者忌用。

【现代研究】化学研究显示含知母皂苷，芒果苷，异芒果苷，多糖类，胆碱，尼克酰胺，烟酸，鞣质等。药理研究显示对多种致病菌有较强抑制作用，有调节甲状腺素、糖皮质激素，降低血糖，解热，抗炎，利胆，抗肝炎，促进消化，保护心肌，抑制血小板聚集等作用。现代临床用于治疗发热性疾病，感冒咳嗽，糖尿病口渴，体虚潮热、盗汗等。

59 牡　蛎

【古籍原文】牡蛎涩精而虚汗收。

【来　　源】牡蛎科动物长牡蛎 Ostrea gigas Thunb.、大连湾牡蛎 Ostrea talienwhanensis Crosse 或近江牡蛎 Ostrea rivularis Gould 的贝壳。

【形态特征】（1）长牡蛎　贝壳呈长条形，坚厚，一般壳长 140~330mm。左壳稍凹，壳顶附着面小；

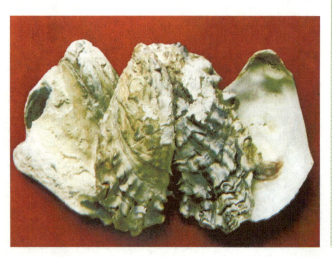

右壳较平如盖，背腹缘几乎平行。壳表面淡紫色、灰白色或黄褐色。壳内面瓷白色，韧带槽长而宽大。

（2）大连湾牡蛎　贝壳略呈三角形，壳坚厚，一般壳长 55~63mm，壳顶尖，至后缘渐加宽。右壳较扁平，如盖状，壳顶部鳞片趋向愈合，较厚；左壳突起，自顶部开始有数条粗壮放射肋，边缘肋上的鳞片坚厚翘起。壳内面凹陷如盒状，白色，铰合部小，韧带槽长而深，呈长三角形。

（3）近江牡蛎　贝壳呈圆形、卵圆形、三角形或略长，壳坚厚，较大者壳长 100~242mm。左壳较大而厚，背部为附着面，形状不规则；右壳略扁平，表面环生薄而平直的鳞片，黄褐色或暗紫色。壳内面白色，边缘常呈灰紫色，凹凸不平，铰合部不具齿，韧带槽长而宽。

【性味功效】咸，微寒。平肝潜阳，镇心安神，软坚散结，收敛固涩。

【古方选录】《备急千金要方》牡蛎散：牡蛎、白术、防风各三两。用法：研末，酒服方寸匕，日二。主治：卧即盗汗，风虚头痛。

【用法用量】煎服，15~30g，打碎先煎。收敛固涩宜煅用。

【使用注意】脾胃虚寒证慎用。

【现代研究】化学研究显示含碳酸钙 50%，亦含磷酸钙，硫酸钙，镁、铁、钾、钠、铝、硅、锶、锌等元素及氯离子。药理研究显示有镇静，抗惊厥，明显局部麻醉等作用；煅牡蛎能使胃液分泌量减少。现代临床用于治疗高血压病眩晕，体虚汗出，遗精，小便淋浊，失眠，耳鸣，胃痛泛酸等。

60 贝母（川贝母）

【古籍原文】贝母清痰，止咳嗽而利心肺。

【来　　源】百合科植物川贝母 Fritillaria cirrhosa D. Don、暗紫贝母 Fritillaria unibracteata Hsiao et K. C. Hsia、甘肃贝母 Fritillaria przewalskii Maxim. 或梭砂贝母 Fritillaria delavayi Franch. 的鳞茎。

【形态特征】（1）川贝母　多年生草本。鳞茎圆锥形；茎直立，常对生，披针形至线形。上部叶先端常卷曲，无柄。花单生茎顶，钟状，下垂，具狭长形状苞片 3 片，先端多少弯曲成钩状；花被片 6 片，

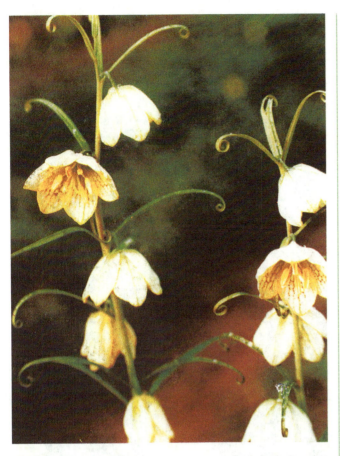

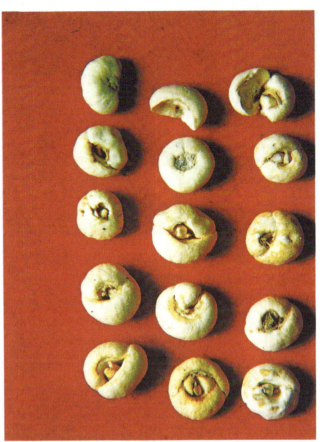

通常紫色，具紫色斑点或小方格，蜜腺窝在背面明显凸出；雄蕊6枚，柱头3裂。蒴果具6条纵翅。

（2）暗紫贝母　叶除下面的1~2对为对生外，均为互生或近于对生，先端不卷曲，叶状苞片1片。花被深紫色，略有黄色小方格，蜜腺窝不明显。果棱上的翅很狭，宽约1mm。

（3）梭砂贝母　鳞茎粗大。叶互生，3~5片，较紧密地生于植株中部或上部；叶片狭卵形至卵状椭圆形，长2~7cm，宽1~3cm，先端不卷曲。单花顶生，浅黄色，具红褐色斑点。蒴果成熟时，宿存的花被常多少包住蒴果。

【性味功效】甘、苦，微寒。清热化痰，润肺止咳，散结消肿。

【古方选录】《圣济总录》贝母散：贝母（去心麸炒）半两，甘草（炙）一分。用法：上药二味，捣为散。如二三岁儿，每一钱匕，水七分，煎至四分，去滓，入牛黄末少许，食后温分二服，更量儿大小加减。主治：小儿咳嗽喘闷。

【用法用量】煎服，3~9g；研粉冲服，每次1~2g。

【使用注意】反乌头，不宜同用。寒痰、湿痰者不宜。

【现代研究】化学研究显示川贝母鳞茎含青贝碱，

松贝碱乙，皂苷及钾、镁、钙、铁、铜、镉、锌、钠等元素。药理研究显示有降压，镇咳，祛痰，松弛肠管平滑肌，抗溃疡，耐缺氧，抗血管收缩和降血压等作用。现代临床用于治疗慢性支气管炎咳嗽、多痰，肺结核咯血，百日咳，前列腺肥大，婴幼儿消化不良，咽喉炎干痒疼痛等。

61 桔　梗

【古籍原文】桔梗开肺，利胸膈而治咽喉。

【来　　源】桔梗科植物桔梗 *Platycodon grandiflorum*（Jacq.）A. DC. 的根。

【形态特征】多年生草本，高30~120cm。全株有白色乳汁。主根长纺锤形，少分支。茎无毛，通常不分支或上部稍分支。叶轮生、对生或互生，叶片卵形至披针形。花单生茎顶或集成疏总状花序；花萼钟状，花冠蓝色或蓝紫色，三角形。蒴果倒卵圆形。种子多数，褐色。

【性味功效】苦、辛，平。宣肺，祛痰，利咽，排脓。

【古方选录】《金匮要略》桔梗汤：桔梗一两，甘

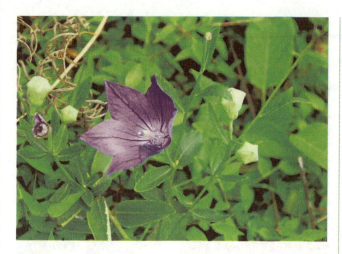

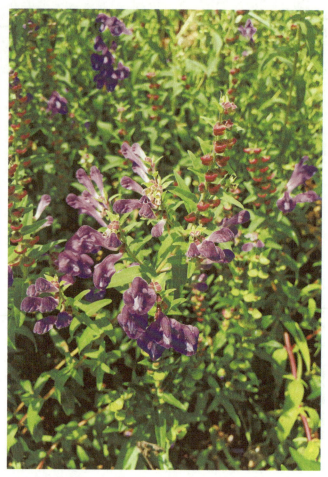

草二两。用法：以水三升，煮取一升，分温再服，则吐脓血也。主治：肺痈，症见咳而胸满，振寒，脉数，咽干不渴，时出浊唾腥臭，久久吐脓如米粥者。

【用法用量】 煎服，3~10g。

【使用注意】 用量过大易致恶心、呕吐，不宜过量使用。

【现代研究】 化学研究显示含桔梗皂苷，葡萄糖，甾醇，菊糖，桔梗聚糖等。药理研究显示有祛痰，镇咳，抗炎，免疫增强，降血糖，抑制胃液分泌和抗溃疡等作用。现代临床用于治疗感冒咳嗽，上呼吸道感染，慢性咽炎咽痒咳嗽，慢性支气管炎咳喘痰多，急性腰扭伤等。

五钱，加竹叶三七片，水煎服。主治：寒热毒气攻眼，翳膜赤痛。

【用法用量】 煎服，5~15g。生用清热燥湿力强，止血、安胎多炒用。

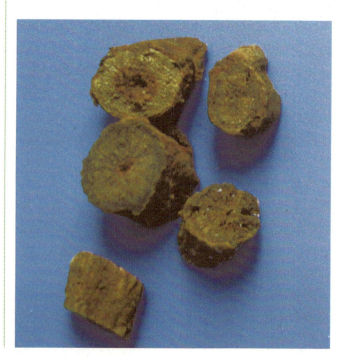

62 黄 芩

【古籍原文】 若夫黄芩治诸热，兼主五淋。

【来　　源】 唇形科草本植物黄芩 *Scutellaria baicalensis* Georgi 的根。

【形态特征】 多年生草本，主根粗壮，茎高30~80cm。茎钝四棱形，绿色或常带紫色，自基部分支多而细。叶交互对生，无柄或几无柄，叶片披针形至线状披针形。总状花序顶生或腋生；花萼二唇形，紫绿色；花冠二唇形，蓝紫色或紫红色。小坚果4枚，卵球形，黑褐色，有瘤。花期6~9月，果期8~10月。

【性味功效】 苦，寒。清热燥湿，泻火解毒，凉血止血。

【古方选录】 《太平圣惠方》黄芩散：黄芩、黄连、决明子、柴胡、玄参各一两。用法：研为散，每服

【使用注意】虚寒证忌用。

【现代研究】化学研究显示含黄芩素，汉黄芩素，汉黄芩苷，苯乙醇糖苷，挥发油，苯甲酸，β–谷甾醇，氨基酸，糖类等。药理研究显示对多种致病菌、流感病毒、钩端螺旋体均有较强的抑制作用；还有抗组胺，解热，抗炎，降血压，镇静，利胆，保肝，抗氧化，降低血清胆固醇，降低毛细血管通透性，抗氧化和利尿等作用。现代临床用于治疗上呼吸道感染，咳嗽，肺炎，痢疾，咳血，目赤，胎动不安，高血压，痈肿疖疮等。

63 槐 花

【古籍原文】槐花治肠风，亦医痔痢。

【来　　源】豆科植物槐 *Sophora japonica* L. 的花蕾及花。

【形态特征】落叶乔木，高 8~20m。树皮灰棕色，嫩枝暗绿褐色。奇数羽状复叶，互生。圆锥花序顶生，萼钟状，花冠蝶形，乳白色。荚果肉质，串珠

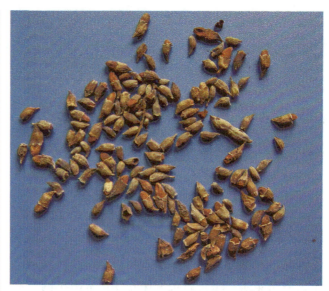

状，黄绿色，无毛，不开裂，种子间极细缩。花期 7~8 月，果期 10~11 月。

【性味功效】苦，微寒。凉血止血，清泻肝火。

【古方选录】《普济本事方》槐花散：槐花（炒）、柏叶（杵，焙）、荆芥穗、枳壳（去穗，细切，麸炒黄）等分。用法：上为细末，用清米饮调下二钱，空心食前。主治：肠风脏毒。

【用法用量】煎服，10~15g。止血多炒炭用，清热泻火宜生用。

【使用注意】脾胃虚寒及阴虚发热而无实火者慎用。

【现代研究】化学研究显示富含芸香苷，槐花甲素，槐花乙素和鞣质等。药理研究显示有明显缩短出血和凝血时间，减少心肌耗氧量，对多种皮肤真菌有不同程度的抑制，降低血压和保持毛细血管正常抵抗力等作用。现代临床用于治疗便血，便秘，咳嗽，消化道溃疡吐酸、疼痛等。

64 常 山

【古籍原文】常山理痰结而治温疟。

【来　　源】虎耳草科植物常山 *Dichrooa febrifuga* Lour. 的根。

【形态特征】灌木，高 1~2m。小枝绿色，常带紫色。叶形变化大，通常椭圆形、长圆形、倒卵状椭圆形，稀为披针形。伞房花序圆锥形，顶生，有梗；花蓝色或青紫色；花萼倒圆锥形。浆果蓝色，有多数种子。花期 6~7 月，果期 8~10 月。

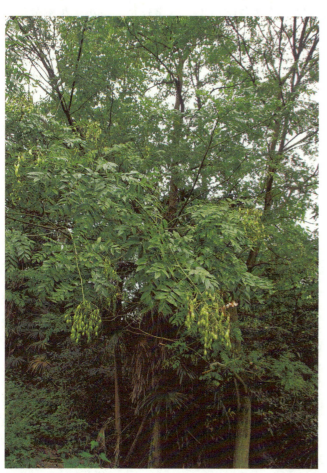

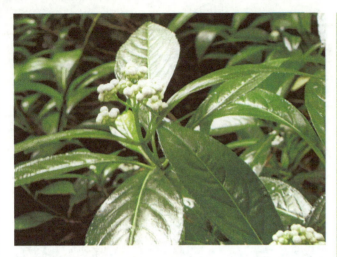

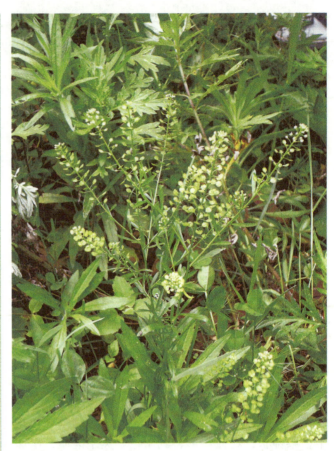

【性味功效】苦、辛，寒；有毒。涌吐痰涎，截疟。

【古方选录】《圣济总录》保安汤：常山半两，青蒿一两，知母一两，桃仁（汤浸，去皮、尖、双仁，研）半两。用法：上药为粗末。每服二钱匕，以水一盏，加生姜半分同煎至六分，去滓，稍热服，不拘时候。主治：山岚瘴疟，寒热久不愈。

【用法用量】煎服，3~9g。生用涌吐，酒炒截疟。治疟宜在寒热发作前半日或2小时前服用。

【使用注意】体虚者及孕妇不宜用。

【现代研究】化学研究显示含常山碱甲、乙、丙，伞形花内酯，草酸钙结晶体，香草酸等。药理研究显示常山碱丙有明显抗疟作用，常山碱甲、乙、丙均有催吐和降压作用。现代临床用于治疗疟疾，痰多咳嗽等。

---

65 葶苈（葶苈子）

【古籍原文】葶苈泻肺喘而通水气。

【来　　源】十字花科植物独行菜 *Lepidium apetalum* Willd. 或播娘蒿 *Descurainia sophia*（L.）Webb ex Prantl 的成熟种子。

【形态特征】（1）独行菜　一年生或两年生矮小草本，高5~30cm。叶不分裂，基部有耳，边缘有稀疏齿状缺裂。总状花序长，花小，花瓣呈退化状，雄蕊2枚或4枚，蜜腺4枚。短角果卵状椭圆形，扁平，成熟时至中央开裂，假隔膜薄膜质，每室含种子1颗。花期5~6月，果期6~7月。

（2）播娘蒿　一年生或两年生直立草本，高30~70cm。叶互生，二回羽状分裂，裂片线形，先

端钝。总状花序顶生，果序延长，花小，花瓣黄色，匙形，雄蕊6枚。长角果线形，2室，每室有种子1列。

【性味功效】苦、辛，大寒。泻肺平喘，利水消肿。

【古方选录】《类证活人书》葶苈苦酒汤：葶苈（熬，杵膏）一合，苦酒一升半，生艾汁（无生艾，煮熟艾汁，或用艾根捣取汁）半升。用法：上三味同煎，取七合，作三服。主治：伤寒七八日内热不解。

【用法用量】煎服，3~9g，包煎。

【使用注意】脾胃虚寒者不宜。

【现代研究】化学研究显示含脂肪油，芥子油苷，蛋白质，糖类，强心苷等。药理研究显示有增强心肌收缩力，减慢心率，降低静脉压，利尿和抗肿瘤等作用。现代临床用于治疗咳嗽，多痰，心包积液，胸腔积液，关节腔积液，慢性肺源性心脏病等。

---

66 荜茇（荜拨）

【古籍原文】欲温中以荜茇。

【来　　源】胡椒科植物荜茇 *Piper longum* L. 的果穗。

【形态特征】多年生草质藤本。根状茎直立，多分

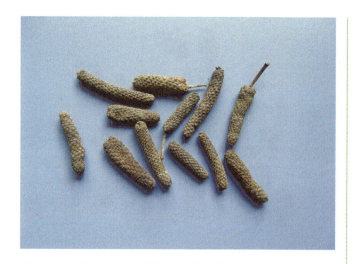

支；茎下部匍匐，枝横卧，质柔软，有纵棱和沟槽，幼时被粉状短柔毛。叶互生；下部的叶卵圆形，具较长的柄；向上的叶渐成卵状长圆形，柄较短；顶端叶无柄，基部抱茎，下面脉上被短柔毛。花单性异株，无花被；穗状花序与叶对生。浆果卵形。

【性味功效】辛，热。温中散寒，下气止痛。

【古方选录】《太平惠民和剂局方》大巳寒丸：荜拨、肉桂各四斤，干姜、高良姜（炮）各六斤。用法：为细末，水煮面糊为丸，如梧桐子大。每服二十粒，米饮汤下，食前服之。主治：久寒积冷，脏腑虚弱。

【用法用量】煎服，1~3g；或入丸、散。外用适量，研末搐鼻，或为丸纳龋齿孔中，或浸酒擦患处。

【使用注意】阴虚火旺者禁用。

【现代研究】化学研究显示含胡椒碱，棕榈酸，四氢胡椒酸，芝麻素，挥发油等。药理研究显示有降血脂，耐缺氧，抗心肌缺血，抗心律失常，镇静，镇痛，解热等作用。现代临床用于治疗慢性胃肠炎胃脘痛，消化不良，心绞痛急性发作等。

67 生 姜

【古籍原文】用发散以生姜。

【来　源】姜科植物姜 *Zingiber officinale* Rosc. 的新鲜根茎。

【形态特征】多年生草本，高 50~80cm。根茎肥厚，断面黄白色，气味辛辣。叶互生，排成 2 列，无柄，几抱茎；叶片披针形至线状披针形。穗状花序椭圆形，花冠黄绿色，唇瓣的中间裂片长圆状倒卵形，较花冠裂片短，有紫色条纹和淡黄色斑点，两侧裂

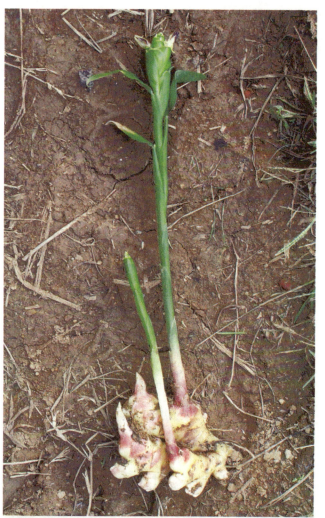

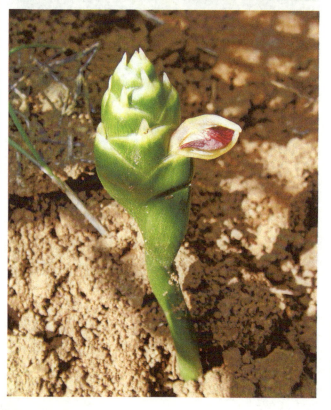

片卵形，黄绿色，具紫色边缘。蒴果。

【性味功效】辛，温。散寒解表，降逆止呕，化痰止咳。

【古方选录】《本草汇言》紫苏生姜汤：生姜五片，紫苏叶一两。用法：水煎服。主治：感冒风寒。

【用法用量】煎服，3~10g；或捣汁冲服。外用适量，捣敷，或炒热熨，或绞汁调搽。

【使用注意】阴虚内热及实热证禁用。

【现代研究】化学研究显示含姜醇，橙花醛，柠檬醛，6-姜辣醇，3-姜辣醇，天冬氨酸，谷氨酸，丝氨酸等。药理研究显示有镇静，抗惊厥，解热，镇痛，抗炎，止吐，保肝利胆，抗血小板聚集，抗氧化，抗微生物等作用。现代临床用于治疗各种感冒头痛、咳嗽，风湿性关节炎，腰腿痛，妊娠呕吐，急性附睾炎等。

68 五味子

【古籍原文】五味子止嗽痰，且滋肾水。

【来　　源】木兰科植物五味子 Schisandra chinensis (Turcz.) Baill. 或华中五味子 Schisandra sphenanthera Rehd. et Wils. 的果实。

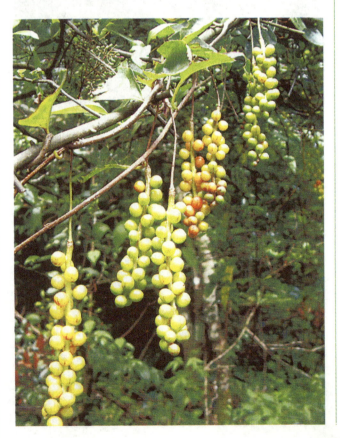

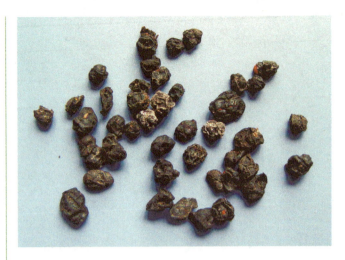

【形态特征】（1）五味子　落叶木质藤本。幼枝红褐色，老枝灰褐色，稍有棱角。叶互生，膜质；叶片倒卵形或卵状椭圆形，上面光滑无毛，下面叶脉上幼时有短柔毛。花多为单性，雌雄异株，花单生或丛生叶腋，乳白色或粉红色。小浆果成熟时红色。种子1~2颗，淡褐色有光泽。花期5~7月，果期6~9月。

（2）华中五味子　落叶藤本。老枝灰褐色，皮孔明显，小枝紫红色。叶互生，纸质；叶柄带红色；叶片倒卵形、宽卵形或倒卵状长椭圆形。花单性，雌雄异株，花橙黄色。小浆果成熟后鲜红色。种子2颗，种皮在脊背上有少数瘤状点。

【性味功效】酸，温。收敛固涩，益气生津，宁心安神。

【古方选录】《圣济总录》五味子散：五味子三分，黄芪（细锉）三分，甘草（炙，锉）一分，人参半两，桂（去粗皮）半两，羌活（去芦头）半两，干姜（炮）半两，细辛（去苗叶）半两，附子（炮裂，去皮脐）半两，白术半两。用法：上药为散。每服二钱匕，生姜、乌梅汤调下。主治：咳嗽，鼻塞清涕，颤掉缓弱，少气不足，时时欲呕。

【用法用量】煎服，3~6g；熬膏；或入丸、散。外用适量，研末掺，或煎水洗。

【使用注意】外有表邪，内有实热，或咳嗽初起，麻疹初发者均慎服。

【现代研究】化学研究显示含多种木脂素，挥发油等。药理研究显示有呼吸兴奋，强心，抗肝损伤，抗氧化，抗溃疡，抗菌，抗癌，抗肾病变等作用。现代临床用于治疗病毒性肝炎，神经衰弱，盗汗，哮喘等。

69 海狗肾（腽肭脐）

【古籍原文】腽肭脐疗劳瘵，更壮元阳。

【来　　源】海狗科动物海狗 *Callorhimus ursinus* Linnaeus 和海豹科动物斑海豹 *Phoca largha* Pallas、点斑海豹 *Phoca vitulina* Linnaeus 的阴茎和睾丸。

【形态特征】（1）*海狗*　体肥壮，形圆而长。雄兽身长达 2.5m，雌兽身长仅及其半。头略圆，额骨高，眼大，耳壳甚小，口吻短，旁有长须。四肢均具 5 趾，趾间有蹼，形成鳍足。尾甚短小。体深灰褐色，腹部黄褐色。

（2）*斑海豹*　体颇粗壮，头圆颈短，吻宽短，口部触须长，呈念珠状，刚硬。齿数 34 枚。眼大而圆，无耳壳，鼻孔和耳孔均有瓣膜，可启闭。前肢短小，上部隐于体内，前肢、后肢均具 5 趾，趾端有爪，趾间具蹼，形成鳍足。尾短小。全身密被短毛，体背灰黄色或蓝灰褐色，腹部乳黄色，斑点稀少。

（3）*点斑海豹*　雄性长 1.6~1.9m，雌性长 1.5~1.7m。体具白灰色至深褐色或黑色的斑块、不定型斑点、环斑及污斑等，底色也颇多变异。

【性味功效】咸，热。温肾壮阳，填精补髓。

【古方选录】《圣济总录》腽肭脐散：腽肭脐（焙，切）、吴茱萸（汤洗，焙炒）、甘松（洗，焙）、陈橘皮（汤浸去白，焙）、高良姜各一分。用法：上药五味，捣为末，先用猪白胰一个（去脂膏），入葱白三茎，椒十四粒，盐一捻，同细挫银石器中，炒，入无灰酒三盏，煮令熟，去滓。每服七分盏，调药二钱匕，日三。主治：下元久冷，虚气攻刺心脾小肠，冷痛不可忍。

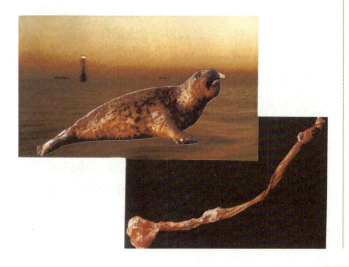

【用法用量】煎服，3~9g；或研末；或浸酒。

【使用注意】阴虚、脾胃寒湿患者忌用。

【现代研究】化学研究显示斑海豹、海狗等动物的阴茎、睾丸主要含有雄性激素甾酮类成分，还含有多种酶、糖、脂肪等。现代临床用于治疗阳痿，早泄，气虚胃弱等。

70 川芎

【古籍原文】原夫川芎祛风湿，补血清头。

【来　　源】伞形科植物川芎 *Ligusticum chuanxiong* Hort. 的根茎。

【形态特征】多年生草本，高 40~70cm。根茎呈不规则的结节状拳形团块，有明显结节，节盘凸出，茎下部的节膨大呈盘状，易生根。二至三回羽状复叶，小叶 3~5 对，卵状披针形；茎上部叶渐简化。复伞形花序顶生或侧生，花白色。双悬果卵形，5 条棱。花期 8 月，果期 9 月。

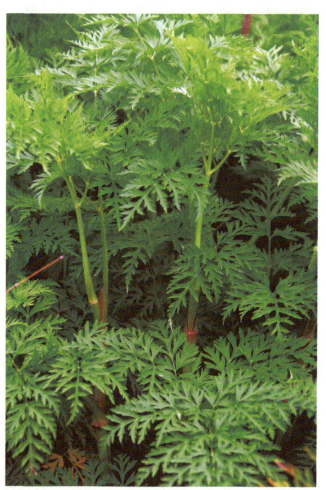

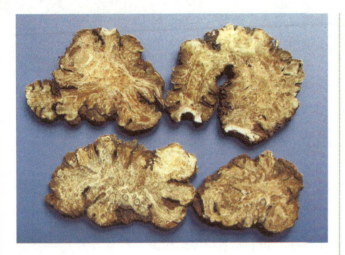

【性味功效】辛，温。活血祛瘀，行气开郁，祛风止痛。

【古方选录】《傅青主女科》生化汤：当归八钱，川芎三钱，桃仁（去皮、尖，研）十四粒，黑姜五分，炙甘草五分。用法：用黄酒、童便各半煎服。主治：产后瘀血结块腹痛。

【用法用量】煎服，3~10g；研末，每次1~1.5g；或入丸、散。外用适量，研末撒，或煎汤漱口。

【使用注意】阴虚火旺、月经过多及出血性疾病慎用。

【现代研究】化学研究显示含有川芎嗪，川芎哚，香草酸，大黄酚等。药理研究显示有降压，保护心肌缺血，抑制血小板聚集，利尿等作用。现代临床用于治疗心绞痛，缺血性中风，失代偿期慢性肺心病，慢性乳腺病，功能性子宫出血等。

71 续 断

【古籍原文】续断治崩漏，益筋强脚。

【来　　源】川续断科植物川续断 Dipsacus asperoides C. Y. Cheng et T. M. Ai 的根。

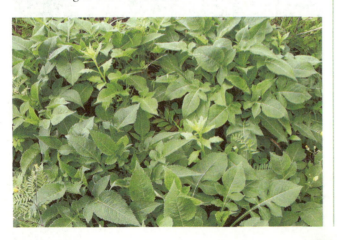

【形态特征】多年生草本，高60~200cm。根1条至数条，圆柱状，黄褐色，稍肉质，侧根细长疏生。茎直立，具6~8条棱，棱上有刺毛。基生叶稀疏丛生，具长柄，叶片琴状羽裂；茎生叶在茎中下部的羽状深裂，中央裂片特长，披针形，先端渐尖，有疏粗锯齿；上部叶披针形。花序头状球形。瘦果长倒卵柱形。

【性味功效】苦、辛，微温。补肝肾，强筋骨，调血脉，止崩漏。

【古方选录】《杨氏家藏方》续断散：续断、牛膝（去芦，酒浸）。用法：二药为细末，温酒调下二钱，食前服。主治：老人风冷，转筋骨痛。

【用法用量】煎服，6~15g；或入丸、散。外用适量，鲜品捣敷患处。

【现代研究】化学研究显示含环烯醚萜糖苷，三萜皂苷，挥发油，胡萝卜苷，龙胆碱，β-谷甾醇和微量元素钛等。药理研究显示有降低动脉压和平滑肌紧张度，抗氧化，抗炎，抗维生素E缺乏症，抑制肺炎链球菌等作用。现代临床用于治疗跌打损伤，慢性风湿性关节炎腰痛，风湿性关节炎疼痛，先兆流产和胃痛等。

72 麻黄

【古籍原文】麻黄表汗以疗咳逆。

【来　　源】麻黄科植物草麻黄 *Ephedra sinica* Stapf、木贼麻黄 *Ephedra equiselina* Bge. 和中麻黄 *Ephedra intermedia* Schrenk ex C. A. Mey. 的草质茎。

【形态特征】（1）草麻黄　草本状灌木，高20~40cm。木质茎短，常似根茎，匍匐地上或横卧土中；小枝直伸或微曲，绿色，节明显。鳞叶膜质鞘状，裂片锐三角形，先端急尖，常向外反曲。花成鳞球花序，通常雌雄异株；雄球花多成复穗状，常具总梗；雌球花单生，有梗，成浆果状。

（2）木贼麻黄　直立小灌木，高70~100cm。木质茎粗长，直立；小枝细圆柱形，对生或轮生的分支较多，节间较短。鳞叶膜质鞘状，裂片钝三角形。雄球花单生或3~4个集生于节上，无梗或有短梗；雌球花单生，常在节上成对，无柄。浆果。

（3）中麻黄　灌木，高20~100cm。木质茎直立或匍匐斜上，较粗壮，基部多分支，圆柱形，常被白粉呈灰绿色，有对生或轮生的分支。鳞叶膜质鞘状，裂片钝三角形或窄三角状披针形。雄球花通常无梗，数个密集于节上呈团状；雌球花对生或轮生于节上，无梗或有短梗。浆果。

【性味功效】辛、微苦，温。发汗解表，宣肺平喘，利水消肿。

【古方选录】《伤寒论》麻黄汤：麻黄（去节）三两，桂枝（去皮）二两，甘草（炙）一两，杏仁（去皮，尖）七十个。用法：以水九升，先煮麻黄，减二升，去上沫，内诸药，煮取二升半，去滓，温服

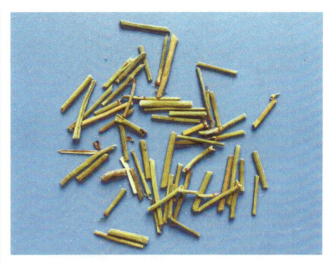

八合，覆取微似汗，不须啜粥。主治：太阳病头痛发热，身疼腰痛，骨节疼痛，恶风无汗而喘者。

【用法用量】煎服，1.5~10g；或入丸、散。外用适量，研末搐鼻，或研末敷。

【使用注意】体虚自汗、盗汗及虚喘者禁用。

【现代研究】化学研究显示含麻黄生物碱类，挥发油，噁唑酮类生物碱，黄酮类化合物等。药理研究显示具有升压，扩张血管，平喘，镇咳，祛痰，发汗，利尿，抗炎，抗变态反应，解热，抗病原微生物，兴奋中枢神经等作用。现代临床用于治疗感冒咳嗽，支气管哮喘，小儿腹泻等。

73 韭子

【古籍原文】韭子壮阳而医白浊。

【来　　源】百合科植物韭 *Allium tuberosum* Rottl. *ex* Spreng. 的成熟种子。

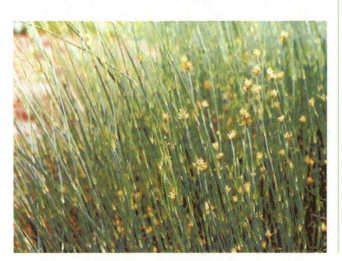

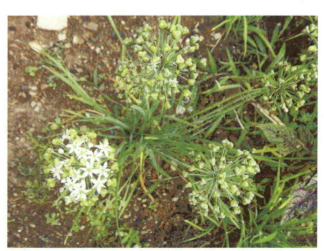

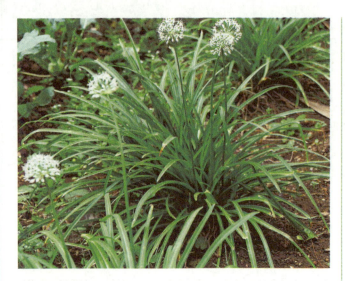

【形态特征】多年生草本，高20~45cm。具有特殊强烈气味。根茎横卧，鳞茎狭圆锥形，簇生；鳞茎外皮黄褐色，网状纤维质。叶基生，条形，扁平。总苞2裂，比花序短，宿存；伞状花序簇生状或球状，多花；花白色或微带红色。蒴果具倒心形的果瓣。花期、果期7~9月。

【性味功效】辛、甘，温。补肝益肾，壮阳固精。

【古方选录】《备急千金要方》：韭子七升。用法：醋煮千沸，焙，研末，炼蜜丸，梧子大。每服三十丸，空心温酒下。主治：女人带下及男子肾虚冷，梦遗。

【用法用量】煎服，6~12g；或入丸、散。

【使用注意】阴虚火旺者禁用。

【现代研究】化学研究显示含硫化物，苷类，维生素C等。药理研究显示有溶血，祛痰，抗菌作用，对真菌、立克次氏体及阿米巴原虫等有治疗作用。现代临床用于治疗阳痿，脓精症，外伤性疼痛，皮肤湿疹、瘙痒，脚癣，遗尿及精液异常等。

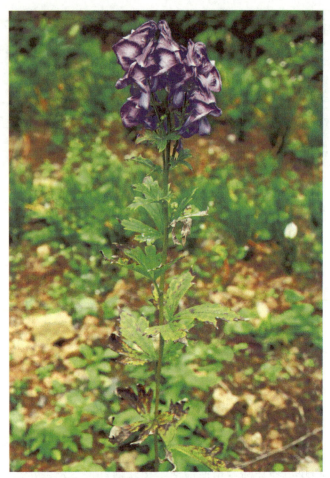

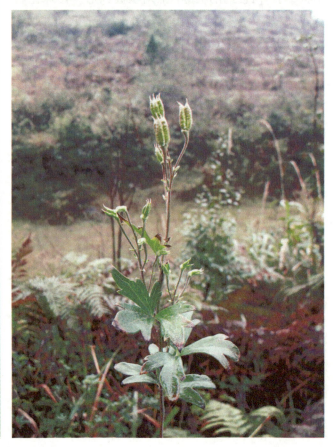

74 川乌（川乌头、乌头）

【古籍原文】川乌破积，有消痰治风痹之功。

【来　　源】毛茛科植物乌头 Aconitum carmichaeli Debx. 的母根。

【形态特征】多年生草本。块根通常2个连生，纺锤形至倒卵形；栽培品的侧根（子根）甚肥大。茎直立或稍倾斜，上部散生贴伏柔毛。叶互生，革质，有柄；叶片卵圆形，3裂几达基部，两侧裂片再2裂，中央裂片菱状楔形，先端再3浅裂。总状圆锥花序，花序轴有贴伏的柔毛。蓇葖果长圆形。

【性味功效】辛、苦，热；大毒。祛风除湿，温经，散寒止痛。

【古方选录】《普济方》乌头丸：乌头（炮裂，去皮、脐）半两，五灵脂一两。用法：上药为末，以醋一升，煮大枣二十枚，醋尽为度，去枣肉和药，丸如绿豆大。用绵裹一丸，于痛处咬，勿咽津。主治：龋齿疼痛。

【用法用量】煎服，3~9g；研末，1~2g；或入丸、散。内服须炮制后用；入汤剂应先煎 1~2 小时，以降低其毒性。外用适量，研末撒或调敷。

【使用注意】阴虚阳盛、热证疼痛者及孕妇禁用。反半夏、栝楼、天花粉、川贝母、浙贝母、白蔹、白及，不宜同用。酒浸、酒煎服易致中毒，应慎用。

【现代研究】化学研究显示含乌头碱，次乌头碱，中乌头碱，异飞燕草碱，新乌宁碱，乌胺及尿嘧啶等。药理研究显示具有抗炎，镇痛，降血糖，抗休克，增强心肌收缩力和心输出量，抗心律失常，抗缺氧，抗血栓形成，调节免疫功能，抗癌等作用。现代临床用于治疗心肌炎，窦性心动过缓，缓慢型心律失常，感染性休克，创伤性休克，中毒性休克，急性心肌梗死，肩关节周围炎，腰痛，手术麻醉等。

75 天 雄

【古籍原文】天雄散寒，为去湿助精阳之药。

【来　　源】毛茛科植物乌头 *Aconitum carmichaeli* Debx. 或草乌头 *Aconitum kusnezoffii* Reichb. 的根形长而细者。

【形态特征】多年生草本。块根通常2个连生，纺锤形至倒卵形；栽培品的侧根（子根）甚肥大。茎直立或稍倾斜，上部散生贴伏柔毛。叶互生，革质，有柄；叶片卵圆形，3裂几达基部，两侧裂片再2裂，中央裂片菱状楔形，先端再3浅裂。总状圆锥花序，花序轴有贴伏的柔毛。蓇葖果长圆形。

【性味功效】辛，热；大毒。祛风散寒，益火助阳。

【古方选录】《圣济总录》天雄丸：天雄（炮裂，去皮、脐）、附子（炮裂，去皮、脐）各一两，桂（去粗皮）一两半，干姜（炮）三两，防风（去叉）三两。用法：上药五味，为细末，炼蜜为丸，如梧

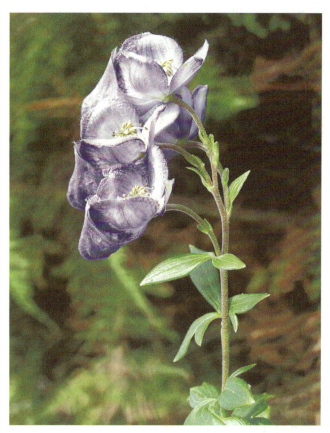

桐子大。每服二十丸，温酒下，日三夜一。主治：风湿痹，皮肉不仁，骨髓疼痛不可忍者。

【用法用量】煎服，2~6g；或入丸、散。外用适量，研末调敷。内服宜炮制后用。

【使用注意】阴虚阳盛者及孕妇禁用。反半夏、栝楼、天花粉、川贝母、浙贝母、白蔹、白及，不宜同用。酒浸、酒煎服易致中毒，应慎用。

【现代研究】化学研究显示含乌头碱，次乌头碱，消旋去甲基乌药碱，异飞燕草碱，北乌头碱等。药理研究显示具有抗炎，镇痛，镇静，强心升压，改

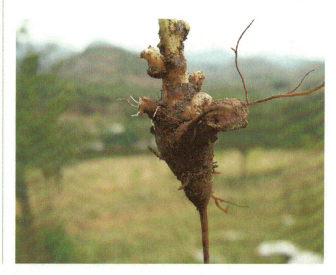

善心律失常，抗休克，扩张血管，保护急性心肌缺血，促进血小板聚集等作用。现代临床用于治疗风湿性关节炎，休克，病窦综合征等。

76 川 椒（蜀椒）

【古籍原文】观夫川椒达下。

【来　　源】芸香科植物花椒 *Zanthoxylum bungeanum* Maxim. 或青椒 *Zanthoxylum schinifolium* Sieb. *et* Zucc. 的成熟果皮。

【形态特征】（1）花椒　落叶灌木或小乔木，高3~7m，具香气。茎干通常有增大的皮剥，当年生枝具短柔毛。奇数羽状复叶互生，叶5~11片，卵形或卵状长圆形，先端急尖或短渐尖，通常微凹，基部楔尖。聚伞圆锥花序顶生。蓇葖果球形，红色或紫红色，密生粗大而凸出的腺点。

（2）青椒　小叶15~21片，对生或近对生，呈不对称的卵形至椭圆状披针形。伞房状圆锥花序顶生；花被明显分为花萼和花瓣，排成两轮；无子房柄。蓇葖果先端有极短的喙状尖。

【性味功效】辛，温；小毒。温中止痛，除湿止泻，杀虫止痒。

【古方选录】《金匮要略》大建中汤：蜀椒（炒去汗）二合，干姜四两，人参二两。用法：水煎去滓，内胶饴一升，微火煎，分温再服，如一炊顷，可饮粥二升。主治：心胸中大寒痛，呕不能食，腹中寒，上冲皮起，出见有头足，上下痛不可触近。

【用法用量】煎服，3~6g；或入丸、散。外用适量，煎水洗或含漱，或研末调敷。

【使用注意】阴虚火旺者禁用，孕妇慎服。

【现代研究】化学研究显示花椒果实含有4-松油烯醇，辣薄荷酮，芳樟醇等挥发油；青椒果皮中含有爱草脑、月桂烯、柠檬烯等挥发油，香柑内酯，茵芋碱等。药理研究显示具有抗实验性胃溃疡，保肝，镇痛消炎，局部麻醉，抗凝血，抑菌等作用。现代临床用于治疗胆道蛔虫病，蛲虫病，止痛，鸡眼，顽癣，真菌性阴道炎等。

77 干 姜

【古籍原文】干姜暖中。

【来　　源】姜科植物姜 *Zingiber officinale* Rosc. 的干燥根茎。

【形态特征】多年生草本，高50~80cm。根茎肥厚，断面黄白色，有浓厚的辛辣气味。叶互生，排成2列，无柄，几抱茎；叶片披针形至线状披针形，先端渐尖，基部狭，叶基鞘状抱茎，无毛。穗状花序椭圆形，花冠黄绿色；唇瓣的中间裂片长圆状倒卵形，较花冠裂片短，有紫色条纹和淡黄色斑点；两侧裂片卵形，黄绿色，具紫色边缘。蒴果。

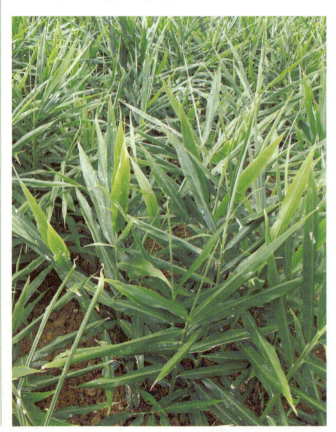

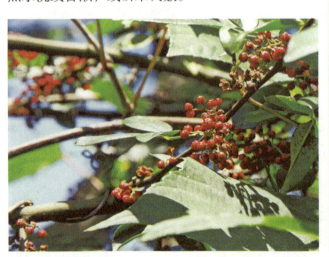

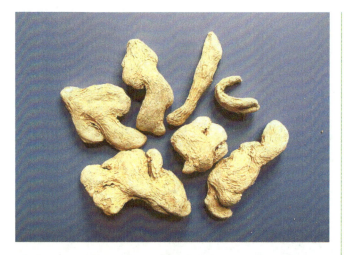

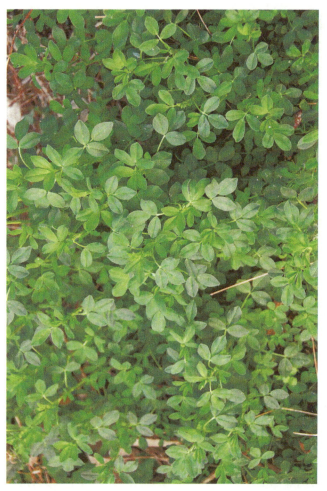

【性味功效】辛，热。温中散寒，回阳通脉，温肺化饮。

【古方选录】《金匮要略》干姜人参半夏丸：干姜、人参各一两，半夏二两。用法：诸药研末，以生姜汁糊为丸，如梧子大。饮服十丸，日三服。主治：妊娠呕吐不止。

【用法用量】煎服，3~10g；或入丸、散。外用适量，煎汤洗，或研末调敷。

【使用注意】阴虚内热、血热妄行者禁用。

【现代研究】化学研究显示干姜油含有牻牛儿醛，牻牛儿醇、龙脑，芳樟醇，6－姜辣醇，4－姜辣醇，二芳基庚烷类，姜糖脂，6－姜辣磺酸等。药理研究显示具有镇静，镇痛，抗炎，抗凝血，增强肾上腺皮质功能，抗缺氧等作用。现代临床用于治疗胃十二指肠溃疡，外伤化脓性感染，慢性消化不良，遗尿等。

78 葫芦巴

【古籍原文】葫芦巴治虚冷之疝气。

【来　　源】豆科植物葫芦巴 *Trigonella foenum-graecrm* L. 的种子。

【形态特征】一年生草本，高 30~80cm。全株有香气，茎、枝被疏毛。三出复叶，互生；顶生小叶倒卵形或倒披针形，先端钝圆，上部边缘有锯齿，两面均被疏柔毛；侧生小叶略小，宽三角形，全缘，有毛。花 1~2 朵腋生，花冠蝶形。荚果线状圆筒形。种子 10~20 颗，棕色，有香气。

【性味功效】苦，温。温肾阳，逐寒湿。

【古方选录】《普济方》葫桃散：葫芦巴、桃仁（去皮尖，炒）等分。用法：二药等分为末。酒调二钱，食前服。主治：疝气。

【用法用量】煎服，3~10g；或入丸、散。

【使用注意】阴虚火旺或有湿热者慎服。

【现代研究】化学研究显示含有葫芦巴肽酯，（2S，3R，4R）－4－羟基异亮氨酸，多种黄酮类，薯蓣皂苷元，丝兰皂苷元及葫芦巴碱，胆碱等。药理研究显示有抗生育，抗雄激素，抗肿瘤，降压，抑制平滑肌，强心，利尿，降血糖等作用。现代临床用于治疗腹股沟疝，糖尿病等。

79 生卷柏

【古籍原文】生卷柏破癥瘕而血通。

【来　　源】卷柏科植物卷柏 *Selaginella tamariscina* （Beauv.）Spring 或垫状卷柏 *Selaginella pulvinata* （Hook. *et* Grev.）Maxim. 的全草。

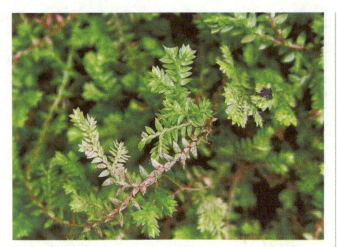

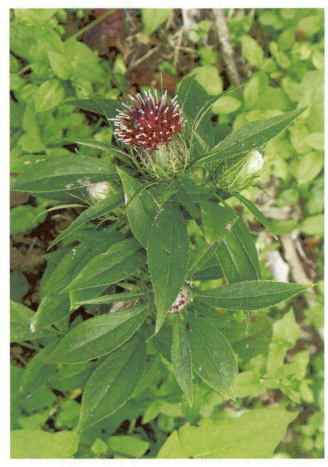

【形态特征】（1）卷柏　多年生草本，高5~15cm。主茎直立，通常单一，上部分支多而丛生，莲座状。干旱时枝叶向内卷缩，遇雨时又展开。复叶斜向上，不平行，背叶斜展，长卵圆形，孢子叶卵状三角形，龙骨状，锐尖头，4列交互排列。孢子囊圆肾形。

（2）垫状卷柏　形态与卷柏相似，主要区别为根散生，不聚生成干，分支多而密。腹叶并行，指向上方，肉质，全缘。

【性味功效】辛，平。生用活血通经，炒炭用化瘀止血。

【古方选录】《世医得效方》卷柏散：卷柏、黄芪各等分。用法：为末，每服二钱，米饮调下。主治：脏毒下血。

【用法用量】煎服，4.5~10g。外用适量，研末敷。

【使用注意】孕妇禁用。

【现代研究】化学研究显示含苏铁双黄酮，穗花杉双黄酮，扁柏双黄酮，芹菜素和海藻糖等。药理研究显示具有抗菌，松弛平滑肌，抗肿瘤等作用。现代临床用于治疗功能性子宫出血，支气管炎咳嗽，肺癌咯血，黄疸型肝炎等。

80 白 术

【古籍原文】白术消痰壅，温胃兼止吐泻。

【来　源】菊科植物白术 *Atractylodes macrocephala* Koidz. 的根茎。

【形态特征】多年生草本。根状茎肥大，略呈骨状，有不规则分支。叶具长柄，3裂，稀羽状5深裂，裂片椭圆形至披针形，边缘有锯齿。头状花序直径2.5~3.5cm；苞片叶状，羽状分裂刺状；全为管状花，紫红色。瘦果被柔毛，冠毛羽状。

【性味功效】苦、甘，温。健脾益气，燥湿利水，止汗，安胎。

【古方选录】《景岳全书》术连丸：白术（土炒）四两，黄连（姜汁炒）二两。用法：上药为末，神曲糊丸，黍米大。每服百余丸，姜汤下。主治：（胃）嘈杂。

【用法用量】煎服，6~12g。利水、止汗宜生用，健脾宜炒用，止泻宜炒焦用。

【使用注意】阴虚燥热口渴者慎用，气滞胀闷者忌用。

【现代研究】化学研究显示含挥发油，多炔醇类化合物，东莨菪素，果糖，菊糖，甘露聚糖和多种氨基酸等。药理研究显示具有预防实验性胃溃疡，保肝，利胆，利尿，增强免疫功能，抗氧化，抗肿瘤，降血糖，抗凝血，扩张血管，抗菌，镇静等作用。现代临床用于治疗胃肠神经官能症，慢性消化不良，老年性便秘，慢性腰腿痛等。

81 菖蒲（石菖蒲）

【古籍原文】菖蒲开心气，散冷更治耳聋。

【来　源】天南星科植物石菖蒲 *Acorus tatarinowii* Schott 的根茎。

【形态特征】多年生草本。根茎横卧，外皮黄褐色。叶根生，剑状线形，暗绿色，有光泽；叶脉平行，无中脉。花茎扁三棱形；佛焰苞叶状；肉穗花序；花两性，淡黄绿色；花被6片，倒卵形；雄蕊6枚，花药黄色；子房长椭圆形。浆果肉质，倒卵形。

【性味功效】辛、苦，温。化痰开窍，除湿健胃，杀虫止痒。

【古方选录】《温病全书》菖蒲郁金汤：石菖蒲三钱，炒栀子三钱，鲜竹叶三钱，牡丹皮三钱，郁金二钱，连翘二钱，灯心二钱，木通一钱半，淡竹沥（冲）五钱，紫金片（冲）五分。用法：水煎服。主治：伏邪风温，表邪虽解，而胸腹之热不除，继则灼热自汗，烦躁不寐，神识时昏时清，夜多谵语，脉数舌绛，四肢厥而脉陷，症情较轻者。

【用法用量】煎服，3~6g；或入丸、散。外用适量，煎水洗或研末调敷。

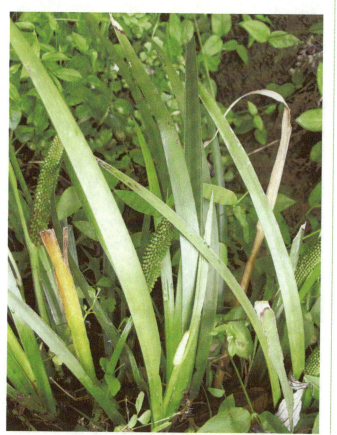

【使用注意】阴虚阳亢、汗多、滑精者慎服。

【现代研究】化学研究显示含多种挥发油，樟脑，龙脑，白菖酮，菖蒲螺酮，菖蒲定，高良姜素，脂肪酸，麦芽糖，葡萄糖及多种氨基酸等。药理研究显示具有延长睡眠时间，降压，平喘，镇咳，祛痰，松弛平滑肌，抗菌等作用。现代临床用于治疗慢性气管炎，化脓性角膜炎，细菌性痢疾，急性胃肠炎，胃肠型感冒等。

82 丁 香

【古籍原文】丁香快脾胃而止吐逆。

【来　源】桃金娘科植物丁香 *Syzygium aromaticum* （L.）Merr. *et* Perry 的花蕾。

【形态特征】常绿乔木，高达10m。叶对生，叶柄明显；叶片长方卵形或长方倒卵形，先端渐尖或总尖，基部狭窄，常下展成柄，全缘。花芳香，组成顶生聚伞圆锥花序；花萼肥厚，绿色，后变紫色，长管状，先端4裂，裂片三角形；花冠白色，稍带淡紫色。浆果红棕色，长方椭圆形。

【性味功效】辛，温。温中降逆，温肾助阳。

【古方选录】《是斋百一选方》：丁香、半夏（生用）

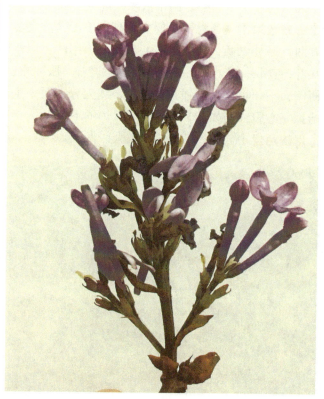

各一两。用法：同研为细末，姜汁和丸，如绿豆大。姜汤下二三十丸。主治：小儿吐逆。

【用法用量】煎服，2~5g；或入丸、散。外用适量，研末敷贴。

【使用注意】热病及阴虚内热者禁用。

【现代研究】化学研究显示花蕾中含丁香油，荜草烯，丁香烯醇，丁香烯氧化物，水杨酸甲酯，谷甾醇，豆甾醇等。药理研究显示有刺激胃液分泌，保护胃黏膜，止泻，利胆，镇痛，抗缺氧，抗凝血，抗突变，抑菌，杀虫等作用。现代临床用于治疗呃逆，疟疾，麻痹性肠梗阻腹胀，胃痛等。

83 高良姜（良姜）

【古籍原文】良姜止心气痛之攻冲。

【来　　源】姜科植物高良姜 *Alpinia officinarum* Hance 的根茎。

【形态特征】多年生草本，高 30~110cm。根茎圆柱形，横生，棕红色，具节，节上有环形膜质鳞片，节上生根。茎丛生，直立。叶无柄或近无柄，叶片线状披针形，先端渐尖或尾尖，基部渐窄，全缘，两面无毛。总状花序顶生，直立。蒴果球形，不开裂。

【性味功效】辛，热。温中散寒，理气止痛。

【古方选录】《备急千金要方》高良姜汤：高良姜五两，厚朴二两，当归、桂心各三两。用法：以水八升，煮取一升八合，分三服，日二。若一服痛止，便停，不须再服，若强人为二服，弱人分三服。主治：卒心腹绞痛如刺，两胁支满，烦闷不可忍。

【用法用量】煎服，3~6g；或入丸、散。

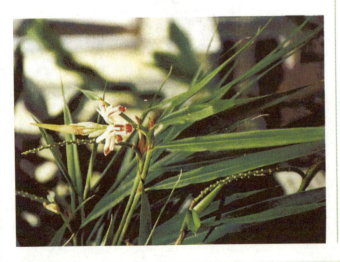

【使用注意】阴虚有热者禁用。

【现代研究】化学研究显示含姜黄素，二氢姜黄素，六氢姜黄素，八氢姜黄素，高良姜素，槲皮素，山奈素，桉叶素和丁香油酚等。药理研究显示有抗菌，延迟实验性血栓形成，镇痛，利胆，止泻等作用。现代临床用于治疗急性胃肠炎，腹痛，胸胁胀痛，卡他性鼻炎等。

84 肉苁蓉

【古籍原文】肉苁蓉填精益肾。

【来　　源】列当科植物肉苁蓉 *Cistanche deserticola* Y. C. Ma 的肉质茎。

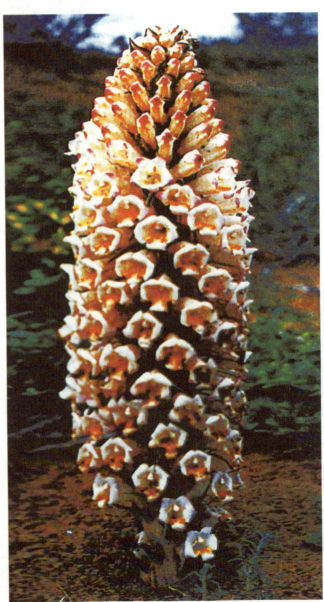

【形态特征】多年生寄生草本，高 40~160cm。茎肉质，单一或由基部分为 2~3 支。叶多数，鳞片状，螺旋状排列，淡黄白色，无叶柄；下部叶排列紧密，宽卵形或三角状卵形；上部叶稀疏，线状披针形。穗状花序，花冠筒状钟形，花黄白色、淡紫色。蒴果卵形，褐色。

【性味功效】甘、咸，温。补肾阳，益精血，润肠道。

【古方选录】《济生方》润肠丸：肉苁蓉（酒浸，焙）二两，沉香（另研）一两。用法：上药为细末，用麻子仁汁打糊为丸，如梧子大。每服七十丸，空心米饮送下。主治：发汗利小便亡津液，大腑秘结，老人、虚人皆可服。

【用法用量】煎服，10~15g；或入丸、散；或浸酒。

【使用注意】相火偏旺、大便滑泄、实热便结者禁用。

【现代研究】化学研究显示含肉苁蓉苷 A、B、C、H，海胆苷等 7 种苯乙醇苷成分，还含胡萝卜苷，甜菜碱，甘露醇，多种氨基酸，琥珀酸，多糖类等。药理研究显示有增强免疫功能，调整内分泌，促进代谢，延缓衰老，通便等作用。现代临床用于治疗老年慢性便秘。

85 硫黄（石硫黄）

【古籍原文】石硫黄暖胃驱虫。

【来　　源】自然元素类矿物硫族自然硫，主要用含硫矿物经炼制而成。

【形态特征】属斜方晶系，晶体为锥柱状、板柱状、板状或针柱状，集合体呈致密或疏松块状。黄色、蜜黄色或褐黄色；条痕白色至淡黄色。晶面具金刚光泽，断口具松脂状或油脂状光泽。近透明至半透明。解理多组，不完全。致密块体呈贝壳状至不平坦状断口。性脆，易碎；受热易产生裂纹，有硫黄臭味。

【性味功效】酸，热；有毒。补火壮阳，温脾通便，杀虫止痒。

【古方选录】《太平惠民和剂局方》半硫丸：半夏（汤浸七次，焙干，为细末），硫黄（明净好者，研令极细，用柳木槌子杀过）。用法：上药等分，以生姜汁同熬，入干蒸饼末搅和匀，入白内杵数百下，如梧桐子大。空心，温酒或生姜汤下十五至

二十丸。主治：心腹一切痃癖冷气，及年高风秘、冷秘或泄泻者。

【用法用量】内服，入丸、散，1.5~3g。外用适量，研末撒，或调油敷，或烧烟熏。

【使用注意】有毒，内服宜用制品，不宜多服、久服。阴虚火旺患者及孕妇禁用。

【现代研究】化学研究显示主要含硫，尚杂有砷、硒、碲等。药理研究显示具有溶解角质，杀疥虫，杀菌，缓泻，消炎，镇咳，祛痰等作用。现代临床用于治疗慢性气管炎，小儿消化不良，蛲虫病，鼻前庭炎等。

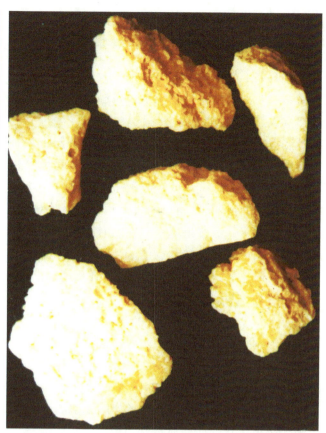

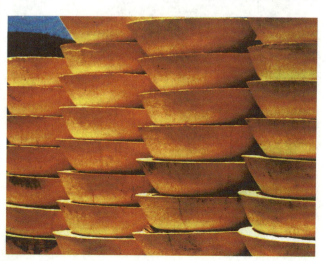

86 胡 椒

【古籍原文】胡椒主去痰而除冷。

【来　　源】胡椒科植物胡椒 *Piper nigrum* L. 的近成熟或成熟果实。

【形态特征】攀援状藤本，长达5m。节显著膨大，常生须根。叶互生；叶片厚革质，阔卵形或卵状长圆形，先端短尖，基部圆，常稍偏斜。花通常单性，雌雄同株，少有杂性，无花被；穗状花序与叶对生，比叶短或近等长。浆果球形，成熟时红色，未成熟时干后变黑色。

【性味功效】辛，热。温中散寒，下气止痛，止泻，开胃，解毒。

【古方选录】《幼科指南》：胡椒一味。用法：为末，姜汁调敷脐上。主治：泄泻。

【用法用量】煎服，1~3g；或入丸、散。外用适量，研末调敷，或置膏药内外贴。

【使用注意】热病及阴虚有火者禁用，孕妇慎服。

【现代研究】化学研究显示含胡椒碱，胡椒酰胺，向日葵素，二氢香苇醇等。药理研究显示有抑制中

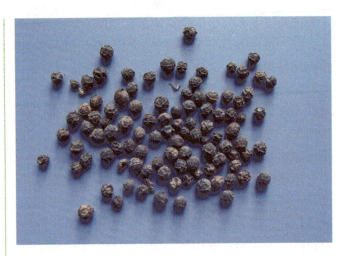

枢神经系统，影响胆汁分泌，抗炎等作用。现代临床用于治疗婴幼儿单纯性腹泻，癫痫等。亦作为食品调料广泛使用。

87 秦 椒

【古籍原文】秦椒主攻痛而去风。

【来　　源】芸香科植物花椒 *Zanthoxylum bungeanum* Maxim. 的成熟果皮。

【形态特征】落叶灌木或小乔木，高30~70cm。具香气。茎干通常有增大皮刺，当年生枝具短柔毛。奇数羽状复叶互生，叶片5~11片，卵形或卵状长圆形，先端急尖或短渐尖，通常微凹，基部楔尖。聚伞圆锥花序顶生。蓇葖果球形，红色或紫红色，密生粗大而凸出的腺点。

【性味功效】辛，温；小毒。温中止痛，除湿止泻，杀虫止痒。

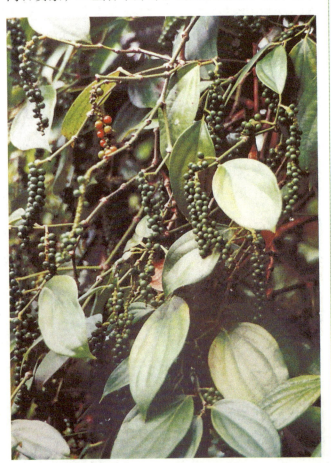

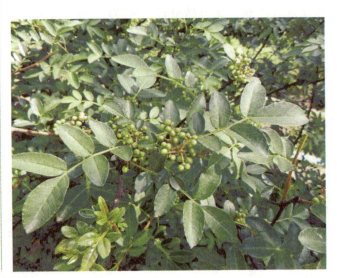

【古方选录】《普济本事方》椒附散：附子（六钱以上者，炮，去皮、脐，末之）一枚。用法：上每末二大钱，好川椒二十粒，用白面填满，水一盏半，生姜七片，同煎至七分，去椒入盐，空心服。主治：肾气上攻，项背不能转侧。

【用法用量】煎服，3~6g；或入丸、散。外用适量，煎水洗或含漱，或研末调敷。

【使用注意】阴虚火旺者禁用，孕妇慎服。

【现代研究】化学研究显示含 4- 松油烯醇、辣薄荷酮、芳樟醇等挥发油，花椒果皮中含有爱草脑、月桂烯、柠檬烯等挥发油，及香柑内酯，茵芋碱等。药理研究显示具有抗实验性胃溃疡，抗腹泻，保肝，镇痛消炎，局部麻醉，抗凝血，抑菌等作用。现代临床用于治疗胆道蛔虫病，蛲虫病，止痛，鸡眼，顽癣，真菌性阴道炎等。

88 吴茱萸

【古籍原文】吴茱萸疗心腹之冷气。

【来　　源】芸香科植物吴茱萸 *Evodia rutaecarpa*（Juss.）Benth.、石虎 *Evodia rutaecarpa*（Juss.）Benth. var. *officinalis*（Dode）Huang 及疏毛吴茱萸 *Evodia rutaecarpa*（Juss.）Benth. var. *bodinieri*（Dode）Huang 的近成熟果实。

【形态特征】（1）吴茱萸　树皮青灰褐色，幼枝、叶轴及花轴均被锈色茸毛。奇数羽状复叶对生，小叶 5~9 片，椭圆形至卵形，有明显的油腺点。雌雄异株，聚伞圆锥花序，顶生。果实成熟时裂开成 5

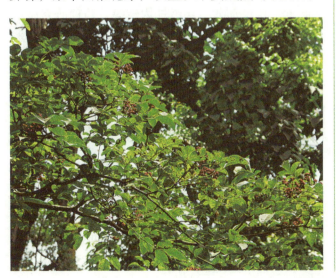

个果瓣，呈蓇葖果状，紫红色，表面有粗大油腺点，每分果有种子 1 颗，种子黑色，有光泽。

（2）石虎　本变种与吴茱萸的区别：具有特殊的刺激性气味。小叶 3~11 片，叶片较狭，长圆形至狭披针形，先端渐尖或长渐尖，各小叶片相距较疏远，侧脉较明显，全缘，两面密被长柔毛，脉上最密，油腺粗大。花序轴常被淡黄色或无色的长柔毛。成熟果序不及正种密集。种子带蓝黑色。

（3）疏毛吴茱萸　与石虎相似。小枝被黄锈色或丝光质的疏长毛。叶轴被长柔毛；小叶 5~11 片，叶形变化较大，长圆形、披针形、卵状披针形，上表面中脉略被疏短毛，下面脉上被短柔毛，侧脉清晰，油腺点小。

【性味功效】辛、苦，热；小毒。散寒止痛，疏肝下气，温中燥湿。

【古方选录】《圣济总录》茱萸丸：吴茱萸一升，桂心、当归各二两。用法：上药捣为末，炼蜜为丸，如梧桐子大。每服三十丸，温酒下，渐加至四十丸。主治：心中寒，心背彻痛。

【用法用量】煎服，1.5~5g；或入丸，散。外用适量，研末调敷，或煎水洗。

【使用注意】不宜多服久服，无寒湿滞气及阴虚火旺者禁用。

【现代研究】化学研究显示含吴茱萸烯，吴茱萸内酯醇，吴茱萸碱，吴茱萸次碱，吴茱萸卡品碱，天冬氨酸，色氨酸等；石虎果实另含石虎甲素等。药理研究显示有抗实验性胃溃疡，保肝利胆，镇痛，强心，收缩子宫，抑菌，杀虫等作用。现代临床用于治疗高血压，口腔炎，婴幼儿腹泻，喉喘鸣等。

89 灵砂

【古籍原文】灵砂定心脏之怔忡。

【来　　源】以水银和硫黄为原料，经人工加热升华而制成的硫化汞（HgS）。

【形态特征】针柱状集合体，呈扁平块状，完整者呈盆状，上表面平坦，底面圆滑，或一面平坦另面粗糙，有小孔；侧面结晶呈直立针柱状，似栅状排列。红色、暗红色或紫红色；条痕红色，不透明；

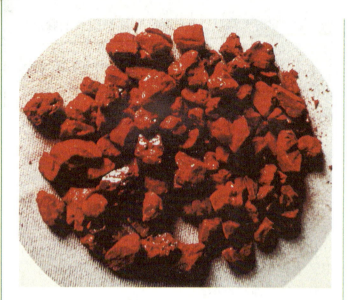

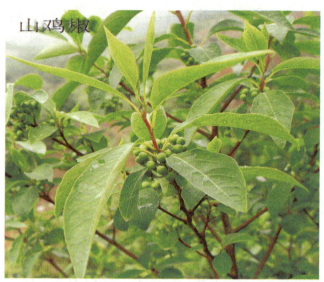

山鸡椒

晶面具金刚光泽。体重，质脆而软，易碎。无臭，味淡。

【性味功效】甘，温；有毒。祛痰降逆，安神定惊。

【古方选录】《古今医统大全》灵砂玄明散：灵砂一钱，玄明粉三钱。用法：上药为末，每服五分，拌豆腐吃下毕，饮酒一杯。主治：翻胃嗝食，肠结呕吐。

【用法用量】研末，每次0.3~1g；或入丸、散。

【使用注意】不宜久服，不能过量。虚证者慎服。孕妇禁用。入药忌用火煅。

【现代研究】化学研究显示主要含硫化汞（HgS）。药理研究显示有镇静，催眠，抗惊厥，抑制生育，解毒防腐等作用。现代临床用于治疗精神病，癫痫，肺结核盗汗，失眠，心悸，皮肤化脓性感染，急性腰肌扭伤等。

90 荜澄茄

【古籍原文】盖夫散肾冷，助脾胃，须荜澄茄。

【来　　源】胡椒科植物荜澄茄 *Piper cubeba* L.、樟科植物山鸡椒 *Litsea cubeba*（Lour.）Pers. 的成熟果实。

【形态特征】（1）荜澄茄　常绿攀援性藤本，茎长约6m。叶互生；叶片椭圆状卵形或长卵形，先端渐尖，基部圆形或斜心脏形，全缘，两面均光滑无毛。花单性，雌雄异株，成单生的穗状花序，长约10cm；花小，白色，无花被。核果球形，黑褐色。

果期8~9月。

（2）山鸡椒　落叶灌木或小乔木，高约5m，嫩枝嫩叶有绢毛，枝叶芳香。叶互生，纸质，披针形或长椭圆状披针形，先端渐尖，基部楔形。花先叶开放或同时开放，单性，雌雄异株；伞形花序单生或束生，总苞片4片。浆果状核果，球形，黑色。种子有脊棱。花期2~3月，果期7~8月。

【性味功效】辛，温。温中散寒，行气止痛，暖肾。

【古方选录】《圣济总录》荜澄茄汤：荜澄茄、高良姜各三分。用法：上药粗捣筛。每服二钱匕，水一盏，煎十余沸，入醋少许，搅匀去滓，热服，不拘时。主治：伤寒呕哕，日夜不止。

【用法用量】煎服，1~5g；或入丸、散。外用适量，研末擦牙或搐鼻。

【使用注意】阴虚火旺及实热火盛者禁用。

【现代研究】化学研究显示荜澄茄含挥发油，荜澄茄脂素，荜澄茄酸，荜澄茄内酯等。药理研究显示对日本血吸虫有抑制作用。现代临床用于治疗阿米巴肠病等。

91 莪术（蓬莪术）

【古籍原文】疗心痛，破积聚，用蓬莪术。

【来　　源】姜科植物莪术 *Curcuma aeruginosa* Roxb.、广西莪术 *Curcuma kwangsiensis* S. G. Lee et C. F. Liang 或温郁金 *Curcuma wenyujin* Y. H. Chen et C. Ling 的根茎。

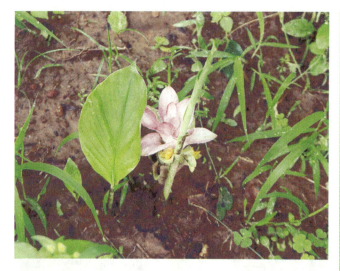

【形态特征】（1）莪术　多年生草本。根茎肉质块状，侧面根茎圆柱形，须根末端常膨大成纺锤状块根。叶片椭圆状矩圆形，中部有紫斑，无毛；叶柄长于叶片。花葶由根茎抽出，先叶而生，穗状花序阔椭圆形。蒴果卵状三角形，光滑。种子长圆形，具假种皮。

（2）广西莪术　根茎断面白色，叶两面均被糙状毛。穗状花序自叶鞘内抽出，花萼白色；花瓣3枚，粉红色；雄蕊花瓣状，浅黄色。

（3）温郁金　根茎断面外侧近白色，中心淡黄色或黄色，叶片背面无毛，花冠裂片雪白色。

【性味功效】辛、苦，温。行气破血，消积止痛。

【古方选录】《卫生家宝》蓬莪术散：蓬莪术（酽醋久煮）二两，木香（煨）一两。用法：上药为末。每服半钱，淡醋汤下。如久患心腹痛时复发者，此药可绝根源。主治：一切冷气抢心切痛，发即预死。

【用法用量】煎服，3~10g；或入丸、散。外用适量，煎汤洗，或研末调敷。

【使用注意】月经过多者及孕妇禁用。

【现代研究】化学研究显示莪术含莪术呋喃烯酮，大牻牛儿酮，姜黄素类化合物等；广西莪术含龙脑，莪术呋喃烯酮，大牻牛儿酮，桂莪术内酯，β-谷甾醇，胡萝卜苷，棕榈酸，及锌、铁、钛等微量元素；温郁金根茎含大牻牛儿酮，莪术二酮，莪术醇，温郁金菇醇等。药理研究显示有抗肿瘤，抗早孕，抗菌，升高白细胞，增加动脉血流量，保肝，抑制血小板聚集和抗血栓形成，抗炎等作用。现代临床用于治疗冠心病，消化道溃疡，宫颈糜烂，宫颈癌，真菌性阴道炎，婴幼儿秋季腹泻，皮肤溃疡等。

92　砂仁（缩砂）

【古籍原文】缩砂止吐泻安胎，化酒食之剂。

【来　源】姜科植物阳春砂 Amomum villosum Lour.、绿壳砂 Amomum villosum Lour. var. xanthioides（Wall. ex Baker）T. L. Wu et Senjen 或 海南砂 Amomum longiligulare T. L. Wu 的成熟果实。

【形态特征】（1）阳春砂　多年生草本，高 1.2~2m。根茎圆柱形，节上具鞘状膜质鳞片。茎直立，圆柱形。叶无柄或近无柄；叶舌半圆形，棕红色或有时绿色；叶2列，叶片狭长椭圆形或披针形，先端尾尖，基部渐狭或近圆形，全缘。穗状花序椭圆形。蒴果椭圆形，具不分支的软刺，棕红色。

（2）绿壳砂　与阳春砂的主要区别：根状茎先端的芽绿色。叶片线状披针形，两面无毛，叶舌长 4mm，多为绿色。花茎上被绢毛，花药顶端附属物半月形，两侧耳状。蒴果长椭圆形或球状三角形，直径约 2cm，具软刺，成熟时绿色。果实也称缩砂。

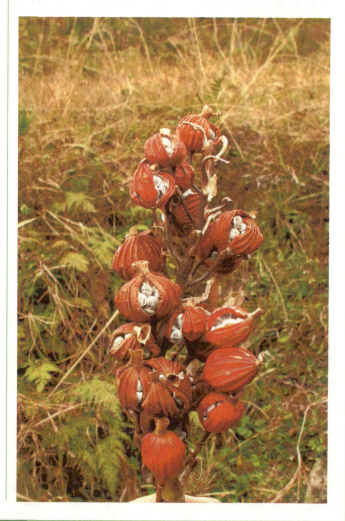

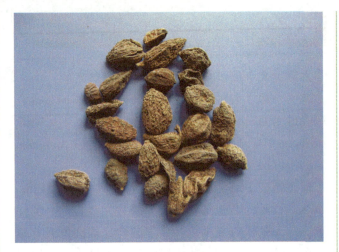

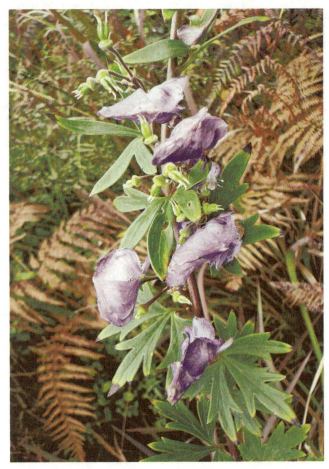

（3）*海南砂* 叶片线状披针形，两面无毛；叶舌披针形，长 2~2.5cm，棕黄色，膜质，无毛。蒴果卵圆形，较长，具明显的三钝棱，果皮厚而硬，被片状、分支状软刺。

【性味功效】辛，温。化湿开胃，行气宽中，温脾止泻，安胎。

【古方选录】《景岳全书》香砂枳术丸：木香、砂仁各五钱，枳实（麸炒）一两，白术（米泔浸，炒）二两。用法：上药为末，荷叶裹，烧饭为丸，桐子大。每服五十丸，白术汤下。主治：脾虚气滞，脘腹痞闷，食欲不振，大便溏软。

【用法用量】煎服，3~6g，后下；或入丸、散。

【使用注意】阴虚发热者禁用。

【现代研究】化学研究显示阳春砂种仁含乙酰龙脑酯、樟脑、柠檬烯等，果实含锌、铜、锰、钴等微量元素；绿壳砂果实含橙花叔醇，樟脑，乙酰龙脑酯，2-菠醇葡萄糖苷类及多种微量元素；海南砂果实含β-蒎烯，α-蒎烯，桉叶素及多种微量元素。药理研究显示具有抗血小板聚集，抗溃疡，促进肠道运动等作用。现代临床用于治疗胃炎及十二指肠溃疡，呃逆，溃疡性结肠炎等。

中部以上疏被反曲的短柔毛。叶互生；茎下部叶在开花时枯萎，疏被短柔毛；叶片五角形，基部浅心形。中央全裂片宽菱形，倒卵状菱形，先端急尖或短渐尖。蓇葖果。

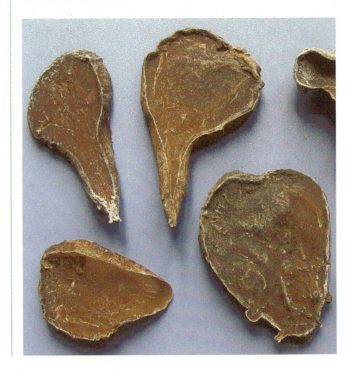

93 附 子

【古籍原文】附子疗虚寒反胃，壮元阳之方。

【来　　源】毛茛科植物乌头 *Aconitum carmichaeli* Debx. 的子根加工品。

【形态特征】多年生草本，高 60~150cm。块根倒圆锥形。栽培种的侧根多肥大，外皮黑褐色，茎直立，

【性味功效】辛、苦，热；大毒。回阳救逆，补火助阳，散寒除湿。

【古方选录】《伤寒论》四逆汤：甘草（炙）二两，干姜一两半，附子（生用，去皮，破八片）一枚。用法：以水三升，煮取一升二合，去滓，分温再服。强人可大附子一枚，干姜三两。主治：心肾阳衰寒厥证，症见四肢厥逆，恶寒蜷卧，呕吐不渴，腹痛下利，神衰欲寐，舌苔白滑，脉象微细。

【用法用量】煎服，3~9g（炮制品），回阳救逆可用18~30g；或入丸、散。外用生品适量，研末调敷，或切成薄片盖在患处或穴位上，用艾炷灸之。内服宜制用、久煎。

【使用注意】阴虚阳盛，真热假寒者及孕妇禁用。服药时不宜以白酒为引。反半夏、瓜蒌、白蔹、白及、贝母，不宜同用。

【现代研究】化学研究显示含乌头碱，中乌头碱，次乌头碱，塔拉乌头胺等。药理研究显示具有强心，致心律失常，抗心肌缺血缺氧，抗休克，抑制凝血，抗血栓形成，抗炎等作用。现代临床用于治疗缓慢性心律失常，病窦综合征，感染性休克，多发性大动脉炎等。

94 白豆蔻

【古籍原文】白豆蔻治冷泻。

【来　源】姜科植物白豆蔻 *Amomum kracanh* Pierre ex Gagnep. 或爪哇白豆蔻 *Amomum compactum* Soland. ex Maton 的成熟果实。

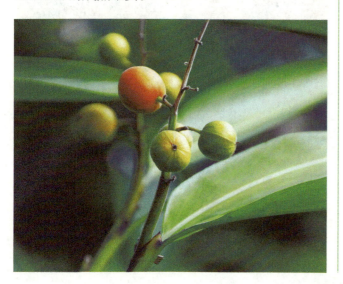

【形态特征】白豆蔻　多年生草本，高1.5~3m。根茎粗壮，棕红色。叶近无柄，叶片狭椭圆形或卵状披针形，先端尾尖，基部楔形，两面光滑无毛；叶舌圆形，叶鞘口及叶舌密被长粗毛。穗状花序2个以上，自茎基处抽出，圆柱形或圆锥形；花萼管状，白色微透红，先端3齿裂。蒴果近球形，白色或淡黄色，略具钝三棱，易开裂。

【性味功效】辛，温。化湿行气，温中止呕，开胃消食。

【古方选录】《圣济总录》白豆蔻汤：白豆蔻（去皮）、诃黎勒（炮，去核）、陈橘皮（汤浸，去白，焙炒）、干姜（炮）各15克，厚朴（去粗皮，生姜汁炙）22克。用法：上五味，粗捣筛。每服1~5克，切薤白3寸，用水220毫升，煎至160毫升，去滓，空腹时温服，一日二次。主治：肠胃受湿，濡泻无度，腹痛，饮食不化。

【用法用量】煎服，3~6g，后下；或入丸、散。

【使用注意】阴虚血燥者禁用。

【现代研究】化学研究显示白豆蔻种子含挥发油，如1,8-桉叶素、β-蒎烯、α-蒎烯、丁香烯、芳樟醇、香橙烯等。药理研究显示有促进胃液分泌，增强肠管蠕动，驱除胃肠积气，止呕等作用。现代临床用于治疗急性胃炎呕吐、腹泻，妊娠呕吐，消化不良等。

95 乳　香

【古籍原文】疗痈止疼于乳香。

【来　源】橄榄科植物乳香树 *Boswellia carterii* Birdw 及同属植物皮部渗出的油胶树脂。

【形态特征】矮小灌木，高4~5m，稀达6m。树干粗壮，树皮光滑，淡棕黄色，纸状，粗枝的树皮鳞片状，逐渐剥落。奇数羽状复叶互生，小叶15~21片，基部者最小，向上渐大，长卵形，边缘有不规则的圆锯齿或近全缘，两面均被白毛，或上面无毛。花小，排列成稀疏的总状花序。核果倒卵形，具3条棱，钝头，每室具种子1颗。

【性味功效】辛、苦，微温。活血行气，通经止痛，消肿生肌。

【古方选录】《医学衷中参西录》活络效灵丹：当归、

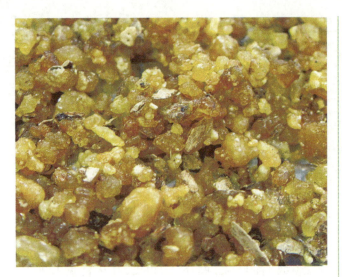

丹参、生乳香、生没药各五钱。用法：共四味作汤服，若为散，一剂分作四次服，温酒送下。主治：气血凝滞，疬癖癥瘕，心腹疼痛，腿疼臂疼，内外疮疡，一切脏腑积聚，经络湮瘀。

【用法用量】煎服，3~10g；或入丸、散。外用适量，研末调敷。

【使用注意】胃弱者慎服，孕妇及无瘀滞者禁用。

【现代研究】化学研究显示含树脂60%~70%，游离α、β-乳香脂酸，结合乳香脂酸，乳香树脂烃，树胶27%~35%，挥发油3%~8%及少量苦味素等。药理研究显示有抗胃溃疡、十二指肠溃疡，抗炎，促进伤口愈合，降胆固醇，镇痛，免疫抑制，抗肿瘤，抗早孕等作用。现代临床用于治疗冠心病心绞痛，急性淋巴结炎，化脓性感染之肿痛，急性阑尾炎，风湿性关节炎，肌肉关节疼痛等。

96 红豆蔻

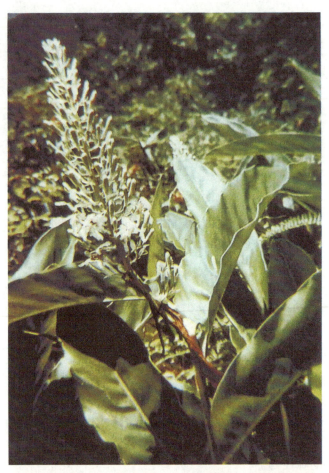

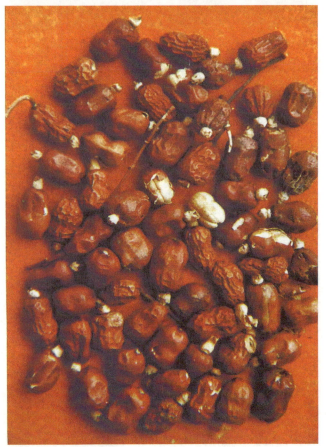

【古籍原文】红豆蔻止吐酸。

【来　　源】姜科植物大高良姜 *Alpinia galanga*（L.）Willd. 的果实。

【形态特征】多年生丛生草本，高1.5~2.5m。根茎粗壮，圆形，有节，棕红色并略有辣味。叶2列，无叶柄或极短；叶片长圆形或宽披针形，两面无毛或背面有长柔毛。圆锥花序顶生，直立，多花，花序轴上密生柔毛，多分支；花绿白色，清香。蒴果长圆形，不开裂，中部稍收缩，熟时橙红色。

【性味功效】辛，温。温中燥湿，醒脾消食。

【古方选录】《太平圣惠方》红豆蔻丸：红豆蔻（去皮）、荜茇、桂心、白术、当归（研，微炒）、人参（去芦头）各半两，附子（炮裂，去皮、脐）一两，白豆蔻（去皮）三分，干姜（炮裂，锉）半两，陈橘皮（汤浸，去白瓤，焙）三分，川椒（去目及闭口者，微炒去汗）三分。用法：上药捣为末，炼蜜和捣二三百杵，丸如梧桐子大。不计时候，以生姜汤下三十丸。主治：腹痛体冷，呕吐，不欲食。

【用法用量】煎服，3~6g。外用适量，研末搐鼻或调搽。

【使用注意】阴虚发热者禁用。

【现代研究】化学研究显示含消旋1-乙酰氧基胡椒酚乙酸酯，反式3,4-二甲氧基桂皮醇，反式-4-二甲氧基桂皮醇，对羟基桂皮醇和挥发油等。药理研究显示有抗溃疡，抗病原微生物，抗肿瘤等作用。现代临床用于治疗慢性胃炎，神经性胃痛，胃和十二指肠溃疡，牙痛，慢性支气管炎等。

97 干漆

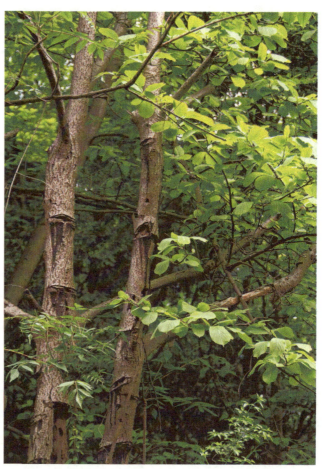

【古籍原文】消血杀虫于干漆。

【来源】漆树科植物漆树 Toxicodendron vernicifluum（Stokes）F. A. Barkl. 树脂经加工后的干燥品。

【形态特征】落叶乔木。树皮灰白色，粗糙，呈不规则纵裂。小枝粗壮，被棕色柔毛。奇数羽状复叶螺旋状，互生；叶柄被微柔毛，近基部膨大，半圆形，上面平。圆锥花序被灰黄色微柔毛，花杂性或雌雄异株，花黄绿色。果序稍下垂，核果肾形或椭圆形，不偏斜，略压扁。

【性味功效】辛，温；小毒。破瘀，消积，杀虫。

【古方选录】《圣济总录》干漆丸：干漆（炒烟出）二两。用法：上药捣为末，醋面糊丸，如梧桐子大。每服五丸至七丸，热酒下，醋汤亦得下，不拘时候。主治：九种心痛及腹胁积聚滞气。

【用法用量】内服，宜炒或煅后入丸、散，2~4.5g。外用适量，烧烟熏。

【使用注意】孕妇及体虚无瘀滞者禁用。

【现代研究】化学研究显示干漆是生漆中的漆酚在虫漆酶的作用下，在空气中氧化生成的黑色树脂状

物质。药理研究显示有解痉，促凝血，强心，收缩血管，升压，散大瞳孔，拟肾上腺素等作用；大剂量有抑制心脏，降压，麻痹中枢神经系统等作用。现代临床用于治疗肠道寄生虫病，跌打损伤，骨折，产后瘀血腹痛，肿瘤性疾病等。

98 鹿茸

【古籍原文】岂知鹿茸生精血，腰脊崩漏之均补。

【来源】鹿科动物梅花鹿 Cervus nippon Temminck 或马鹿 Cervus elaphus Linnaeus 未骨化的密生茸毛的幼角。

【形态特征】（1）梅花鹿 体长约1.5m，肩高约90cm。雄鹿有角，生长完全的共有四叉，眉叉斜向前伸，第二叉与眉叉相距较远，主干末端再分一叉；雌鹿无角。耳大直立。颈细长，颈和胸部下方有长毛。尾短，臀部有明显白斑。四肢细长，主蹄狭尖，侧蹄小。

（2）马鹿 体形较大，体长2m余，肩高1.2m以上；角通常分6叉，最多能分8叉；夏毛红褐色，

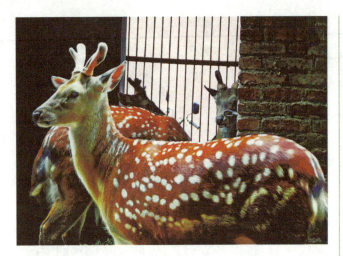

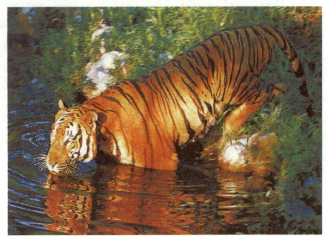

臀部有一褐色大斑，只有幼鹿身上有斑点，成鹿无斑点。

【性味功效】甘、咸，温。壮肾阳，益精血，强筋骨，托疮毒。

【古方选录】《普济方》鹿茸酒：好鹿茸（去皮，切片）五钱，干山药一两。用法：上药以生薄绢裹，用酒浸七日后，饮酒，日三盏为度。酒尽，将鹿茸焙干。主治：虚弱阳事不举，面色不明，小便频数，饮食不思。

【用法用量】内服：研粉冲服，1~3g；或入丸剂；亦可浸酒服。

【使用注意】阴虚阳亢、血分有热、胃火盛、肺有痰热及外感热病者禁用。

【现代研究】化学研究显示梅花鹿茸含甘氨酸，赖氨酸，胆甾醇肉豆蔻酸酯，胆甾醇油酸酯，尿嘧啶，次黄嘌呤，多胺类，酸性多糖类物质等；马鹿茸含胆甾醇肉豆蔻酸酯，胆甾醇油酸酯，溶血磷脂酰胆碱，氨基酸，无机元素和神经酰胺等。药理研究显示有强体，抗脂质过氧化，延缓衰老，镇静，增强免疫功能，促进创伤愈合等作用。现代临床用于治疗劳累或年老、久病致精神倦乏，眩晕，腰膝酸痛，阳痿，滑精，急性乳腺炎，乳腺增生，崩漏和带下等。

99 虎 骨

【古籍原文】虎骨壮筋骨，寒湿毒风之并祛。

【来　　源】猫科动物虎 *Panthera tigris* L. 的骨骼。

【形态特征】体形似猫而大，头圆而阔，颈部较短。眼圆。耳短小。犬齿粗大而锐利。身躯雄伟，毛色

鲜艳。有许多黑横纹，横纹每2条靠拢在一起，体后的黑纹多而密。腹毛白色，亦有黑色条纹。头部黑纹较密，眼上方有一白色区。鼻部棕色无斑纹。耳背黑色，中间有一圆形白斑。颏部白色。四肢外侧棕黄色，内侧白色，都有黑色斑纹。尾基部棕黄色，中部黑白相间，形成环状，尾端黑色。

【性味功效】辛，温。追风定痛，健骨，镇惊。

【古方选录】《丹溪心法》虎潜丸：黄柏半斤（酒炒），龟板四两（酒炙），知母二两（酒炒），熟地黄、陈皮、白芍各二两，锁阳一两半，虎骨一两（炙），干姜半两。用法：上药为末，酒糊丸，或粥丸。主治：肝肾不足，阴虚内热之痿证，症见腰膝酸软，筋骨痿弱，腿足消瘦，步履乏力，眩晕，耳鸣，遗精，遗尿，舌红少苔，脉细弱。

【现代研究】药理研究显示具有消炎，镇痛，镇静等作用。中国于1980年正式加入《濒危野生动植物种国际贸易公约》，为遵循该公约精神，传统中药品种如犀角、虎骨、麝香、熊胆、象皮等均被禁止使用。

100 檀 香

【古籍原文】檀香定霍乱，而心气之痛愈。

【来　　源】檀香科植物檀香 *Santalum album* L. 树干的心材。

【形态特征】常绿小乔木，高约10m。枝具条纹，有多数皮孔和半圆形的叶痕；小枝细长，节间稍肿大。叶片椭圆状卵形，膜质，先端锐尖，基部楔形或阔楔形，背面有白粉；叶柄细长。三歧聚伞式圆锥花序腋生或顶生。核果，外果皮肉质多汁，成熟

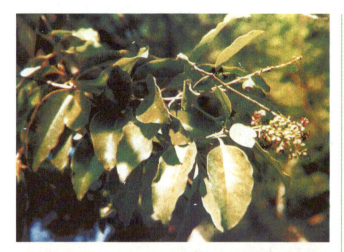

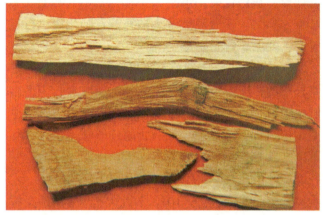

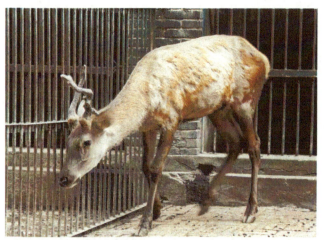

或马鹿 *Cervus elaphus* Linnaeus 已骨化的角或锯茸后翌年春季脱落的角基。

【形态特征】同"鹿茸"条。

【性味功效】咸，温。补肾阳，益精血，强筋骨，行血消肿。

【古方选录】《严氏济生方》鹿角丸：鹿角二两，川牛膝（去芦，酒浸，焙）一两半。用法：上药为细末，炼蜜为丸，如梧桐子大。每服七十丸，空心盐汤送下。主治：骨虚极，面肿垢黑，腰脊痛不能久立，发落齿槁，甚则喜唾。

【用法用量】煎服，5~10g；研末，每次 1~3g；或入丸、散。外用适量，磨汁涂，研末撒或调敷。

【使用注意】阴虚火旺者禁用。

【现代研究】化学研究显示鹿角含胶质，磷酸钙，碳酸钙，氮化物，及天冬氨酸、苏氨酸、丝氨酸等多种氨基酸。药理研究显示有增加心肌收缩力，增强免疫功能，抑制乳腺增生和抗癌等作用。现代临床用于治疗急性乳腺炎，乳腺增生，跌打损伤瘀血肿痛，腰扭伤筋骨疼痛等。

时深紫红色至紫黑色。

【性味功效】辛，温。行气，散寒，止痛。

【古方选录】《医学金针》丹参饮：丹参一两，檀香、砂仁各一钱半。用法：水煎服。主治：心腹诸痛，属半虚半实者。

【用法用量】煎服，1.5~3g，后下；或入丸、散。外用适量，磨汁涂。

【使用注意】阴虚火旺者禁用。

【现代研究】化学研究显示含白檀香油，主成分为倍半萜类化合物；还含氨基酸化合物等。药理研究显示有较强的抗菌作用。现代临床以本品与苏合香、青木香、乳香等为丸含服，用于治疗冠心病心绞痛，有较好效果。现代临床用于治疗急性胃肠炎腹痛吐泻，疝气肿痛等。

101 鹿 角

【古籍原文】鹿角秘精髓，而腰脊之疼除。

【来　源】鹿科动物梅花鹿 *Cervus nippon* Temminck

102 米 醋

【古籍原文】消肿益血于米醋。

【来　源】用高粱、米、大麦、小米、玉米等或低度白酒为原料酿制而成的含有乙酸的液体。亦有用食用冰醋酸加水和着色料配成，不加着色料即成白醋。

【形态特征】含少量醋酸，色泽玫瑰红色而透明，香气纯正，酸味醇和，略带甜味。

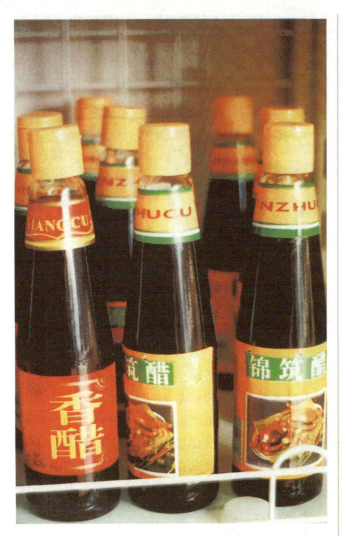

【性味功效】酸、甘，温。散瘀消积，止血，安蛔，解毒。

【古方选录】《普济方》醋煮三棱丸：京三棱（醋煮，切片，晒干）四两，川芎（醋煮微软，切片）二两，大黄（醋浸纸裹，火煨过）半两。用法：上三味，同为末，水煮和为丸，如梧桐子大。每服三十丸，温水送下，不拘时候。主治：一切积聚。

【用法用量】煎服，10~30ml；或浸渍、拌制。外用适量，含漱，或调药敷、熏蒸、浸洗。

【使用注意】脾胃湿重、痿痹、筋脉拘挛者慎服。

【现代研究】化学研究显示含乙酸，高级醇类，3-羟基丁酮，二羟基丙酮，酪醇，乙醛，甲醛，乙缩醛，琥珀酸，草酸，山梨糖等。药理研究显示有杀虫，抗菌，抗病毒等作用。现代临床用于治疗高血压病，妇女滴虫性阴道炎，胆道蛔虫病，蜂窝织炎，丹毒，腮腺炎，乳腺炎，急性黄疸型肝炎，皮肤癣及神经性皮炎等。

103 紫 苏

【古籍原文】下气散寒于紫苏。

【来　源】唇形科植物紫苏 Perilla frutescens（L.）Britt. 的叶或嫩枝。

【形态特征】一年生草本，高 30~200cm。具有特殊芳香。茎直立，多分支，紫色、绿紫色或绿色，钝四棱形，密被长柔毛。叶对生，叶片阔卵形、卵状圆形或卵状三角形，先端渐尖或突尖，有时呈短尾状。轮伞花序，花冠唇形，白色或紫红色。小坚果近球形，灰棕色或褐色。

【性味功效】辛，温。解表散寒，宣肺化痰，行气安中，安胎，解鱼蟹毒。

【古方选录】《金匮要略》半夏厚朴汤：半夏一升，厚朴三两，茯苓四两，生姜五两，苏叶二两。用法：以水七升，煮取四升，分温四服，日三夜一服。主治：梅核气，症见咽中如有物阻，咳吐不出，吞咽不下，胸膈满闷，或咳或呕，舌苔白润或白滑，脉弦缓或弦滑。

【用法用量】煎服，5~10g，不宜久煎。外用适量，捣敷，研末掺或煎汤洗。

【使用注意】阴虚、气虚及温病者慎服。

【现代研究】化学研究显示含紫苏醛，柠檬烯，紫苏苷 B、C，紫苏酮，紫苏烯，亚麻酸等。药理研究显示有镇静，解热，促进消化液分泌，促进肠蠕动，止咳，祛痰，平喘，止血，抗凝血，升高血糖，增强免疫功能，抗诱变等作用。现代临床用于治疗感冒发热咳嗽，慢性支气管炎，消化不良吐泻等。

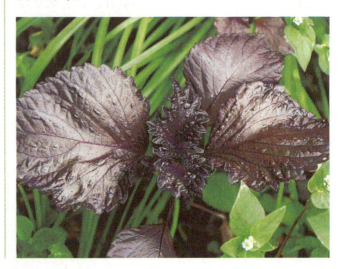

104 藊豆（扁豆、白扁豆）

【古籍原文】藊豆助脾。

【来　　源】豆科植物扁豆 Dolichos lablab L. 的白色成熟种子。

【形态特征】一年生缠绕藤本，长达 6m。茎常呈淡紫色或淡绿色，无毛或疏被柔毛。三出复叶，被白色柔毛；顶生小叶全缘。总状花序腋生，直立；花冠蝶形，白色或淡紫色。荚果长椭圆形，先端具弯曲的喙。种子 2~5 颗，长方状扁圆形，白色、黑色或红褐色。花期 7~8 月，果期 9 月。

【性味功效】甘、淡，平。健脾，化湿，消暑。

【古方选录】《太平惠民和剂局方》参苓白术散：白扁豆（姜汁浸，去皮，微炒）一斤半，人参（去芦）、白茯苓、白术、甘草（炒）、山药各二斤，莲子肉（去皮）、桔梗（炒令深黄色）、薏苡仁、缩砂仁各一斤。用法：上药为细末，每服二钱，枣汤调下，小儿量岁数加减服。主治：脾胃虚弱，饮食不进而呕吐泄泻者。

【用法用量】煎服，10~15g；或生品捣研水绞汁；或入丸、散。

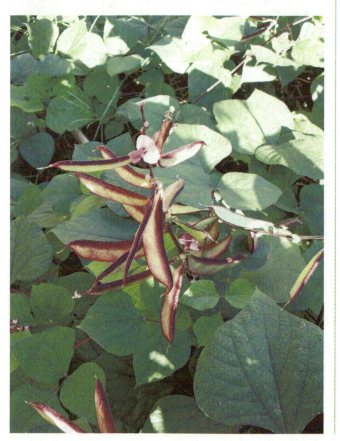

【使用注意】不宜多食，以免壅气伤脾。

【现代研究】化学研究显示含棕榈酸，亚油酸，油酸，葫芦巴碱，氨基酸，维生素 B_1 及维生素 C，胡萝卜素，蔗糖等。药理研究显示有抗菌，抗病毒，增强细胞免疫功能等作用。现代临床用于治疗疖肿，慢性胃炎，婴幼儿腹泻，慢性非特异性溃疡性结肠炎，慢性肾炎及霉菌性肠炎等。

105 酒

【古籍原文】则酒有行药破结之用。

【来　　源】用高粱、大麦、米、甘薯、玉米、葡萄等为原料酿制而成的饮料。

【性味功效】甘、苦、辛，温。通血脉，助药势。

【古方选录】《金匮要略》栝楼薤白白酒汤：栝楼实（捣）一枚，薤白半升，白酒七升。用法：上三味同煮取二升，分温再服。主治：胸痹。

【用法用量】内服适量，温饮，或合药同煎，或浸药。外用适量，单用或制成酒剂涂搽，或湿敷，或漱口。

【使用注意】阴虚、失血及湿热甚者禁用。

【现代研究】化学研究显示不同制法的酒化学成分差异较大，在制法上，酒可分为蒸馏酒（如高粱酒，烧酒）与非蒸馏酒（如绍兴酒，葡萄酒）两大类。凡酒类都含乙醇，尚含高级醇类，脂肪酸类，酯类，醛类，少量挥发酸和不挥发酸等。药理研究显示有抑制中枢神经系统，扩张血管，刺激胃液分泌，肝损害等作用。现代临床用于浸泡药酒，治疗久病体虚，慢性风湿性关节炎，跌打损伤筋骨疼痛及单纯性腹泻等。

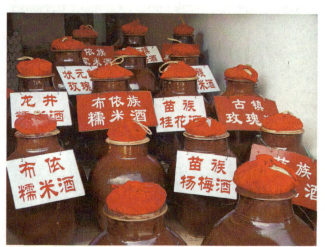

106 麝 香

【古籍原文】麝香开窍。

【来　　源】鹿科动物林麝 *Moschus berezovskii* Flerov、马麝 *Moschus sifanicus* Przewalski 或原麝 *Moschus moschiferus* Linnaeus 成熟雄体香囊中的分泌物。

【形态特征】（1）林麝　体长约75cm，头部较小，雌雄无角，耳直立，眼圆大，吻端裸露。雄性上齿特别发达，长而尖，露出唇外，向下弯曲；雌性犬齿细小，不露出唇外。后肢比前肢长。尾短，隐于臀毛内。成熟雄麝腹部在脐和阴茎之间有麝香腺，呈囊状，外部略隆起，香囊外面被稀疏的细短毛，皮肤外露。

（2）马麝　体形较大，体长85~90cm，吻长。全身沙黄褐色；臀部色较深，无斑点；颈部有栗色斑块，上有少数模糊黄点；颌、颈下部黄白色。体背面毛基部铅灰色，向上渐淡褐，近尖端有一橘色或黄色环，毛尖褐色。

（3）原麝　体长85cm左右，吻显著短。全身暗褐色，成体背面有肉桂黄色斑点，多排成6行。下颌白色，在颈下向后呈两条白色带纹至肩膊处。体毛基部铅灰色，在尖端部分变褐色，近尖端处有一白环。

【性味功效】辛，温。开窍醒神，活血通经，消肿止痛。

【古方选录】《太平圣惠方》麝香丸：麝香（细研）半两，阿魏（面裹煨，面熟为度）半两，干蝎（微炒）三分，桃仁（麸炒微黄）五十枚。用法：共捣为末，炼蜜和丸，如绿豆大，每服不计时候，以热酒下二十丸。主治：肾脏积冷，气攻心腹疼痛，频发不止。

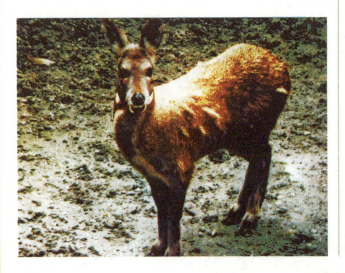

【用法用量】内服，入丸、散，每次0.03~0.1g。外用适量。

【使用注意】孕妇禁用。

【现代研究】化学研究显示含麝香大环化合物，甾族化合物，多种氨基酸，无机盐，尿囊素，蛋白激酶激活剂等。药理研究显示有中枢神经系统双向调节作用，还有强心，抗炎，增强宫缩，抗肿瘤等作用。现代临床不用。

107 葱 白

【古籍原文】则葱为通中发汗之需。

【来　　源】百合科植物葱 *Allium fistulosum* L. 近根部的鳞茎。

【形态特征】多年生草本，高可达50cm。须根丛生，白色。叶基生，圆柱形，中空，长约45cm，直径1.5~2cm，先端尖，绿色。花茎自叶丛抽出；花被6片，披针形，白色；雄蕊6枚，花丝伸出，花药黄色；

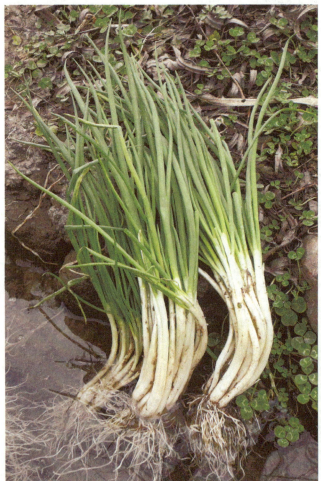

子房 3 室。种子黑色，三角状半圆形。

【性味功效】辛，温。发汗解表，散寒通阳。

【古方选录】《全生指迷方》葱白汤：葱白三茎，陈皮三两，冬葵子一两。用法：为粗末，水煎服。主治：卒暴小便不通，脐腹膨急，气上冲心，闷绝欲死，由忍尿劳役，或从惊恐，气无所伸，乘并膀胱，气冲脬系不正，其脉右手急。

【用法用量】煎服，3~9g。外用适量。

【使用注意】表虚多汗者忌用。

【现代研究】化学研究显示含挥发油，二烯丙基硫醚，苹果酸，维生素 B_1、维生素 B_2、维生素 C、维生素 A 类物质，烟酸，黏液质，草酸钙，铁盐等。药理研究显示有抗菌，发汗，解热，利尿，健胃，祛痰等作用。现代临床用于治疗感冒后咳嗽，消化不良，胃肠炎腹泻、呕吐，尿潴留，小儿中毒性肠麻痹等。

108 五灵脂

【古籍原文】尝观五灵脂治崩漏，理血气之刺痛。

【来　　源】鼯鼠科动物复齿鼯鼠 *Trogopterus xanthipes* Milne-Edwards 的粪便。

【形态特征】鼯鼠形如松鼠，但较松鼠略大。头宽，吻较短，眼圆而大，耳基部前后方生有黑色细长的簇毛。前后肢间有皮膜相连。尾呈扁平状，略短于体长，尾毛长而蓬松。全身背毛为灰黄褐色，脸部较淡，为灰色，耳同身色。腹部毛色较浅。四足色较深，为棕黄色。尾为灰黄色，尾尖有黑褐色长毛。

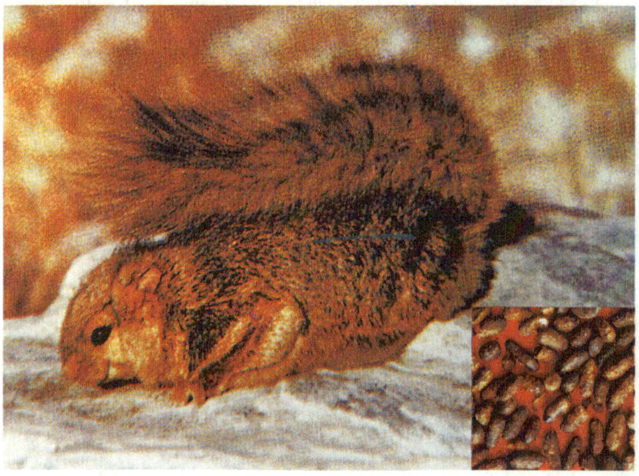

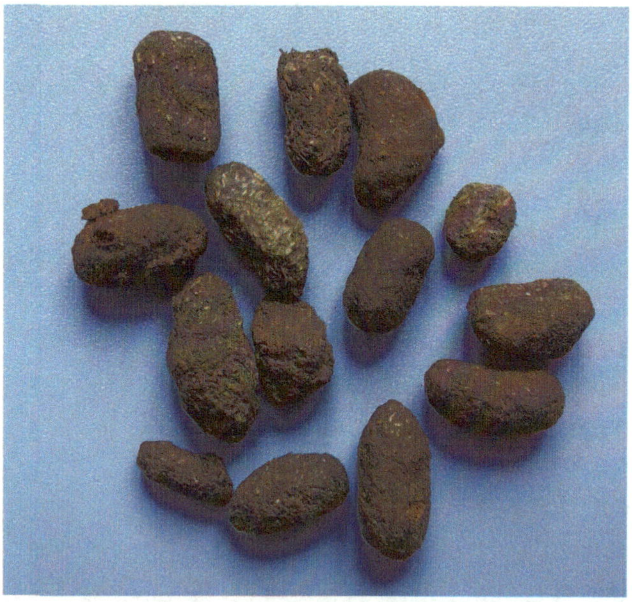

【性味功效】苦、咸、甘，温。活血止痛，化瘀止血。

【古方选录】《太平惠民和剂局方》失笑散：五灵脂（酒研）、蒲黄（炒香）各二钱。用法：先用酽醋调二钱，熬成膏，入水一盏，煎七分，饭前热服。主治：瘀血停滞证，症见心腹刺痛，或产后恶露不行，或月经不调，少腹急痛，痛不可忍等。

【用法用量】煎服，3~10g，宜醋炙矫味，包煎。

【使用注意】血虚无瘀者及孕妇慎用。“十九畏”中人参畏五灵脂，不宜同用。

【现代研究】化学研究显示含尿素，尿酸，维生素 A 类物质及多量树脂等。药理研究显示有抑制血小板聚集，降低血黏度，降低心肌细胞耗氧量，增强正常机体免疫功能，提高耐缺氧、耐寒和耐高温能力等作用。现代临床用于治疗多种瘀血性疾病，跌打损伤肿痛，骨折伤痛及其他急性疼痛。

109 麒麟竭（血竭）

【古籍原文】麒麟竭止血出，疗金疮之伤折。

【来　　源】棕榈科植物麒麟竭 *Daemonorops draco* Bl. 的果实及树干中渗出的树脂。

【形态特征】多年生常绿藤本，长 10~20m。茎被叶鞘，遍生尖刺。羽状复叶在枝梢互生；小叶互生，线状披针形；叶柄及叶轴具锐刺。肉穗花序，开淡黄色冠状花，单性，雌雄异株。果实球形，直径 2~3cm，赤褐色，具黄色鳞片，果实内含

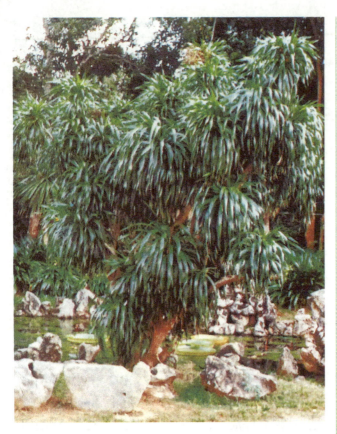

深红色液状树脂，常由鳞片下渗出，干后如血块样。

【性味功效】甘、咸，平。活血定痛，化瘀止血，敛疮生肌。

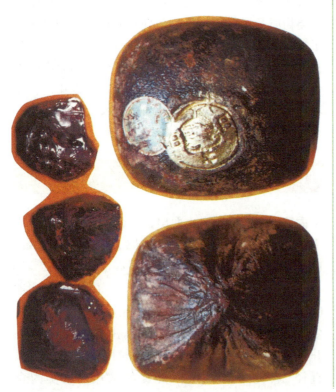

【古方选录】《疡科选粹》血竭散：血竭四十钱，大黄三十钱，自然铜五分。用法：共研极细末。姜汁调涂。主治：皮骨破折。

【用法用量】内服，多入丸、散；研末服，每次1~2g。外用适量，研末外敷。

【使用注意】无瘀血者不宜用，孕妇及月经期忌用。

【现代研究】化学研究显示含血竭素，血竭红素，去甲基血竭素，去甲基血竭红素及黄烷醇，查耳酮，树脂酸等。药理研究显示有明显降低红细胞压积，缩短血浆再钙化时间，抑制血小板聚集，防止血栓形成等作用。现代临床用于治疗上消化道出血，心绞痛，跌打损伤肿痛，月经不调，产后瘀血腹痛等。

110 麋茸

【古籍原文】麋茸壮阳以助肾。

【来　　源】鹿科动物麋鹿 Elaphurus davidianus Milne-Edwards 尚未骨化而带茸毛的幼角。

【形态特征】动物体长约2m，高1m余，尾长约70cm。雄者具角，雌者无。角的主枝叉分为前后2枝，前枝再分歧成2叉，后枝长而直，不再分叉。四肢粗大，主蹄宽大能分开。毛色淡褐，背部稍浓，腹部较浅，鼻孔上方有一白色斜纹。冬季毛长而蓬，显棕赤色。

【性味功效】甘、咸，温。壮阳，补精，强筋，益血。

【古方选录】《普济本事方》麋茸丸：麋茸（醋炙黄，燎去毛）一两，茴香（炒香）半两，菟丝子（酒浸曝干，用纸条子同碾取末）一两。用法：上药为末，以羊肾一对，清酒煮烂去膜，研如泥，和丸如梧子

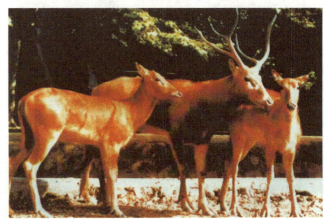

大，阴干，如肾膏少，入酒糊佐之。每服三五十丸，温酒、盐汤下。主治：肾经虚，腰不能转侧。

【用法用量】内服，1~2g；研末吞服或入丸、散。

【使用注意】宜从小量开始，缓缓增加，不可骤用大量，以免阳升风动，头晕目赤，或伤阴动血。发热者当忌用。

【现代研究】化学研究显示含雌二醇，胆固醇，氨基酸，中性糖，葡萄糖胺等。药理研究显示有明显抗脂质过氧化，抗应激等作用。现代临床用于治疗阳痿，体虚慢性腹泻，或抗疲乏等。

111 当 归

【古籍原文】当归补虚而养血。

【来　源】伞形科植物当归 *Aaugellica sinensis*（Oliv）Diels. 的根。

【形态特征】多年生草本植物，高 40~100cm。茎直立，有纵直槽纹，无毛，带紫色。基生叶及茎下部叶呈卵形，叶脉及边缘有白色细毛；叶柄有大叶鞘；茎上部叶呈羽状分裂。复伞形花序，花梗密生细柔毛，花白色。双悬果呈椭圆形，侧棱有翅。花果期为 7~9 月。

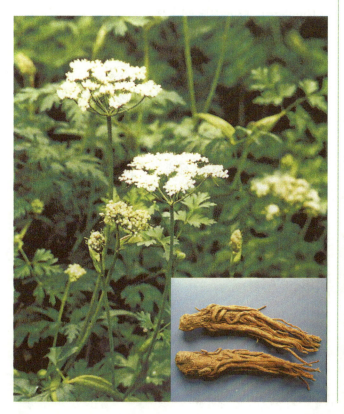

【性味功效】甘、辛，温。补血调经，活血止痛，润肠通便。

【古方选录】《圣济总录》当归丸：当归（切，焙）一两，干漆（炒烟出）、芎劳各半两。用法：上三味捣为末，炼蜜和丸，如梧桐子大。每服二十丸，温酒下。主治：室女月水不通。

【用法用量】煎服，5~15g。补血生用，活血酒炙用。

【使用注意】湿盛中满、肺热痰火、阴虚阳亢及大便泄泻者忌用。

【现代研究】化学研究显示含β-蒎烯，α-蒎烯，莰烯，对甲基苯甲醇，有机酸，糖类，维生素和氨基酸等。药理研究显示有兴奋离体子宫，扩张冠状动脉，降低血压，抗氧化，清除自由基，抑制肝合成胆固醇，促进骨髓造血和免疫功能，保肝，镇静，镇痛，抗肿瘤等作用。现代临床用于治疗缺血性中风，血栓闭塞性脉管炎，月经不调，产后瘀血腹痛，冠心病，跌打损伤，贫血，血小板减少性紫癜等。

112 乌贼骨（海螵蛸）

【古籍原文】乌贼骨止带下，且除崩漏目翳。

【来　源】乌贼科动物无针乌贼 *Sepiella maindroni de Rochebrune* 或金乌贼 *Sepia esculenta* Hoyle 的内贝壳。

【形态特征】（1）无针乌贼　软体中等大，背腹扁，胴部卵圆形。头部长约 29mm；眼大，眼后有椭圆形的嗅觉陷；头部中央有口；口吸周围有腕 4 对和

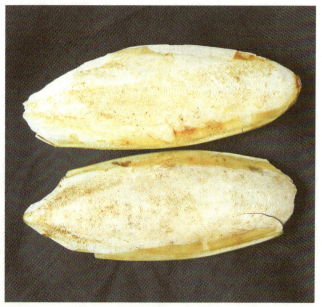

触腕 1 对，各腕长度相近；头部的腹面有一漏斗器，漏斗管下方体内的墨囊相通。外套腔背面的内壳长椭圆形，长约为宽的 3 倍，横纹面呈水波形，末端无骨针。

（2）金乌贼　体中等大，胴部卵圆形，触腔略超过胴长，触腕穗呈半月形，吸盘小而密，约 10 行，大小相近。内壳长椭圆形，长约为宽的 2.5 倍，背面凸，有坚硬的石灰质粒状突起，腹面石灰质松软，中央有一条纵沟，横纹面具环形生长的横纹。末端骨针粗壮。

【性味功效】咸、涩，微温。固精止带，收敛止血，制酸止痛，收湿敛疮。

【古方选录】《小儿药证直诀》白粉散：海螵蛸三分，白及三分，轻粉一分。用法：上药为末。先用浆水洗，拭干贴。主治：诸疳疮。

【用法用量】煎服，6~12g；或入丸、散。外用适量，研末外敷患处。

【使用注意】阴虚多热者不宜多服；久服易致便秘，不可多用。

【现代研究】化学研究显示含碳酸钙，壳角质，黏液质，少量钠、锶、镁、铁及微量硅、铝、钛、锰、钡、铜等。药理研究显示有抗消化性溃疡，抗肿瘤，抗放射及接骨等作用。现代临床用于治疗十二指肠溃疡，胃溃疡，慢性胃炎，上消化道出血，咯血等。

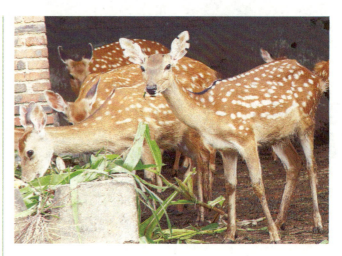

【现代研究】化学研究显示含胶质，磷酸钙，氨基酸及氮化物等。药理研究显示有促进淋巴母细胞转化，促进血液中的红细胞、白细胞、血小板数量增加，促进钙吸收和在体内潴留等作用。现代临床用于治疗体虚久病，老年体弱，腰痛，男子阳痿、滑精，妇女痛经、月经不调等。

113 鹿角胶

【古籍原文】鹿角胶住血崩，能补虚羸劳绝。

【来　　源】鹿科动物梅花鹿 *Cervus nippon* Temminck 或马鹿 *Cervus elaphus* Linnaeus 等已骨化的角经煎熬浓缩而成的胶状物。

【形态特征】同"鹿茸"条。

【性味功效】甘、咸，温。补肝肾，益精血。

【古方选录】《太平圣惠方》鹿角胶散：鹿角胶（研碎，炒令黄燥）一两，覆盆子一两，车前子一两。用法：共捣细罗为散，每于食前以温酒调下二钱。主治：虚劳梦泄。

【用法用量】用开水或黄酒加温烊化服，5~15g；或入丸、散、膏剂。

【使用注意】阴虚火旺者忌用。

114 白花蛇（蕲蛇）

【古籍原文】白花蛇治瘫痪，除风痒之癣疹。

【来　　源】蝰蛇科动物五步蛇 *Agkistrodona cutus*（Gunther）除去内脏的全体。

【形态特征】体长 54~180cm。头大，扁平，呈三角形。尾端侧扁、尖锐。吻鳞和鼻间鳞向上突出，吻鳞之长为宽的 2 倍；体鳞有显著起棱，成 23~21~17 行。体背面灰褐色，斑纹暗褐色，边缘浓褐色，其顶点常在背中线上相接，将背面隔成斜方块形；头顶暗黑色，头侧灰黄色，上唇下缘有灰褐色不规则小斑点。腹面黄白色，两侧有直径 2 鳞左右的黑色圆斑。

【性味功效】甘、咸，温；有毒。祛风，通络，止痉。

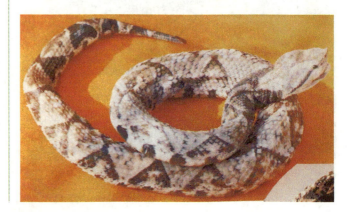

【古方选录】《圣济总录》地骨皮散：地骨皮一分，白花蛇（酒浸，炙，去皮骨）、天南星（浆水煮软，切，焙）各一两，荆芥穗二两，石膏（研，飞过）二两。用法：上五味捣研为散，每服一钱匕，入腊茶一钱，汤点服，食后临卧。主治：脑风头痛时作及偏头疼。

【用法用量】煎服，3~4.5g；研粉吞服，1~1.5g。

【使用注意】阴虚内热者忌用。

【现代研究】化学研究显示含 AaT-Ⅰ、AaT-Ⅱ、AaT-Ⅲ等3种毒蛋白，含透明质酸酶，出血毒素等。药理研究显示有镇静，催眠，镇痛，显著降压，激活纤溶，增强巨噬细胞吞噬能力，增加炭粒廓清率等作用。现代临床用于治疗慢性风湿性关节炎疼痛，中风后遗症半身不遂，小儿惊风抽搐，麻风，疥癣，恶疮等。

115 乌梢蛇（乌蛇）

【古籍原文】乌梢蛇疗不仁，去疮疡之风热。

【来　　源】游蛇科动物乌梢蛇 Zaocys dhumnades（Cantor）的全体。

【形态特征】体长可达 2.5m。体背绿褐色或棕黑色及棕褐色，背部正中有一条黄色的纵纹；体侧有两条黑线纵贯全身，此黑线在成年蛇的身体部逐渐隐色，次成体通身纵纹明显。头颈区别显著；吻鳞自头背可见，宽大于高；顶鳞后有两枚稍大的鳞片。

【性味功效】甘，平。祛风，通络，止痉。

【古方选录】《圣济总录》三味乌蛇散：乌蛇（酒浸，炙微黄，去骨皮）三两，天南星（炮裂）一两，干蝎（微炒）一两，白附子（炮裂）一两，羌活一

两，白僵蚕（微炒）一两，麻黄（去根节）二两，防风（去芦头）三分，桂心一两。用法：捣细罗为末，炼蜜和捣二三百杵，丸如梧桐子大。每服，不计时候，以热豆淋酒下十丸。主治：风痹，手足缓弱，不能伸举。

【用法用量】煎服，9~12g；研末，每次 2~3g；或入丸剂，酒浸服。外用适量，研末外搽或敷患处。

【使用注意】血虚生风者慎用。

【现代研究】化学研究显示含赖氨酸、亮氨酸、谷氨酸、丙氨酸、胱氨酸等17种氨基酸，含果糖 -1,6-二磷酸酶，原肌球蛋白等。药理研究显示有抗炎，镇静，镇痛等作用。现代临床用于治疗风湿病关节、肌肉疼痛，荨麻疹，湿疹，皮炎等。

116 乌　药

【古籍原文】乌药有治冷气之理。

【来　　源】樟科植物乌药 Lindera aggregata（Sims）Kosterm. 的块根。

【形态特征】常绿灌木或小乔木，高 4~5m。根木质，膨大粗壮，略成念珠状。树皮灰绿色。小枝幼时密被锈色短柔毛，老时平滑无毛；茎枝坚韧，不易断。叶互生，革质，椭圆形至广倒卵形，全缘。伞形花序腋生，几无总梗；雌雄异株。核果近球形，初绿色，成熟后变黑色。花期 3~4 月，果期 10~11 月。

【性味功效】辛，温。行气止痛，温肾散寒。

【古方选录】《圣济总录》天台乌药散：天台乌药、木香、小茴香（微炒）、青皮（汤浸，去白，焙）、

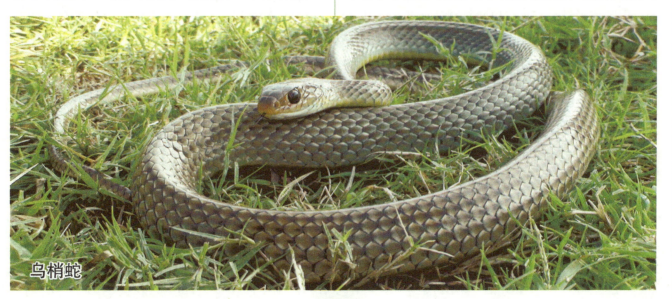

乌梢蛇

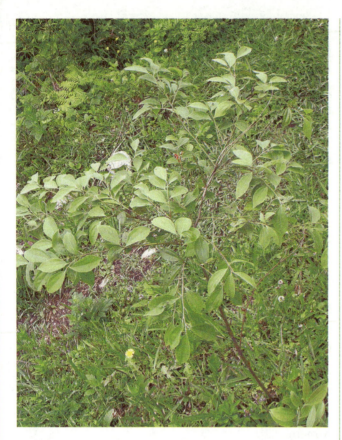

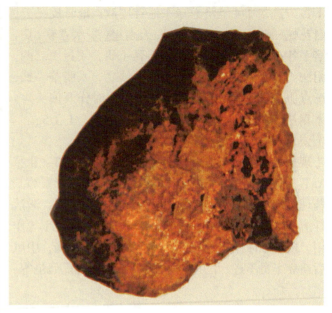

高良姜（炒）各半两，槟榔二个，川楝子十个，巴豆七十粒。用法：上八味，先将巴豆微打破，同川楝子用麸炒黑，去巴豆及麸皮不用，合余药共研为末，和匀，每服一钱，温酒送下。主治：肝经寒凝气滞，小肠疝气。

【用法用量】煎服，3~9g。

【使用注意】阴虚火旺者不宜。

【现代研究】化学研究显示含生物碱，乌药烷，乌药烃，乌药醇，乌药酸，乌药醇酯等。药理研究显示对胃肠道平滑肌有兴奋和抑制的双向调节作用，还有兴奋大脑皮层促进呼吸，兴奋心肌加速血循环，升高血压，发汗，促进血凝，抗炎，镇痛等作用。现代临床用于治疗胃脘疼痛，消化不良，月经不调，痛经，小儿遗尿，流行性出血热多尿期等。

房状、块状、土状等集合体。颜色为褐色到黑色，若为土状则为黄褐色或黄色。条痕为黄褐色。半金属光泽或土状光泽，有时作丝绢光泽。不透明。断面为介壳状或土状。

【性味功效】甘、涩，平。涩肠止泻，收敛止血，止带。

【古方选录】《伤寒论》赤石脂禹余粮汤：赤石脂（碎）一斤，禹余粮（碎）一斤。用法：以水六升，煮取二升，去滓，分温三服。主治：伤寒下利不止，心下痞硬。

【用法用量】煎服，10~20g。

【使用注意】孕妇慎用。

【现代研究】化学研究显示含氧化铁，磷酸盐，还含铝、钙、镁、钾、钠等元素和黏土杂质等。药理研究显示有抑制肠蠕动的作用，生品禹余粮能明显缩短凝血时间和出血时间，而煅品则出现延长作用，有促进胸腺增生，提高细胞免疫功能等作用。现代临床用于治疗胃源性腹泻，滑精，崩漏，自汗，尿崩症等。

117 禹余粮

【古籍原文】禹余粮乃疗崩漏之因。

【来　　源】为氢氧化物类矿物褐铁矿 Limonite，主要含碱式氧化铁［FeO（OH）·H$_2$O］。

【形态特征】药材非晶质。常成葡萄状、肾状、乳

118 巴　豆

【古籍原文】巴豆利寒水，能破积热。

【来　　源】大戟科植物巴豆 Croton tiglium L. 的成熟果实。

【形态特征】灌木或小乔木，高 2~10m。幼枝绿色，

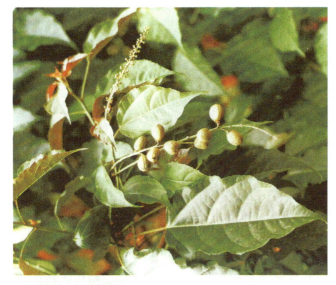

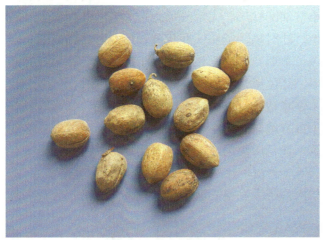

【使用注意】孕妇及体弱者忌用，不宜与牵牛子同用。

【现代研究】化学研究显示含豆油酸，甘油酯，巴豆醇二酯，巴豆醇三酯，巴豆毒素，巴豆苷，生物碱和 β－谷甾醇等。药理研究显示有抑制金黄色葡萄球菌作用，巴豆油有镇痛及促血小板凝集作用。现代临床用于治疗胆囊炎，胆石症，急性化脓性骨髓炎，慢性化脓性骨髓炎和急性肠梗阻等。

119 独 活

【古籍原文】独活疗诸风，不论久新。

【来　　源】伞形科植物重齿毛当归 *Angelica pubescens* Maxim. f. *biserrata* Shan et Yuan 的根。

【形态特征】多年生草本，高 80~150cm。根圆锥形，分支，淡黄色。茎单一，圆筒形，中空，有纵沟纹和沟槽。叶膜质，茎下部叶一至二回羽状分裂，茎上部叶卵形。复伞形花序顶生和侧生，花瓣白色。果实近圆形，长 6~7mm，背棱和中棱丝线状，侧棱有翅。花期 5~7 月，果期 8~9 月。

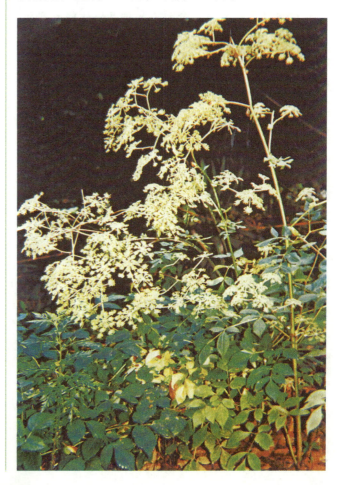

被稀疏星状毛，老枝无毛。单叶互生；托叶线形，早落；叶膜质，卵形至长圆状卵形，叶缘有疏浅锯齿，齿尖常具小腺体。总状花序顶生。蒴果倒卵形至长圆形，近无毛或被稀疏星状毛。种子 3 颗。花期 3~10 月，果期 7~11 月。

【性味功效】辛，热；有大毒。峻下冷积，逐水退肿，祛痰利咽；外用蚀疮。

【古方选录】《金匮要略》三物备急丸：大黄一两，干姜一两，巴豆（去皮心，熬，外研如脂）一两。用法：先捣大黄、干姜为末，研巴豆内中，合捣一千杵，用为散，蜜和丸亦佳。以暖水若酒服大豆许三四丸，或不下，捧头起，灌令下咽，须臾当瘥；如未瘥，更与三丸，当腹中鸣，即吐下便瘥；若口噤，亦须折齿灌之。主治：心腹诸卒暴百病，若中恶客忤，心腹胀满，卒痛如锥刺，气急口噤，停尸卒死者。

【用法用量】入丸、散，每次 0.1~0.3g。内服制成巴豆霜用，以减少毒性。外用适量，研末外敷。

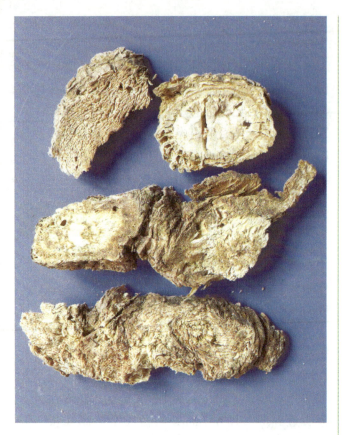

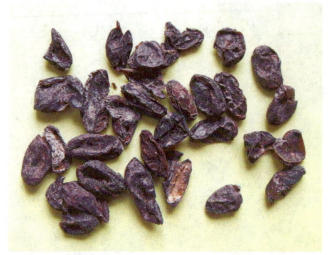

【形态特征】落叶小乔木，高约4m。树皮灰褐色。小枝细圆柱形，无毛或稀生短柔毛，冬芽顶生及腋生。叶对生，纸质，卵状披针形或卵状椭圆形，全缘。伞形花序生于枝侧，花小，黄色。核果长椭圆形，红色至紫红色。

【性味功效】酸、涩，微温。补益肝肾，收敛固涩。

【古方选录】《小儿药证直诀》六味地黄丸：熟地黄八钱，山萸肉、干山药各四钱，泽泻、牡丹皮、茯苓（去皮）各三钱。用法：上药为末，炼蜜为丸，如梧桐子大，空心温水化下三丸。主治：肝肾阴虚

【性味功效】辛、苦，微温。祛湿，止痛，解表。

【古方选录】《备急千金要方》独活寄生汤：独活三两，桑寄生、秦艽、防风、细辛、川芎、当归、熟地、白芍、肉桂、茯苓、人参、杜仲、牛膝、甘草各二两。用法：以水一斗，煮取三升，分三服，温身勿令冷也。主治：痹证日久，肝肾两虚，气血不足证。

【用法用量】煎服，3~9g。外用适量。

【使用注意】温燥易伤阴，阴血亏虚者慎用。

【现代研究】化学研究显示含二氢山芹醇及其乙酸酯，欧芹酚甲醚，异欧前胡内酯，香柑内酯，花椒毒素，二氢山芹醇当归酸酯，二氢山芹醇葡萄糖苷，毛当归醇及挥发油等。药理研究显示有抗炎，镇痛，镇静，降压，抗肿瘤等作用。现代临床用于治疗风湿性关节炎筋骨疼痛，跌打损伤，久病体弱筋骨无力，慢性支气管炎，失眠，银屑病等。

120 山茱萸

【古籍原文】山茱萸治头晕遗精之药。

【来　源】山茱萸科植物山茱萸 *Cornus officinalis* Sieb. *et* Zucc. 的成熟果肉。

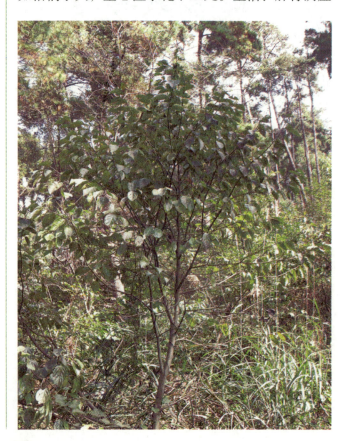

证，症见腰膝酸软，头晕目眩，耳鸣耳聋，盗汗，遗精，消渴，骨蒸潮热，手足心热，口燥咽干，牙齿动摇，足跟作痛，小便淋漓，小儿囟门不合，舌红少苔，脉沉细数。

【用法用量】煎服，5~10g，急救固脱 20~30g。

【使用注意】素有湿热而致小便淋涩者，不宜应用。

【现代研究】化学研究显示含山茱萸苷，乌索酸，莫罗忍冬苷，7-O-甲基莫罗忍冬苷，獐牙菜苷，番木鳖苷等。药理研究显示有抗菌，强心，升压，抗血栓，降血糖，抗氧化等作用。现代临床用于治疗久病体虚，年老体弱，腰痛，脚软无力，糖尿病，内耳眩晕等。

121 白石英

【古籍原文】白石英医咳嗽吐脓之人。

【来　　源】氧化物类矿物石英 Quartz 的矿石。

【形态特征】三方晶系。晶体呈六方柱状，柱体晶面上有水平的条纹，也常呈晶簇状、粒状等集合体产出。由于所含杂质关系，晶体常呈各种不同的颜色。条痕白色。结晶体显玻璃光泽，块状体呈油状光泽，光泽强度不一。透明至半透明，也有不透明者。断口贝壳状，或不平坦参差状。

【性味功效】甘，温。温肾助阳，镇心安神，温肺平喘。

【古方选录】《太平圣惠方》白石英丸：白石英（炼成粉者）五两，干地黄二两，白茯苓二两，人参（去芦头）三两，天门冬（去心，焙）五两，地骨皮二

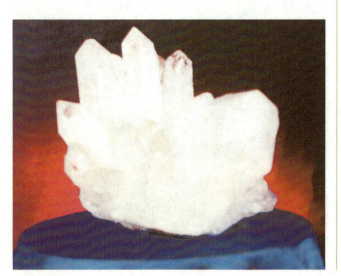

两。用法：共捣罗为末，入石英粉研令匀，炼蜜和捣五七百杵，丸如梧桐子大。每服，不计时候，煎黄耆汤下三十丸。主治：五劳七伤，羸瘦，体热心烦，小便不利，夜多恍惚。

【用法用量】煎服，9~15g，打碎先煎。

【使用注意】阴虚火旺及肺热气喘者忌用。

【现代研究】化学研究显示含氟化钙及氧化铁等。药理研究显示有兴奋中枢神经，促进卵巢分泌等作用。现代临床用于治疗慢性支气管炎咳嗽气喘，阳痿，消渴，失眠健忘，黄疸，慢性风湿病筋骨疼痛、痿软无力等。

122 厚朴

【古籍原文】厚朴温胃而去呕胀，消痰亦验。

【来　　源】木兰科植物厚朴 *Magnolia officinalis* Rehd. et Wils. 或凹叶厚朴 *Magnolia officinalis* Rehd. et Wils. var. *biloba* Rehd. et Wils. 的干皮、根皮及枝皮。

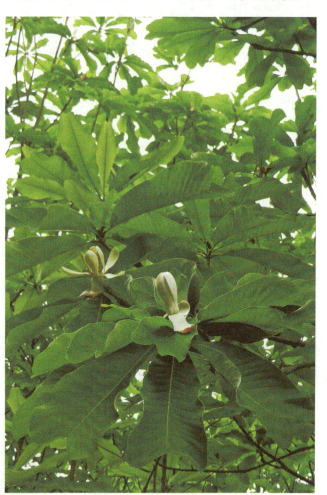

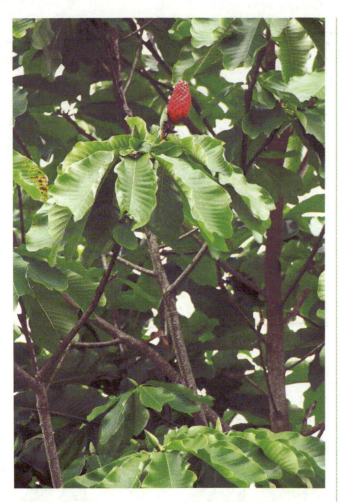

【形态特征】（1）厚朴 落叶乔木，高达 20m。树皮厚，褐色，不开裂。小枝粗壮，淡黄色或灰黄色，幼时有绢毛；顶芽大，狭卵状圆锥形，无毛。叶大，近革质，7~9 片聚生于枝端，长圆状倒卵形，全缘而微波状。花白色，芳香。聚合果长圆状卵圆形。种子三角状倒卵形。花期 5~6 月，果期 8~10 月。

（2）凹叶厚朴 与厚朴的主要区别：叶片先端凹陷成 2 钝圆浅裂片，裂深 2~3.5cm。

【性味功效】苦、辛、温。燥湿消痰，下气除满。

【古方选录】《太平惠民和剂局方》厚朴汤：厚朴（去粗皮，用生姜二斤制）十斤，枣一斗六升，丁香皮八两，甘草（炒）十一斤。用法：上药为末。每服二钱，水一盏，入生姜三片，枣二个（擘破），同煎至七分，热服。主治：脾胃虚冷，腹痛泄泻，胸膈痞闷，胁肋胀满，呕逆恶心，不思饮食。

【用法用量】煎服，3~10g；或入丸、散。

【使用注意】气虚津亏者及孕妇慎用。

【现代研究】化学研究显示含挥发油，少量的木兰箭毒碱、厚朴碱及鞣质等。药理研究显示有抑制肺

炎球菌、白喉杆菌、溶血性链球菌及若干皮肤真菌的作用，还有松弛全身骨骼肌、横纹肌，降压，抑制血小板聚集，抗过敏和抗肿瘤等作用。现代临床用于治疗慢性结肠炎，急性胃肠炎，腹胀疼痛，呕吐腹泻，肠梗阻，肌强直，月经不调，闭经等，也用于预防腹腔术后肠粘连。

123 肉 桂

【古籍原文】肉桂行血而疗心痛，止汗如神。

【来　　源】樟科植物肉桂 *Cinnamomum cassia* Presl 的树皮。

【形态特征】常绿乔木，高 12~17m。树皮灰褐色，芳香，幼枝略呈四棱形，被灰黄色茸毛。叶互生或近对生，革质，长椭圆形至近披针形。圆锥花序腋生或近顶生；花小，白色。浆果椭圆形或倒卵形，暗紫色，具浅杯状果托。种子长卵形，紫色。花期 6~8 月，果期 10 月至次年 2~3 月。

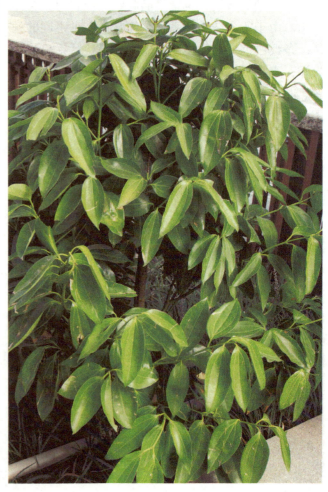

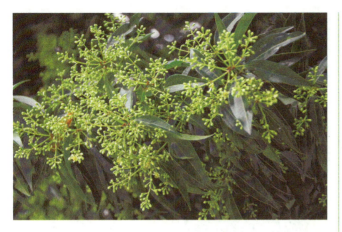

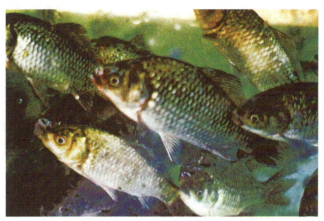

【性味功效】辛、甘，大热。补火助阳，散寒止痛，温经通脉。

【古方选录】《普济方》肉桂汤：肉桂（末）一两，诃黎勒皮（末）一分，巴豆（去皮心，研，纸包压去油）一枚。用法：上药除桂，先将二味绵裹，入一中盏汤，浸良久，搦下黄汁，更入酒一合，下桂末令匀，顿服。须臾得吐痢。主治：干霍乱。

【用法用量】煎服，1~4.5g，宜后下或焗服；研末冲服，每次1~2g。

【使用注意】阴虚火旺、里有实热、血热妄行出血者及孕妇忌用。"十九畏"中畏赤石脂，不宜同用。

【现代研究】化学研究显示含挥发油，肉桂醇，肉桂醇醋酸酯，肉桂酸等。药理研究显示有扩张血管，促进血液循环，抗血小板凝集，镇静，镇痛，促进肠运动等作用。现代临床用于治疗久病卧床腰痛，小儿腹泻，小儿口角流涎，支气管哮喘等；外敷治疗冻疮。

124 鲫 鱼

【古籍原文】是则鲫鱼有温胃之功。

【来　　源】鲤科动物鲫鱼 *Carassius auratus* (Linnaeus) 的肉。

【形态特征】体侧扁而高，体较厚，腹部圆。头小，吻钝，无须，鳃耙细长，鳞片大。背鳍长，外缘较平直。背鳍、臀鳍第3根硬刺较强。一般体背面灰黑色，腹面银灰色，各鳍条灰白色。因生长水域不同，体色深浅有差异。

【性味功效】甘，平。健脾和胃，利水消肿，通血脉。

【古方选录】《疡医大全》鲫鱼散：活鲫鱼一尾。

用法：刮去肠净，入白矾令满，瓦上煅存性，为细末，撒患处。主治：痔疮。

【用法用量】内服，适量煮食或煅研入丸、散。外用适量，捣敷，煅存性研末撒或调敷。

【使用注意】不宜多食，阴虚火旺者慎用。

【现代研究】化学研究显示鲫鱼含有蛋白质，脂肪，碳水化合物，灰分，钙、磷、铁等元素，硫胺素，核黄素和烟酸等。现代临床主要用于治疗消化不良，消渴，疝气，产后乳汁不行，痢疾，便血，水肿等。

125 代赭石（赭石）

【古籍原文】代赭乃镇肝之剂。

【来　　源】氧化物类矿物刚玉族赤铁矿的矿石。

【形态特征】三方晶系矿石。晶体常呈薄片状、板状。一般以致密块状、肾状、葡萄状、豆状、鱼子状、土状等集合体最为常见。结晶者呈铁黑色或钢灰色；土状或粉末状者，呈鲜红色。但

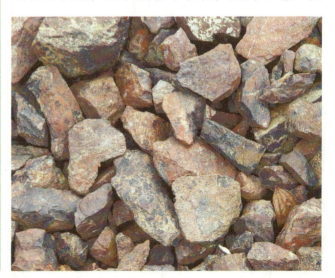

条痕都呈樱桃红色。结晶者呈金属光泽，土状者呈土状光泽。

【性味功效】 苦，寒。平肝潜阳，重镇降逆，凉血止血。

【古方选录】《医学衷中参西录》涤痰丸：生赭石（扎细）二两，大黄一两，朴硝六钱，清半夏三钱，郁金三钱。用法：煎服。主治：癫狂失心，脉滑实者。

【用法用量】 煎服，10~30g，宜打碎先煎；入丸、散，每次1~3g。外用适量。降逆、平肝宜生用，止血宜煅用。

【使用注意】 孕妇慎用。因含微量砷，不宜长期服用。

【现代研究】 化学研究显示主要含有三氧化二铁（Fe_2O_3），并含镉、钴、铬、铜、锰、镁等多种微量元素。药理研究显示有促进肠管兴奋，促进红细胞及血红蛋白新生，镇静等作用。现代临床用于治疗腹部术后顽固呃逆，顽固性便秘，牙痛，脱发，梅核气等。

126 沉 香

【古籍原文】 沉香下气补肾，定霍乱之心疼。

【来　　源】 瑞香科植物沉香 *Aquilaria agallocha* Roxb. 或白木香 *A sinensis*（Lour.）Gilg 含有树脂的木材。

【形态特征】（1）沉香　常绿乔木，高达30m。幼枝被绢状毛。叶互生，稍带革质，叶片椭圆状披针形、披针形或倒披针形，全缘。伞形花序，花白色。蒴果倒卵形，木质，扁压状。种子卵圆形，基部具有角状附属物。

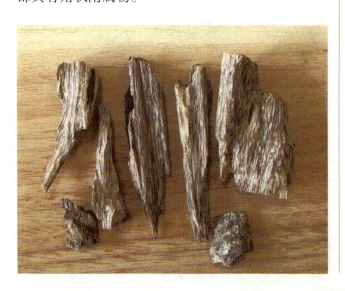

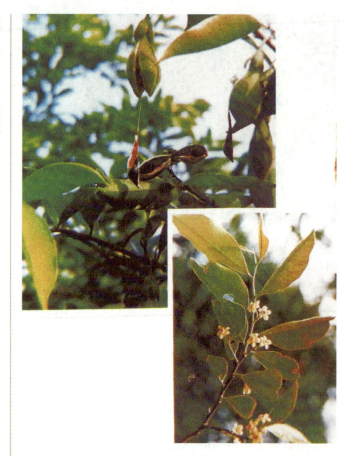

（2）白木香　常绿乔木，幼枝有疏柔毛。叶互生，革质，卵形、倒卵形或椭圆形。伞形花序顶生或腋生，花黄绿色，芳香。蒴果木质，倒卵形。种子基部有尾状附属物。

【性味功效】 辛、苦，微温。行气止痛，温中止呕，纳气平喘。

【古方选录】《奇效良方》沉香桂附丸：沉香、附子（炮，去皮脐）、干姜（炮）、良姜（炒）、官桂（去皮）、茴香（炒）、川乌头（炮，去皮脐，锉作如豆大小块）、吴茱萸（汤浸，洗炒）各一两。用法：每服五七十丸，熟米饮下，空腹食前，日进二服。主治：中寒，心腹冷痛，霍乱转筋等。

【用法用量】 磨汁冲服，或入丸、散，每次0.5~1g；宜后下。

【使用注意】 阴虚火旺者慎用。

【现代研究】 化学研究显示含挥发油，树脂和酚性成分等。药理研究显示有抑制小肠运动，促进消化液及胆汁分泌，麻醉，止痛，肌肉松弛等作用，对结核杆菌、伤寒杆菌、福氏痢疾杆菌均有较强抗菌作用。现代临床用于治疗产后尿潴留，肠梗阻，痛经等。

127 橘　皮

【古籍原文】橘皮开胃去痰，导壅滞之逆气。

【来　　源】芸香科植物橘 *Citrus reticulata* Blanco 及其栽培变种的成熟果皮。

【形态特征】常绿小乔木或灌木，高 2~3m。枝多叶密，针刺极少。叶互生，常椭圆形。初夏开花，花小，白色。果实扁圆形或馒头形；果皮易剥离，质松脆，内层白棉絮状，有香气；瓤囊 11~12 瓣，中心柱空虚，味酸甜。种子 20 余颗，卵圆形，淡黄褐色。果熟期 10~12 月。

【性味功效】辛、苦，温。理气健脾，燥湿化痰。

【古方选录】《小儿药证直诀》橘连丸：陈橘皮一两，黄连（去须，米泔浸一日）一两五钱。用法：上药为细末，研入麝香五分，用猪胆七个，分药入在胆内，浆水煮，候临熟，以针微扎破，以熟为度，取出以粟米粥和丸绿豆大，每服十丸至二三十丸，米饮下，量儿大小与之，无时。主治：小儿疳疾，消瘦。

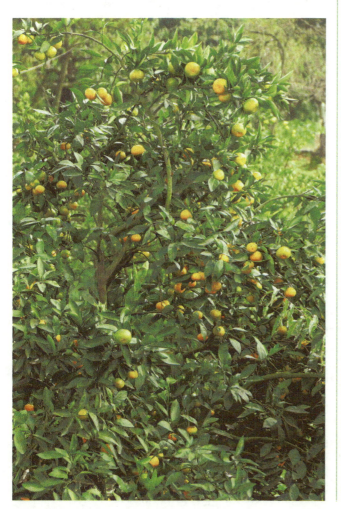

【用法用量】煎服，3~9g。

【使用注意】气虚及阴虚燥咳患者不宜。吐血者慎服。

【现代研究】化学研究显示含挥发油，川陈皮素，橙皮苷，新橙皮苷，橙皮素，对羟福林等。药理研究显示有抑制肠运动，升高血压，扩张气管，祛痰，利胆等作用，小剂量增强心脏收缩力，大剂量出现心脏抑制，现代临床用于治疗胃炎，结肠炎，支气管炎咳嗽，急性乳腺炎，小儿喘息性支气管炎等。

128 木　香

【古籍原文】木香理乎气滞。

【来　　源】菊科植物木香 *Aucklandia lappa* Decne.、川木香 *Vladimiria souliei*（Franch.）Ling 的根。

【形态特征】（1）木香　多年生草本，高 1.5~2m，主根粗大。茎被稀疏短柔毛。茎生叶有长柄，叶片三角状卵形或长三角形，基部心形，边缘不规则波状或浅裂并具稀疏的刺，两面有短毛；茎生叶基部翼状抱茎。头状花序顶生和腋生。瘦果长锥形。

（2）川木香　多年生草本，根粗壮而直。茎极短。叶根生，卵形或长椭圆状披针形，具长叶柄，5~7 对羽状分裂，裂片常为卵状披针形，具细齿，两面均被小粗伏毛，下面具蛛丝状毛和稀疏的腺毛。头状花序 6~8 个，集生于枝顶；花全部管状，紫色。瘦果四棱形，疏被长柔毛。

【性味功效】辛、苦，温。行气止痛，健脾消食。

【古方选录】《太平圣惠方》木香散：木香一两，木通（锉）三分，细辛三分，鸡苏一两，槟榔一两，

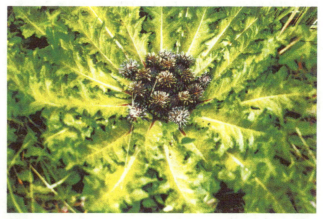

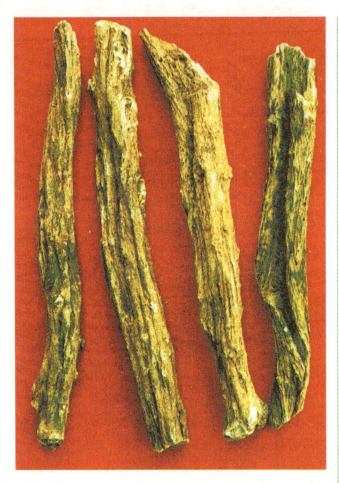

人参（去芦头）半两，赤茯苓三分，当归（锉，微炒）半两，桃仁（汤浸，去皮尖双仁，麸炒微黄）半两。用法：上药为粗散。每服二三钱，以水一中盏，煎至六分，去滓，食前温服。主治：气淋，小肠疼痛。

【用法用量】煎服，1.5~6g。生用行气力强，煨用行气力缓而实肠止泻。

【使用注意】辛温香燥易伤阴血，阴虚、津亏、火旺者慎用。

【现代研究】化学研究显示含挥发油，有机酸，胆胺及木香碱等。药理研究显示有促进消化液分泌，加快胃肠蠕动，促进胃排空，利胆，松弛气管平滑肌等作用。现代临床用于治疗无黄疸型肝炎，迁延型肝炎，胆囊炎，小儿肠炎，细菌性痢疾，肠绞痛等。

129 半 夏

【古籍原文】半夏主于风痰。

【来　　源】天南星科植物半夏 *Pinellia ternata*（Thunb）Breit. 的块茎。

【形态特征】多年生草本，高 15~35cm。块茎近球形，直径 0.5~3.0cm，具须根。基生叶 1~4 片，叶出自块茎顶端，叶柄下部有一白色或棕色珠芽，幼苗叶片卵状心形至戟形，老株叶片长圆状椭圆形或披针形。肉穗花序，花单性，雌雄同株。浆果卵圆形，黄绿色。花期 5~7 月，果期 8 月。

【性味功效】辛，温；有毒。燥湿化痰，降逆止呕，消痞散结；外用消肿止痛。

【古方选录】《金匮要略》小半夏汤：半夏一升，生姜半升。用法：以水七升，煮取一升半，分温再服。主治：痰饮呕吐，呕吐痰涎，口不渴，或干呕呃逆，谷不得下，小便自利，苔白滑。

【用法用量】煎服，3~10g，炮制后用。姜半夏长于降逆止呕，法半夏长于燥湿且温性较弱。外用生品适量，捣烂外敷。

【使用注意】"十八反"中反乌头类，不宜同用。阴虚燥咳、血证、热痰、燥痰者慎用。

【现代研究】化学研究显示含挥发油，β-谷甾醇，左旋麻黄碱，胆碱，植物甾醇，皂苷，生物碱，少量脂肪，淀粉，胆碱和黏液质等。药理研究显示有

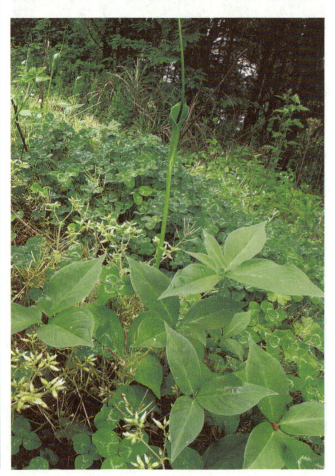

止呕，止咳，抑制唾液腺分泌，抗心律失常，镇静催眠，抗惊厥，抗肿瘤和抗早孕等作用。现代临床用于治疗病毒性心肌炎，颈部淋巴结炎，慢性咽炎，急性支气管炎、慢性支气管炎，慢性胃炎等。

130 苍 术

【古籍原文】苍术治目盲，燥脾去湿宜用。

【来　　源】菊科植物茅苍术 Atractylodes lancea (Thunb.) DC. 或北苍术 Atractylodes chinensis (DC.) Koidz. 的根茎。

【形态特征】（1）茅苍术　多年生草本。根状茎横走，节状；茎多纵棱，不分支或上部稍分支。叶互生，革质；叶片卵状披针形至椭圆形，中央裂片较大，卵形。头状花序生于茎枝先端，花多数，两性花有多数羽状分裂的冠毛；单性花一般为雌花，先端略卷曲。瘦果倒卵圆形。

（2）北苍术　与茅苍术的区别：叶片较宽，卵形或长卵形，一般羽状 5 深裂，茎上部叶 3~5 羽状浅裂或不裂，叶缘有不规则的刺状锯齿，通常无叶柄。头状花序稍宽，总苞片 5~6 层，较茅苍术略宽；退化雄蕊先端圆，不卷曲。

【性味功效】辛、苦，温。燥湿健脾，祛风散寒。

【古方选录】《简要济众方》平胃散：苍术（去黑皮，捣为粗末，炒黄色）四两，厚朴（去粗皮，涂生姜汁，炙令香熟）三两，陈橘皮（洗令净，焙干）二两，甘草（炙黄）一两。用法：上药为散。每服二钱，水一中盏，加生姜二片，大枣二枚，同煎至六分，去滓，食前温服。主治：湿滞脾胃证，症见脘腹胀满，不思饮食，恶心呕吐，嗳气吞酸，肢体

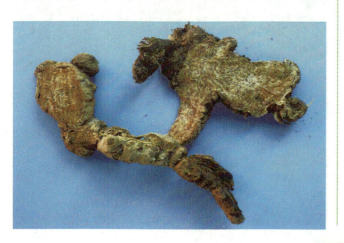

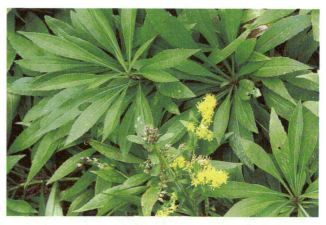

沉重，怠惰嗜卧，常多自利，苔白腻而厚，脉缓。

【用法用量】煎服，5~10g。

【使用注意】阴虚内热、气虚多汗者忌用。

【现代研究】化学研究显示主要含挥发油，少量苍术酮，维生素 A，维生素 B 及菊糖等。药理研究显示有抑制肠痉挛，降血糖，保肝，抑制急性胃炎和实验性溃疡等作用。现代临床用于治疗消化不良，急性胃肠炎，胃下垂，小儿厌食症，糖尿病，耳鸣，烧伤，烫伤及寻常性鱼鳞病等。

131 萝 卜

【古籍原文】萝卜去膨胀，下气治面尤堪。

【来　　源】十字花科植物莱菔 Raphanus sativus L. 的鲜根。

【形态特征】一年或二年生草本。根肉质，长圆形、球形或圆锥形。茎直立，粗壮，圆柱形，中空。叶有长柄，通常大头羽状分裂，被粗毛，边缘有锯齿或缺刻。总状花序，顶生及腋生；花淡粉色或白色。长角果，近圆锥形，种子间缢缩成串珠状。种子 1~6 颗，红褐色，圆形。

【性味功效】甘、辛，凉。清热生津，凉血止血，顺气消食。

【古方选录】《仙拈集》蜜萝卜：白萝卜（取汁）、蜜各等分。用法：共和匀。每服三匙。主治：赤白痢。

【用法用量】炖汤，或炒菜食用，每次 50~100g；亦可生食，或捣敷患处。

【使用注意】脾胃虚寒者勿生食。

【现代研究】化学研究显示含糖类，香豆酸，咖啡酸，阿魏酸，苯丙酮酸，龙胆酸，羟基苯甲酸，多

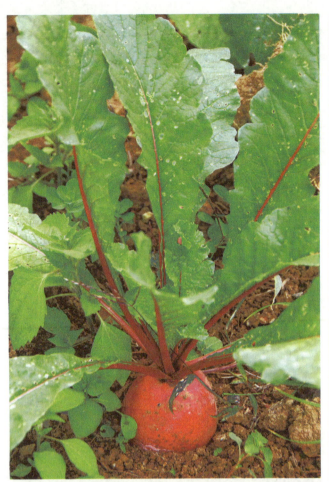

种氨基酸，甲硫醇，维生素 C，锰，硼和莱菔苷等。药理研究显示对革兰阳性菌和多种皮肤真菌有抑制作用。现代临床用于治疗食积腹胀，消化不良，恶心呕吐，便秘等。

132 钟乳石

【古籍原文】况夫钟乳粉补肺气，兼疗肺虚。

【来　　源】碳酸盐类矿物钟乳石 Stalactite 的矿石。

【形态特征】晶体结构属三方晶系。呈扁圆锥形、圆锥形及圆柱形。表面粗糙，凹凸不平。类白色，有的因含杂质而染成灰白色或浅棕黄白色等。玻璃光泽或暗淡。质硬性脆，断面较平整，可见同心层状构造或放射状构造。

【性味功效】甘，温。温肺气，壮元阳，下乳汁。

【古方选录】《备急千金要方》钟乳汤：钟乳石、白石脂各六铢，通草十二铢，桔梗半两，硝石（一方用滑石）六铢。用法：为粗末，水煎取汁，内硝石令烊化分服。主治：妇人缺乳。

【用法用量】煎汤，10~15g；或入丸、散。

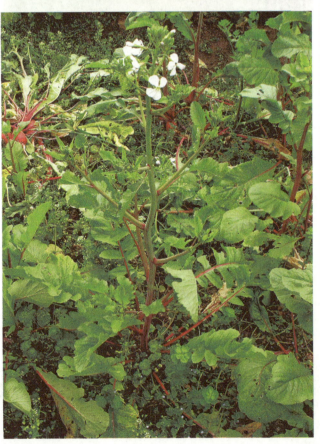

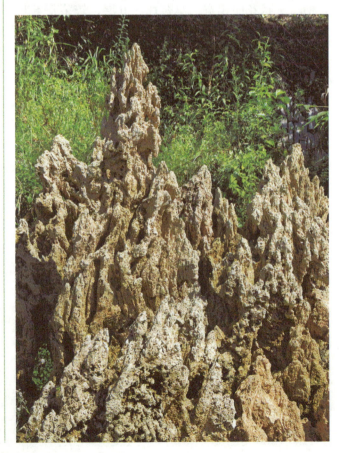

【使用注意】阴虚火旺、肺热咳嗽者忌用。

【现代研究】化学研究显示含碳酸钙，并含铁、铜、钾、锌、锰等多种微量元素。药理研究显示有中和胃酸，肠吸收能增加血中钙离子，兴奋交感神经等作用。现代临床用于治疗痰多咳喘，腰膝冷痛，胃痛泛酸，乳汁不通等。

133 青 盐

【古籍原文】青盐治腹疼，且滋肾水。

【来　　源】氯化物类石盐族矿物石盐的结晶体。

【形态特征】晶体通常为立方体，集合体成疏松或致密的晶粒状和块状。纯净的石盐为无色透明或白色，但常染成各种颜色。玻璃光泽，稍受风化的表面为脂肪光泽。断口呈贝壳状。性脆质硬，可砸碎。气微，味咸。

【性味功效】咸，寒。泻热，凉血，明目，润燥。

【古方选录】《口齿类要》破棺丹：青盐、白矾、硇砂各等分。用法：上药为末，吹患处，有痰吐出立效。主治：咽喉肿痛，水谷不下。

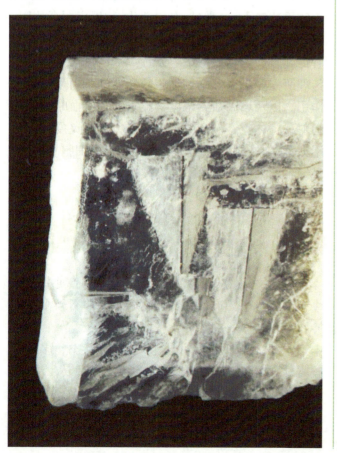

【用法用量】煎汤，0.9~1.5g；或入丸、散。外用适量，研末揩牙，或水化漱口、洗目等。

【使用注意】水肿及呕吐者禁用。

【现代研究】化学研究显示主要含有氯化钠（NaCl），氯化钾（KCl），氯化镁（$MgCl_2$），氯化钙（$CaCl_2$），硫酸镁（$MgSO_4$），硫酸钙（$CaSO_4$）和铁（Fe）等。现代临床常用于治疗尿血，吐血，齿舌出血，目赤痛，风眼烂弦，牙痛等。

134 山 药

【古籍原文】山药而腰湿能医。

【来　　源】薯蓣科植物薯蓣 *Dioscorea opposita* Thunb. 的根茎。

【形态特征】多年生缠绕草质藤本。块根长圆柱形，垂直生长，长可达 1m，断面干时白色。茎蔓生，常带紫红色。叶对生，卵形或椭圆形。穗状花序，花乳白色，雌雄异株。蒴果三棱状扁圆形或三棱状圆形，外面有白粉。种子着生于每室中轴部，四周有膜质翅。花期 6~9 月，果期 7~11 月。

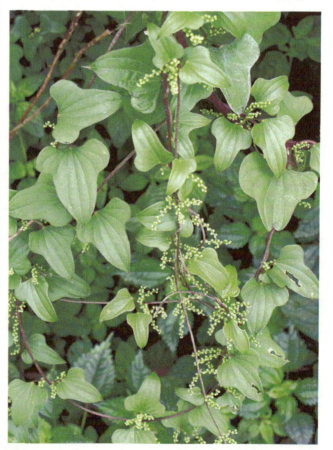

【性味功效】甘，平。补脾养胃，生津益肺，补肾涩精。

【古方选录】《魏氏家藏方》山药汤：山药（炒）半两，白术（炒）半两，粟米（略炒）一分，木香（湿纸裹煨）一钱，人参（去芦）半两，甘草（炙）一钱。用法：上药为细末。每服二钱，水半盏，加陈紫苏一大叶，同煎至一半，去滓，食前温服。主治：脾胃怯弱，不喜饮食。

【用法用量】煎服，15~30g。麸炒可增强补脾止泻作用。

【使用注意】大便燥结者不宜食用，邪实者忌食。

【现代研究】化学研究显示含薯蓣皂苷元，黏液质，胆碱，尿素囊，多巴胺，山药碱，淀粉，糖蛋白，游离氨基酸，维生素 C 和淀粉酶等。药理研究显示有促进消化，降血糖，抗氧化，双向调节肠管运动，促进细胞免疫和体液免疫，延缓衰老等作用。现代临床用于治疗腹泻，消化不良，溃疡性口腔炎，湿疹等；亦常用作蔬菜或药膳食用。

135 阿 胶

【古籍原文】阿胶而痢嗽皆止。

【来　源】马科动物驴 *Equus asinus* L. 的皮经漂洗去毛后熬制而成的胶块。

【形态特征】体形比马小。头型较长，眼圆，其上生有 1 对显眼的长耳。颈部长而宽厚，颈背鬃毛短而稀少。躯体匀称，四肢短粗，蹄质坚硬。尾尖端处生有长毛。驴的体色主要以黑、栗、灰三种为主。

【性味功效】甘，平。补血，滋阴，润肺，止血。

【古方选录】《四圣心源》阿胶麻仁汤：生地三钱，

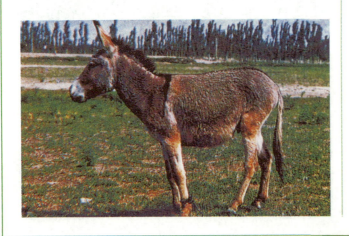

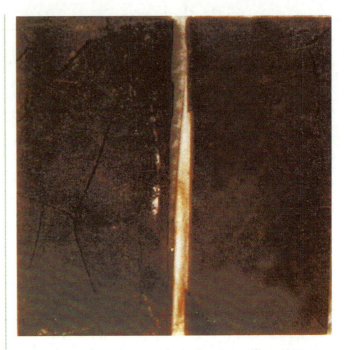

当归三钱，阿胶（研）三钱，麻仁（研）三钱。用法：煎一杯，去滓，入阿胶，火化，温服。结甚，加白蜜半杯；胃热，加芒硝、大黄。主治：阳盛土燥，大便坚硬者。

【用法用量】煎服，5~15g，宜烊化冲服；入丸、散，不易粉碎，可用蛤粉、蒲黄粉炒成珠后粉碎。

【使用注意】本品黏腻，有碍消化，脾胃虚弱者慎用。

【现代研究】化学研究显示主要含胶原蛋白，水解后得到多种氨基酸，并含有钙、铁、锌等微量元素。药理研究显示有提高红细胞数和血红蛋白量的补血作用，以及增高血钙浓度，显著缩短凝血时间，抗辐射，抗休克，抗疲劳，抗衰老，提高免疫力等作用。现代临床用于治疗失血性贫血，白细胞减少症，月经不调，崩漏失血，久病体虚等。

136 赤石脂

【古籍原文】赤石脂治精浊而止泻，兼补崩中。

【来　源】为硅酸盐类矿物多水高岭石族多水高岭石。

【形态特征】单斜晶系。很少成结晶状态，多数为胶凝体。白色，通常染有浅红、浅褐、浅黄、浅蓝、浅绿等色。新鲜断面具蜡样光泽，疏松多孔的老断面则呈土状光泽。有平坦的贝壳状断口。性脆。可塑性强。有土样气味，致密块状者在干燥时可裂成

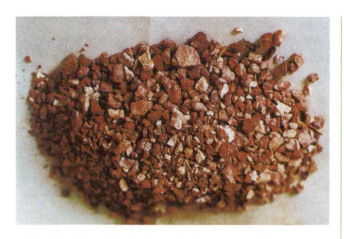

碎块。

【性味功效】甘、涩，温。涩肠止泻，收敛止血，敛疮生肌。

【古方选录】《太平圣惠方》赤石脂散：赤石脂一两，当归（锉，微炒）半两，蓬莪术半两，龙骨一两，肉豆蔻（去壳）半两，白石脂一两，黄连（去须，微炒）半两，白芍药半两，厚朴（去粗皮，涂生姜汁，炙令香熟）半两。用法：上药为细散。每服二钱，食前以粥饮调下。主治：大肠风冷，久痢不愈，脱肛。

【用法用量】煎服，10~20g。外用适量，研细末撒患处或调敷。

【使用注意】湿热积滞泻痢者忌用，孕妇慎用。"十九畏"中畏官桂，不宜同用。

【现代研究】化学研究显示主要含含水硅酸铝，氧化铁等物质。药理研究显示能吸附消化道内有毒物质、细菌毒素及代谢产物，还有止泻，保护胃肠黏膜，制止胃肠道出血等作用。现代临床用于治疗上消化道出血，慢性腹泻，慢性痢疾，结肠炎等。

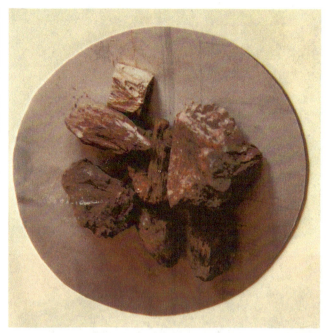

是具有极好的平行纤维状构造，纤维长短不一。白色、浅绿色及浅棕色。绢丝光泽。具有伸缩性和韧性，耐火性和抗酸性。

【性味功效】咸，温。温肾壮阳。

【古方选录】《济生方》白丸：阳起石（煅，研令极细）、钟乳粉各等分。用法：共为细末，酒煮附子末糊为丸，如梧桐子大。每服五十丸，空心米饮送下。主治：元气虚寒，精滑不禁，大肠溏泄，手足厥冷。

【用法用量】煎服，3~6g；或入丸、散。

【使用注意】阴虚火旺者忌用。不宜久服。

【现代研究】化学研究显示含有碱式硅酸镁钙 $Ca_2(Mg)_5(Si_4O_{11})_2 \cdot (OH)_2$。并含少量锰、铝、钛、镍等杂质。现代临床少用。

---

137 阳起石

【古籍原文】阳起石暖子宫以壮阳，更疗阴痿。

【来　　源】硅酸盐类矿物阳起石或阳起石石棉的矿石。

【形态特征】（1）阳起石　单斜晶系，晶体呈长柱状、针状、毛发状，但通常呈细放射状、棒状或纤维状的集合体。颜色由带浅绿色的灰色到暗绿色，具玻璃光泽。透明至不透明，单向完全解理，断口呈多片状。

（2）阳起石石棉　纤维状的阳起石，其特点

---

138 紫　菀

【古籍原文】诚以紫菀治嗽。

【来　　源】菊科植物紫菀 *Aster tataricus* L. f. 的根及根茎。

【形态特征】多年生草本，根状茎斜升。茎直立，高 40~50cm，粗壮，基部有纤维状枯叶残片，不定根，被疏粗毛。基部叶在花期枯落，叶厚纸质，被短糙毛。多为头状花序，花舌状或管状，舌片蓝紫色。瘦果倒卵状长圆形，紫褐色。花期 7~9 月，果

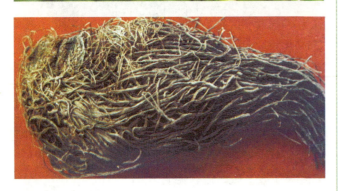

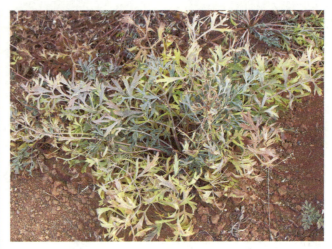

期 8~10 月。

【性味功效】苦、辛、甘，微温。润肺，化痰，止咳。

【古方选录】《医方类聚》紫菀散：紫菀（去尘）、川升麻、天门冬（焙令干）、贝母（麸炒黄）各一两。用法：上药为散。每服二钱，水一中盏，加生姜、大枣，同煎至七分，和滓温服，不拘时候。主治：肺寒痰逆咳嗽，胸膈痞闷，鼻多清涕。

【用法用量】煎服，5~10g。外感暴咳生用，肺虚久咳蜜炙用。

【现代研究】化学研究显示含紫菀皂苷 A、B、C、D、E、F、G，紫菀苷，紫菀酮，紫菀五肽，紫菀氯环五肽，丁基 -D- 核酮糖苷和挥发油等。药理研究显示有祛痰，镇咳，抗病毒，利尿等作用，对大肠杆菌、痢疾杆菌、伤寒杆菌等有一定抑制作用。现代临床用于治疗感冒咳嗽，肺结核，支气管扩张，肺癌咯血等。

139 防 风

【古籍原文】防风祛风。

【来　　源】伞形科植物防风 *Saposhnikovia divaricata*

（Turez.）Schischk. 的根。

【形态特征】多年生草本，高 30~80cm。根粗壮，长圆柱形，有分支，根斜上升，与主茎近等长，有细棱。基生叶，叶柄扁长，叶片卵形或长圆形。复伞形花序多数，生于茎和分支顶端；花瓣倒卵形，白色。双悬果狭圆形或椭圆形。花期 8~9 月，果期 9~10 月。

【性味功效】辛、甘，微温。祛风解表，胜湿止痛，止痉。

【古方选录】《幼幼新书》防风饮子：防风一两，甘草（炙）一两，连翘一两，山栀子半两。用法：上药为末。每服二钱，水五分，煎三至五沸，去滓服。主治：小儿风虚疮癣。

【用法用量】煎服，4.5~9g。

【使用注意】阴亏血虚、热病动风者不宜使用。

【现代研究】化学研究显示含挥发油，甘露醇，β-谷甾醇，苦味苷，酚类，多糖类及有机酸等。药理研究显示有解热，抗炎，镇静，镇痛，抗惊厥，抗

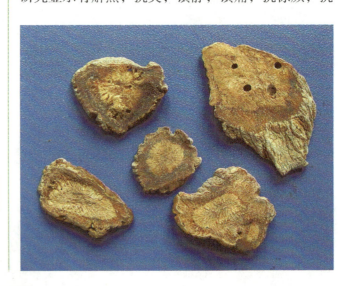

过敏等作用。现代临床用于治疗各季节感冒，肠易激综合征，单纯疱疹性角膜炎，面神经炎，眩晕，过敏性哮喘，产后阴肿等。

140 苍耳子

【古籍原文】苍耳子透脑止涕。

【来　　源】菊科植物苍耳 *Xanthium sibiricum* Patr. 的带总苞的成熟果实。

【形态特征】一年生草本，高 20~90cm。根纺锤状。茎直立，下部圆柱形，上部有纵沟，被灰白糙毛。叶互生，有长柄，呈三角状卵形或心形，被粗糙或短白伏毛。头状花序，聚生，单性同株。瘦果内含 1 颗种子。花期 7~8 月，果期 9~10 月。

【性味功效】辛、苦，温；有毒。发散风寒，通鼻窍，祛风湿，止痛。

【古方选录】《济生方》苍耳子散：辛夷仁半两，苍耳子二钱半，白芷一两，薄荷半钱。用法：上药为细末，每服二钱，食后用葱、茶清调下。主治：鼻渊，流黄浊鼻涕，鼻塞不通。

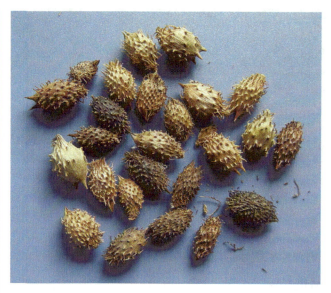

【用法用量】煎服，3~9g；或入丸、散。

【使用注意】血虚头痛者不宜服用。过量服用易致中毒。

【现代研究】化学研究显示含苍耳苷，脂肪油，生物碱，苍耳醇等。药理研究显示有显著降血糖，降压，抗真菌，兴奋或抑制呼吸，镇咳等作用。现代临床用于治疗过敏性鼻炎，感冒鼻塞头痛，皮肤扁平疣，支气管哮喘，慢性支气管炎，慢性肾炎蛋白尿等。

141 威灵仙

【古籍原文】威灵仙宣风通气。

【来　　源】毛茛科植物威灵仙 *Clematis chinensis* Osbeck、棉团铁线莲 *Clematis hexapetala* Pall. 或东北铁线莲 *Clematis manshurica* Rupr. 的根及根茎。

【形态特征】（1）威灵仙　藤本。新鲜茎光滑无毛，有明显的纵行纤维条纹。羽状复叶对生，粉绿色，光滑。圆锥花序腋生或顶生；花白色，外面边缘密生白色短柔毛。瘦果狭卵形而扁，疏生柔毛。花期 6~8 月，果期 9~10 月。

（2）棉团铁线莲　直立草本，高 30~100cm。茎圆柱形，有纵沟，疏生柔毛，后脱落无毛。叶对生；叶片近革质，绿色，一至二回羽状深裂，裂片先端锐尖或凸尖，有时钝，全缘，两面或沿叶脉疏被长柔毛或近无毛，网脉突起。聚伞花序顶生或腋生，白色，开展，外面密生白色细毛。

【性味功效】辛、咸，温。祛风湿，通络止痛，消

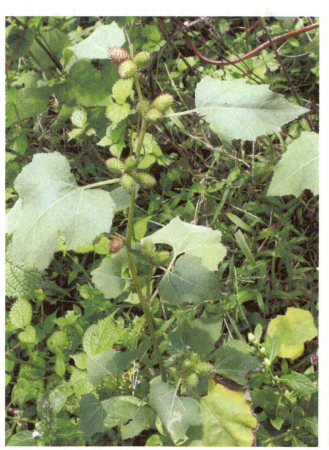

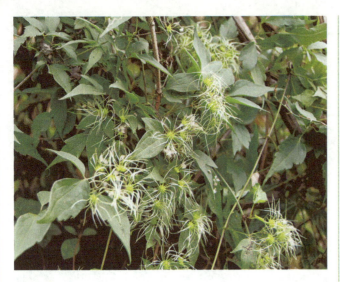

骨鲠。

【古方选录】《圣济总录》威灵仙丸：威灵仙（去苗土）四两，牛膝（去苗，锉）一斤，天麻（锉）半斤，巴戟天（去心）四两（以上四味用好酒二斗浸两宿，焙），肉苁蓉二斤（洗，切，以前浸药酒银石器慢火熬成膏），何首乌一斤（米泔浸软，切片，于黑豆中蒸烂为度，焙干），石斛（去根）四两，海桐皮（锉）半斤。用法：上药除苁蓉外，焙干为末，用苁蓉膏为丸，如梧桐子大。每服二三十丸，空腹温酒送下，不嚼，日三次。主治：肾脏风毒流注，腰脚疼痛。

【用法用量】煎服，6~9g。外用适量。

【使用注意】辛散走窜易伤气，气血虚弱者慎用。

【现代研究】化学研究显示含原白头翁素，白头翁内酯，甾醇，糖类，皂苷等。药理研究显示有镇痛，抗利尿，抗疟，降血糖，降血压，利胆等作用；醇提取物有引产作用。现代临床用于治疗风湿病关节疼痛，跌打损伤筋骨疼痛，骨关节炎，椎体肥大，足跟疼，慢性支气管炎，百日咳等。

142 细 辛

【古籍原文】细辛去头风，止嗽而疗齿痛。

【来　源】马兜铃科植物北细辛 *Asarum heterotropoides* Fr. Schmidt var. *mandshuricum*（Maxim.）Kitag.、汉城细辛 *Asarum sieboldii* Miq. var. *seoulense* Nakai 或华细辛 *Asarum sieboldii* Miq. 的全草。

【形态特征】（1）北细辛　多年生草本。根茎横走。

叶卵状心形或近肾形，先端急尖或钝，基部心形，上面脉上有毛，有时全体疏生短毛，下面毛较密；芽胞叶近圆形。花紫棕色，花期在顶部成直角弯曲，果期直立。蒴果半球状。

（2）汉城细辛　本变型与细辛相似，但叶片背面密生短毛，叶柄被疏毛，可以区别。

（3）华细辛　多年生草本。根茎直立或横走。叶通常2片，叶柄长8~18cm；芽胞叶肾圆形，边缘疏被柔毛；叶片心形或卵状心形，上面疏生短毛，脉上较密，下面仅脉上被毛。花紫黑色，花被管钟状，花被裂片三角状卵形。蒴果近球状，直径约1.5cm。

【性味功效】辛，温；有小毒。解表散寒，祛风止痛，通窍，温肺化饮。

【古方选录】《普济本事方》细辛散：细辛、川芎各一两，附子五钱，麻黄三分。用法：共研为末。每次二钱，连根葱白、生姜、大枣加入，水煎服。主治：风冷头痛，痛如破竹，脉微弦而紧。

【用法用量】煎服，1~3g；研末吞服，每次 0.5~1g。

【使用注意】阴虚阳亢头痛，肺燥伤阴干咳者忌用。"十八反"中反藜芦，不宜同用。

【现代研究】化学研究显示含挥发油，其主要成分为甲基丁香油酚，细辛醚，樟醚等。药理研究显示有解热，抗炎，镇静，抗惊厥及局部麻醉作用等；大剂量挥发油可使中枢神经系统先兴奋后抑

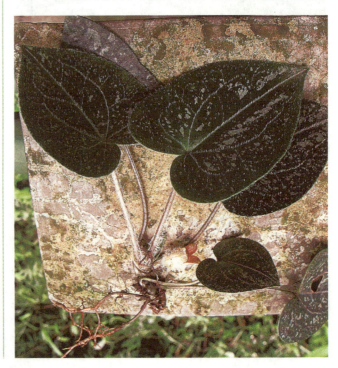

制。现代临床用于治疗感冒咳嗽，支气管炎痰多咳嗽，复发性口腔溃疡，心动过缓，睾丸肿痛和荨麻疹等。

143 艾 叶

【古籍原文】艾叶治崩漏，安胎而医痢红。

【来　　源】菊科植物艾 *Artemisia argyi* Lévl. *et* Vent. 的叶。

【形态特征】多年生草本，高45~120cm。茎直立，圆形，质硬，基部木质化，被灰白色软毛，分支。单叶，互生；茎下部的叶在开花时即枯萎；中部叶具短柄，叶片卵状椭圆形，羽状深裂；近茎顶端的叶无柄，披针形或线状披针形。花序总状，顶生，由头状花序集合而成。瘦果长圆形。花期7~10月。

【性味功效】辛、苦，温；有小毒。温经止血，散寒调经，安胎。

【古方选录】《陈素庵妇科补解》艾附丸：熟艾（揉

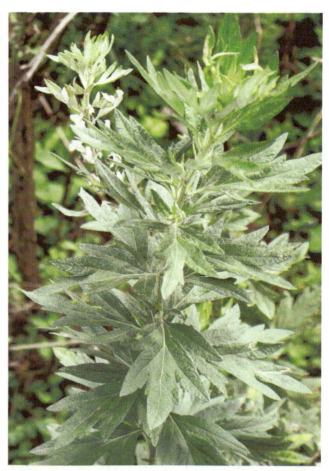

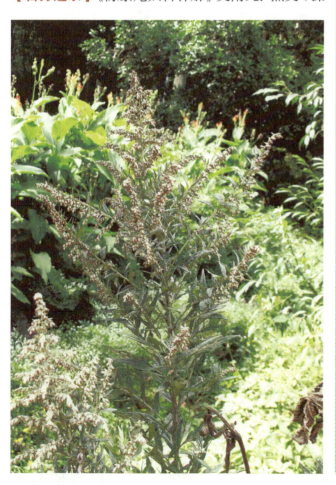

极细作饼，焙）四两，香附（醋酒同煎，捣）六两。用法：上二味，同姜汁神曲为丸，砂仁汤服。主治：妇人经行后，余血未尽，腹痛。

【用法用量】煎服，3~10g。外用适量，捣绒成艾条、艾炷等，用于熏灸体表穴位，温煦经络气血，有止痛之功。温经止血宜炒炭用，余生用。

【现代研究】化学研究显示含挥发油，倍半萜类，环木菠烷型三萜及黄酮类化合物等。药理研究显示有明显缩短出血和凝血时间，祛痰，镇咳，平喘，兴奋子宫平滑肌等作用。现代临床用于治疗月经不调，痛经，中期妊娠皮肤瘙痒症，腹泻，慢性肝炎，肝硬化，慢性气管炎，风湿病关节疼痛等。

144 羌 活

【古籍原文】羌活明目驱风，除湿毒肿痛。

【来　　源】伞形科植物羌活 *Notopterygium incisum* Tncisum Ting ex H. Chang 或宽叶羌活 *Notopterygium forbesii* Boiss. 的根茎及根。

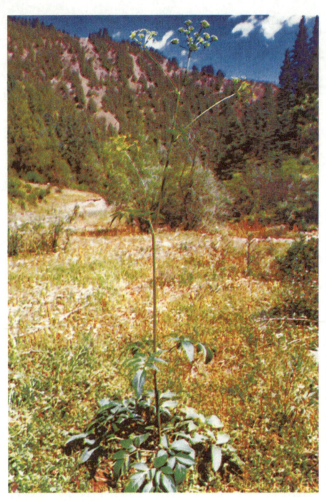

【形态特征】（1）羌活　多年生草本，高 60~150cm。根茎粗壮，暗棕色至棕红色，顶端有枯萎叶鞘，有特殊香气。茎直立，中空，表面淡紫色，有纵直细条纹。基生叶及茎下部叶有长柄；茎上部叶简化成鞘状，先端有羽状分裂的小叶片。复伞形花序顶生或腋生，侧生者常不育。分果长圆形，油管明显。

（2）宽叶羌活　高 80~180cm。叶片大，二回

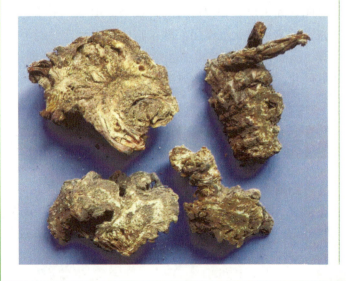

或三回羽状复叶，末回裂片长圆状卵形至卵状披针形，脉上及叶缘有微毛；茎上部叶少数。复伞形花序，花瓣淡黄色。分果近圆形，每棱槽内有油管 3~4 条，合生面有油管 4 条。

【性味功效】辛、苦，温。解表散寒，祛风胜湿，止痛。

【古方选录】《苏沈良方》羌活散：羌活半两，附子（炮）半两，茴香（微炒）半两，木香少许，干姜（炮）少许。用法：每服二钱，水一盏，盐一捻，煎一二十沸，带热服，一服止。主治：咳嗽气逆，寒证呕逆，寒厥疝痛。

【用法用量】煎服，3~9g。

【使用注意】阴血亏虚者慎用。用量过多易致呕吐，脾胃虚弱者不宜服。

【现代研究】化学研究显示含挥发油，β-谷甾醇，香豆素类化合物，酚类化合物，胡萝卜苷，欧芹属素乙，有机酸及生物碱等。药理研究显示有镇痛，解热，抗炎，抑制皮肤真菌、布氏杆菌等作用。现代临床用于治疗感冒头身疼痛，白癜风，顽固性痛经，肛门瘙痒，肾炎水肿，癫痫，颈椎病，白带过多等。

145　白　芷

【古籍原文】白芷止崩治肿，疗痔漏疮痈。

【来　　源】伞形科植物白芷 Angelica dahurica（Fisch. ex Hoffm.）Benth. et Hook. f. 或杭白芷 Angelica dahuriea（Fisch. ex Hoffm.）Benth. et Hook. f. var. formosana（Boiss.）Shan et Yuan 的根。

【形态特征】多年生草本，高可达 2.5m。根粗大，直生，有时有数条支根。茎粗大，近圆柱形，中空，基部光滑无毛，近花序处有短柔毛。茎下部的叶为二至三回羽状分裂，叶脉上有短柔毛。复伞形花序顶生或腋生，花瓣 5 片，白色。双悬果扁平椭圆形或近于圆形，分果具 5 条棱，侧棱成翅状。

【性味功效】辛，温。解表散寒，祛风止痛，通鼻窍，燥湿止带，消肿排脓。

【古方选录】《备急千金要方》白芷丸：白芷五两，干地黄四两，续断三两，干姜三两，当归三两，阿胶三两，附子一两。用法：上药为末，炼蜜为丸，

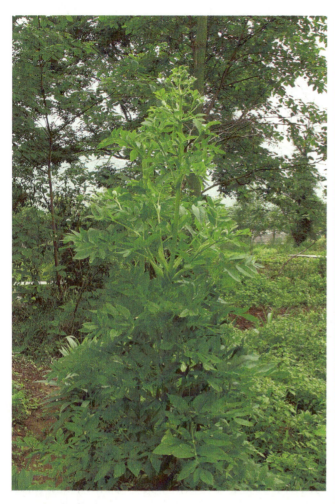

如梧桐子大。每服二十丸，酒送下，每日四五次。无当归，芎劳代，入蒲黄一两妙；无续断，大蓟根代。主治：产后所下过多，及崩中伤损，虚竭少气，面目脱色，腹中痛。

【用法用量】煎服，3~9g；或入丸、散。外用适量，研末外敷患处。

【使用注意】阴虚血热者忌用。

【现代研究】化学研究显示含挥发油，欧前胡素，白当归素，白芷毒素，花椒毒素，甾醇和硬脂酸等。药理研究显示对多种细菌有抑制作用，还有解热、抗炎，镇痛，解痉，抗癌，降血压，降血糖，降血脂等作用。现代临床用于治疗感冒头痛鼻塞，鼻窦炎鼻塞，龋齿牙痛，慢性肠炎，痔疮，卵巢囊肿，妇女带下，带状疱疹等。

146 红蓝花（红花）

【古籍原文】若乃红蓝花通经，治产后恶血之余。

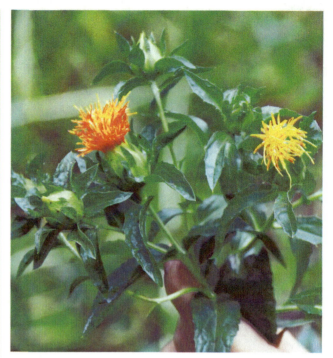

【来　　源】菊科植物红花 *Carthamus tinctorius* L. 的花。

【形态特征】一年生草本，高50~100cm。叶互生，近于无柄而抱茎；卵形或卵状披针形，基部渐狭，先端尖锐，边缘具刺齿；上部叶逐渐变小，成苞片状，围绕头状花序。花序大，顶生，总苞片多列；管状花多数；雄蕊5枚，雌蕊1枚。瘦果椭圆形或倒卵形。

【性味功效】辛，温。活血通经，散瘀止痛。

【古方选录】《医宗金鉴》桃红四物汤：当归、赤芍、生地黄、川芎、桃仁、红花各三钱。用法：水煎服。主治：妇女月经不调，痛经，经前腹痛或经行不畅而有血块，色紫暗，或血瘀而致的月经过多及淋漓不尽。

【用法用量】煎服，3~9g，养血活血宜少用，活血祛瘀宜多用；入散剂或浸酒，鲜者捣汁。外用适量，研末撒或浸酒涂。

【使用注意】孕妇忌用。

【现代研究】化学研究显示含红花黄色素，红花苷，红花油，新红花苷，黄色素等。药理研究显示有兴奋子宫，降压，增强冠状动脉血流量，减轻心肌缺血，改善微循环，抑制血小板聚集和增加纤维蛋白溶解等作用。现代临床用于治疗急性肌肉劳损，慢性肌肉劳损，跌打损伤致皮下充血、肿胀，褥疮，月经不调，闭经，产后瘀血腹痛，冠心病，痈疖肿痛等。

147 刘寄奴

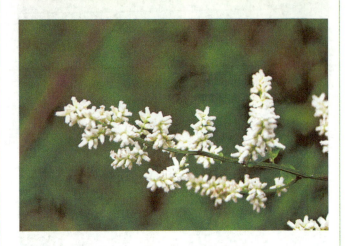

【古籍原文】刘寄奴散血，疗烫火金疮之苦。

【来　源】菊科植物奇蒿 *Artemisia anomala* S. Moore 的全草。

【形态特征】多年生草本，高 80~150cm。下部叶花期时枯落；中部叶近革质，长圆状或卵状披针形。头状花序极多数，在茎端及上部叶腋组成复总状花序；总苞片钟状，外层雌性，内层两性；聚药雄蕊 5 枚，雌蕊 1 枚。瘦果微小，长圆形，无毛。

【性味功效】苦，温。破血通经，敛疮消肿，消食化积。

【古方选录】《圣济总录》刘寄奴汤：刘寄奴、知母各一两，当归、鬼箭羽各二两，桃仁一两半。用法：上五味粗捣筛，每服四钱匕，水一盏半，煎至八分，去渣，温服，空心食前。主治：产后恶露不尽，脐腹疗痛，壮热憎寒，咽干烦渴。

【用法用量】煎服，5~10g；单用15~30g；或入散剂。外用适量，捣敷。

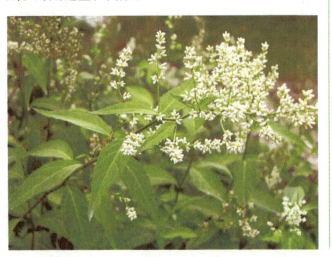

【使用注意】气血虚弱、脾虚泄泻者忌用。

【现代研究】化学研究显示含奇蒿黄酮，香豆精，东莨菪素，刘寄奴酰胺，三裂鼠尾草素，脱肠草素，小麦黄素等。药理研究显示有解除平滑肌痉挛，加速血液循环和促进凝血等作用。现代临床用于治疗急性肝炎，烧伤，跌打损伤肿痛，痈疖，消化不良等。

148 茵芋叶

【古籍原文】减风湿之痛，则茵芋叶。

【来　源】芸香科植物茵芋 *Skimmia reevesiana* Fort. 的茎叶。

【形态特征】全株芳香。单叶互生，常集生于枝顶；绿色或淡红色；叶片革质，具腺点，长椭圆状披针形或披针形。花常为两性，花瓣 5 片。浆果状核果，长圆形至卵状长圆形。花期 4~5 月，果期 10~12 月。

【性味功效】辛、苦，温；有毒。祛风胜湿。

【古方选录】《普济本事方》茵芋丸：茵芋叶、薏苡仁各半两，郁李仁一两，牵牛子三两。用法：上药研细末，炼蜜丸，如梧子大。每服二十丸，五更姜枣汤下，未利加至三十丸，日三，快利为度，白粥补。主治：风气积滞成脚气，常觉微肿，发则或痛。

【用法用量】浸酒或入丸剂，0.9~1.8g。

【使用注意】本品有毒，内服宜慎。阴虚而无风湿实邪者禁用。

【现代研究】化学研究显示茎皮和根含呋喃喹啉生物碱，茵芋碱，单叶芸香品碱等。叶含茵芋苷和茵芋碱。药理研究显示有麻黄碱样作用，可升高麻醉

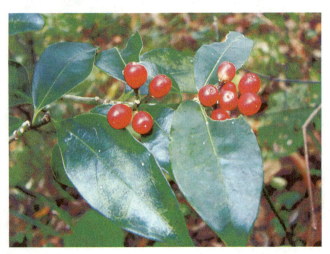

动物的血压，增强瞬膜收缩，加强肾上腺素对血压及子宫的作用，抑制小肠收缩及扩张冠状血管等。现代临床用于治疗风湿病，筋骨关节痛等。

149 骨碎补

【古籍原文】疗折伤之证，则骨碎补。

【来　　源】水龙骨科植物槲蕨 *Drynaria fortune*（Kunze）J. Sm. 的根茎。

【形态特征】附生草本，高 25~40cm。根状茎横生，密被钻状披针形表鳞片。叶二型；槲叶状的营养叶灰棕色，卵形，无柄，背面有疏短毛，边缘有粗浅裂；孢子叶高大，纸质，绿色，无毛，长椭圆形。孢子囊群着生于内藏小脉的交叉点上。

【性味功效】苦，温。补肾强骨，续伤止痛。

【古方选录】《太平圣惠方》骨碎补散：骨碎补、自然铜、虎胫骨、败龟各半两，没药一两。用法：捣细罗为散。每服一钱，以胡桃仁半个，一处嚼烂，用温酒一中盏下之，日三四服。主治：金疮，伤筋断骨，疼痛不可忍。

【用法用量】煎服，3~9g，鲜品 6~15g。外用鲜品适量，捣敷或浸酒搽。

【使用注意】阴虚内热及无瘀血者慎服。

【现代研究】化学研究显示含淀粉，葡萄糖，柚皮苷，骨碎补双氢黄酮苷等。药理研究显示有促进实验动物骨损伤愈合，增加血钙和血磷水平，有利于骨质生长，推迟骨细胞退行性变化，降低骨关节病变率，强心，降血脂，镇静，镇痛等作用。现代临

床用于治疗跌打损伤肿痛，骨折，斑秃脱发，劳累久病腰痛，链霉素毒性及过敏反应，鸡眼等。

150 藿香叶

【古籍原文】藿香叶辟恶气而定霍乱。

【来　　源】唇形科植物藿香 *Agadtacge rygisa*（Fisch. *et* Mey.）O. Kuntze. 的地上部分。

【形态特征】一年生或多年生草本，高 40~110cm。茎直立，四棱形，略带红色，稀被微柔毛及腺体。叶对生，叶片椭圆状卵形或卵形。花序聚成顶生的总状花序；萼 5 裂；花冠唇形，紫色或白色；雄蕊 4 枚。小坚果倒卵状三棱形。

【性味功效】辛，微温。祛暑解表，化湿和胃。

【古方选录】《太平惠民和剂局方》藿香正气散：大腹皮、白芷、紫苏、茯苓各一两，半夏曲、白术、陈皮、厚朴、苦梗各二两，藿香三两，甘草二两半。用法：上药研细末，每服二钱，水一盏，姜三片，枣一枚，同煎至七分，热服。如欲出汗，衣被盖，再煎并服。主治：外感风寒，内伤湿滞证，症见恶

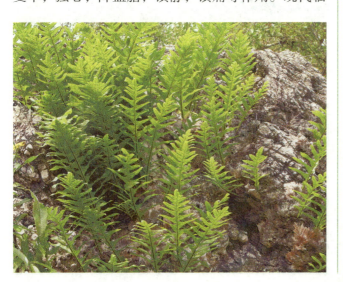

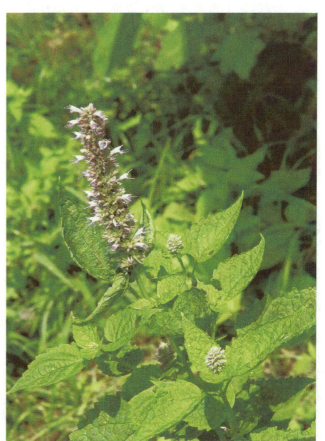

寒发热，头痛，胸膈满闷，脘腹疼痛，恶心呕吐，肠鸣泄泻，舌苔白腻等。

【用法用量】煎服，6~10g，鲜品加倍；或入丸、散。外用适量，研末搽。

【使用注意】辛香发散，阴虚血燥者不宜。

【现代研究】化学研究显示含挥发油0.28%，油中主要成分为甲基胡椒酚、广藿香醇、β-广藿香烯等，另含茴香醚，茴香醛，苯甲醛，丁香油酚等。药理研究显示有促进胃液分泌，增强消化能力，胃肠解痉，抗真菌，抗病毒和抗螺旋体等作用。现代临床用于治疗中暑腹泻，夏季感冒腹泻，急性胃肠炎腹泻呕吐，夏季皮炎，婴幼儿腹泻，急性卡他性结膜炎等。

151 草果仁

【古籍原文】草果仁温脾胃而止呕吐。

【来　源】姜科植物草果 *Amomum tsao-ko* Crevost *et* Lemaire 的成熟果实。

【形态特征】多年生草本，高2~2.5m。全株有辛辣气味。茎基部膨大。叶2列，无叶柄，膜质；叶片长圆状披针形至卵形。穗状花序；苞片淡红色，长圆形，小苞片管状；花浅橙色。蒴果成熟时暗紫

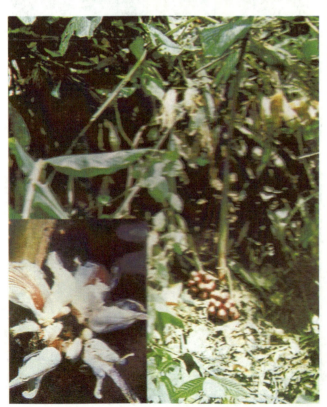

色，近球形，干时变橄榄形，黑褐色。种子多数。

【性味功效】辛，温。燥湿温中，除痰截疟。

【古方选录】《瘟疫论》达原饮：槟榔二钱，厚朴一钱，草果仁五分，知母一钱，芍药一钱，黄芩一钱，甘草五分。用法：用水一盅，煎八分，午后温服。主治：瘟疫初起，先憎寒而后发热，日后但热而无憎寒，初起二三日，其脉不浮不沉而数，昼夜发热，日晡益甚，头身疼痛。

【用法用量】煎服，3~6g；或入丸、散。

【使用注意】阴虚血燥者禁用。

【现代研究】化学研究显示含挥发油，油中的主要成分为α-蒎烯、β-蒎烯、芳樟醇、橙花叔醇、壬醛、癸醛、橙花醛等，另含淀粉，油脂和微量元素等。药理研究显示有提高血清胃泌素水平，镇咳，祛痰，抗炎，抗菌，镇痛，解热，平喘等作用。现代临床用于治疗感冒咳嗽，流行性感冒，急性胃炎呕吐，消化不良食少，斑秃，疟疾等。

152 巴戟天

【古籍原文】巴戟天治阴疝白浊，补肾尤滋。

【来　源】茜草科植物巴戟天 *Morinda officinalis* How 的根。

【形态特征】藤状灌木。根肉质肥厚，圆柱形，不规则地断续膨大，呈念珠状。茎有细纵条棱，幼时

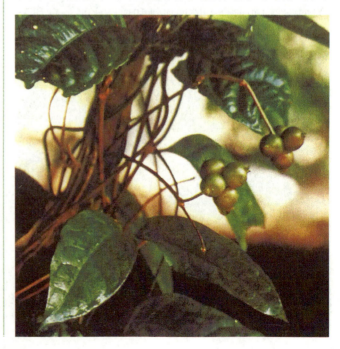

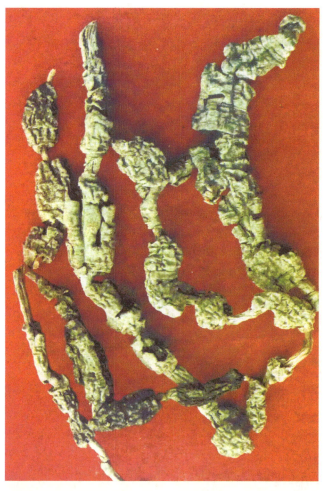

被褐色粗毛。叶对生，叶片长椭圆形。花序头状，雄蕊与花裂片同数，子房下位，4 室，花柱纤细。核果近球形。

【性味功效】甘、辛，微温。补肾阳，强筋骨，祛风湿。

【古方选录】《太平惠民和剂局方》巴戟丸：巴戟天三两，良姜六两，紫金藤十六两，青盐二两，肉桂、吴茱萸各四两。用法：上药为末，酒糊为丸。每服二十丸，暖盐酒送下，盐汤亦得。日午、夜卧各一服。主治：妇人子宫久冷，月脉不调，或多或少，赤白带下。

【用法用量】煎服，6~15g；或入丸、散；或浸酒、熬膏。

【使用注意】阴虚火旺者忌用。

【现代研究】化学研究显示含蒽醌类，黄酮类，糖类，氨基酸，甾体三萜，有机酸，强心苷，维生素 C，树脂等。药理研究显示有增加体重，抗疲劳，促进皮质酮分泌，抗自由基，降压及抗炎等作用。现代临床用于治疗久病体虚，阳痿，子宫虚冷，风湿病腰腿关节疼痛等。

153 玄胡索（延胡索）

【古籍原文】玄胡索理气痛血凝，调经有助。

【来　　源】罂粟科植物延胡索 Corydalis yanhusuo W. T. Wang 的块茎。

【形态特征】多年生草本，高 10~20cm。块茎扁球形。茎直立或倾斜，常单一。叶片轮廓宽三角形，裂片披针形至长椭圆形。总状花序顶生，花冠淡紫红色，雄蕊 6 枚，子房条形。蒴果条形，熟时 2 瓣裂。种子扁长圆形，黑色，有光泽，表面密布小凹点。花期 4 月，果期 5~6 月。

【性味功效】辛、苦，温。活血，利气，止痛。

【古方选录】《普济方》延胡索散：延胡索三钱，茴香三钱（炒），甘草三钱，蓬莪术三钱。用法：每服一钱，水五分，煎至三分，温服。主治：气积食积成块，及盘肠气痛，肠中一切冷痛。

【用法用量】煎服，3~9g；研末吞服，一次 1.5~3g。醋炙增强止痛作用。

【使用注意】孕妇慎用。

【现代研究】化学研究显示含生物碱，有紫堇碱、dl-四氢掌叶防己碱、原阿片碱等，另含淀粉，黏液质，挥发油及树脂等。药理研究显示有扩张外周血管，增加冠状动脉血流量，抗溃疡，镇痛，催眠，镇静与安定等作用。现代临床用于治疗跌打损伤或风湿病关节疼痛，痛经，产后瘀血腹痛，胃肠痉挛疼痛等。

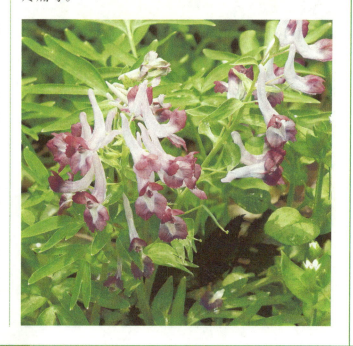

154 款冬花

【古籍原文】尝闻款冬花润肺，祛痰嗽以定喘。

【来　源】菊科植物款冬 Tussilago farfara L. 的花蕾。

【形态特征】多年生草本，高 10~25cm。根茎褐色，横生地下。叶片宽心形或肾形。头状花序顶生，鲜黄色，雄蕊 5 枚；花药基部尾状，柱头状，通常一育。瘦果长椭圆形，有 5~10 条棱，冠毛淡黄色。

【性味功效】辛、微苦，温。润肺下气，止咳化痰。

【古方选录】《圣济总录》款冬花汤：款冬花二两，桑根白皮、贝母、五味子、炙甘草各半两，知母一分，杏仁三分。用法：上七味，粗捣筛，每服三钱匕，水一盏，煎至七分，去滓温服。主治：暴发咳嗽。

【用法用量】煎服，5~10g。

【使用注意】阴虚劳嗽者禁用。

【现代研究】化学研究显示含款冬二醇等甾醇类，芸香苷，金丝桃苷，三萜皂苷，款冬花素，款冬碱，挥发油和蒲公英黄质等。药理研究显示有镇咳，平喘，祛痰，调节血压，支气管解痉，抑制血小板聚集，抗休克等作用。现代临床用于治疗各种咳嗽，

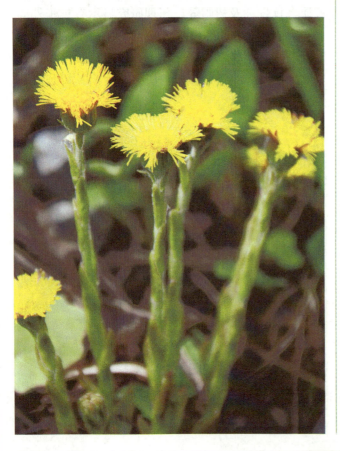

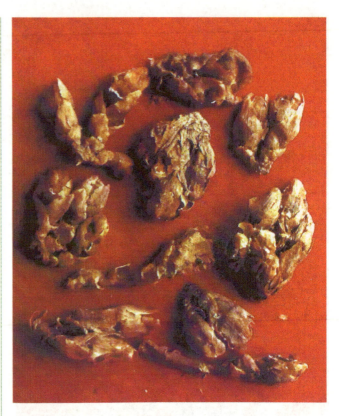

支气管哮喘，急性、慢性气管炎痰多等。

155 肉豆蔻

【古籍原文】肉豆蔻温中，止霍乱而助脾。

【来　源】肉豆蔻科植物肉豆蔻 Myristica fragrans Houtt. 的种仁。

【形态特征】常绿乔木，高可达 20m。叶互生，椭圆状披针形或长圆状披针形。花雌雄异株，雄花总状花序，小苞片鳞片状。果实梨形或近于圆球形，淡红色或黄色，成熟后纵裂成 2 瓣，显出绯红色假种皮。种子长球形，种皮红褐色，木质。

【性味功效】辛，温。温中行气，涩肠止泻。

【古方选录】《内科摘要》四神丸：肉豆蔻二两，补骨脂四两，五味子二两，吴茱萸（浸炒）一两。用法：上药为末，用水一碗，煮生姜四两，红枣五十枚，水干，取枣肉为丸，如桐子大。每服五七十丸，空心食前服。主治：脾肾虚寒，大便不实，饮食不思，或食而不化，或腹痛，神疲乏力，舌淡苔薄白，脉沉迟无力。

【用法用量】煎服，3~9g；或入丸、散，每次 0.5~1g。涩肠止泻煨熟用。

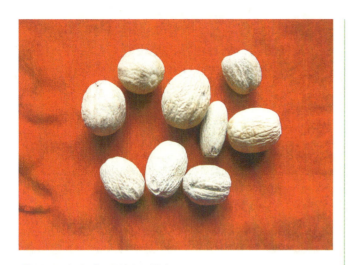

【使用注意】湿热泻痢者忌用。

【现代研究】化学研究显示含 d- 莰烯及 α - 蒎烯，肉豆蔻酸，肉豆蔻醚，木脂素，三萜皂苷和挥发油等。药理研究显示其少量减少胃肠蠕动，大量抑制胃肠蠕动；还有镇静，抗炎，麻醉及抗菌等作用。现代临床用于治疗慢性细菌性痢疾，慢性结肠炎腹泻，胃寒脘腹痛，食少呕吐等。

156 抚芎（川芎）

【古籍原文】抚芎走经络之痛。

【来　源】伞形科植物川芎 *Ligusticum chuanxiong* Hort. 的根茎。

【形态特征】多年生草本，高 30~60cm。全株有浓烈香气。根茎呈不规则的结节状拳形，下端有多数须根。茎直立，茎下部的节膨大成盘状，中部以上的节不膨大。叶片卵状三角形。复伞形花序顶生或侧生。双悬果卵圆形，5 条棱，有窄翅，背棱中有油管 1 条，侧棱中有 2 条，结合面有 4 条。

【性味功效】辛，温。活血行气，祛风止痛。

【古方选录】《太平惠民和剂局方》川芎茶调散：薄荷叶八两，川芎、荆芥各四两，香附子八两，防风一两半，白芷、羌活、甘草各二两。用法：共为细末，每服一钱，食后茶清调下，常服头目清。主治：诸风上攻，头目昏重，偏正头痛，鼻塞声重，伤风壮热，肢体烦疼，肌肉蠕动，膈热痰盛，太阳穴疼。

【用法用量】煎服，3~10g；研末，每次 1~1.5g；或入丸、散。外用适量，研末撒，或煎汤漱口。酒炙增加其温通升散之功。

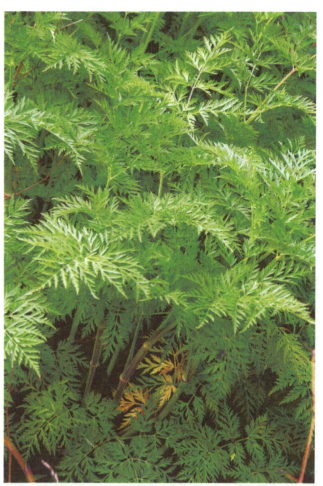

【使用注意】阴虚火旺，上盛下虚及气弱之人慎用。孕妇忌用。

【现代研究】化学研究显示含川芎嗪，黑麦草碱，藁本内酯，挥发油，阿魏酸等。药理研究显示有镇静，镇痛，扩张冠状血管，增加冠脉血流量，改善心肌缺氧，改善微循环，抑制血小板聚集，预防血栓形成，抗菌，镇痛，解痉，抗肿瘤等作用。现代临床用于治疗冠心病，月经不调，痛经，产后瘀血腹痛，跌打损伤，骨折疼痛，痈疮肿痛等。

157 何首乌

【古籍原文】何首乌治疮疥之资。

【来　源】蓼科植物何首乌 *Polygonum multiflorum* Thunb. 的块根。

【形态特征】多年生缠绕藤本。根细长，末端成肥大的块根，外表红褐色至暗褐色。茎基部略呈木质，中空。叶互生，具长柄，褐色；叶片狭卵形或心形。

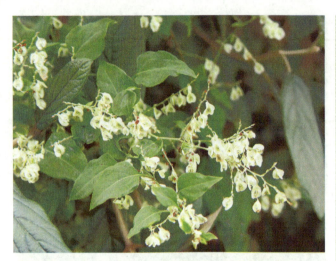

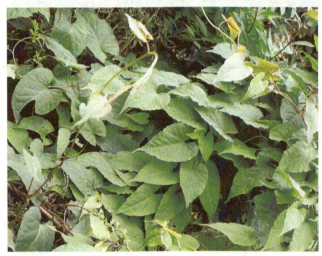

圆锥花序；小花梗具节，基部具膜质苞片；花小，花被绿白色；雄蕊8枚，雌蕊1枚；柱头3裂，头状。瘦果椭圆形。

【性味功效】苦、甘、涩，温。生用解毒，消痈，润肠通便；制用补肝肾，益精血，乌须发，强筋骨。

【古方选录】《景岳全书》何人饮：何首乌三钱至一两，随轻重用之，当归二三钱，人参三五钱，陈皮二三钱，煨生姜三片。用法：水二盅，煎八分，于发前二三时温服之。若善饮者，以酒浸一宿，次早加水一盅煎服亦妙，再煎不必用酒。主治：疟疾久发不止，气血两虚，寒热时作，稍劳即发，面色萎黄，倦怠乏力，食少自汗，形体消瘦，舌淡，脉缓大而虚者。

【用法用量】煎服，6~12g。补益精血宜制用，截疟、解毒、通便宜生用。

【使用注意】大便溏泄及有湿痰壅盛者不宜。

【现代研究】化学研究显示含大黄酚，大黄素，大黄酸，大黄素甲醚，大黄酚蒽酮，卵磷脂，粗脂肪和淀粉等。药理研究显示有降血脂，降血糖，抗菌，增强免疫功能，抗自由基，延缓衰老，保肝，促进肠蠕动等作用。现代临床用于治疗老年体虚，久病体弱，久患疟疾，贫血，习惯性便秘等。

158 姜 黄

【古籍原文】姜黄能下气，破恶血之积。

【来　　源】姜科植物姜黄 *Curcuma longa* L. 的根茎。

【形态特征】多年生草本，高 1~1.5m。分支呈椭圆形或圆柱状，橙黄色，极香；根粗壮，末端膨大成块根。叶基生，叶片长圆形或窄椭圆形。穗状花序圆柱状；能育雄蕊1枚，花丝短而扁平，花药长圆形，基部有距；子房下位，外被柔毛；花柱细长，柱头稍膨大，略呈唇形。蒴果膜质，球形，3瓣裂。种子卵状长圆形，具假种皮。

【性味功效】辛、苦，温。破血行气，通经止痛。

【古方选录】《圣济总录》姜黄散：姜黄、丁香、当归、芍药各半两。用法：上药为散，每服二钱匕，

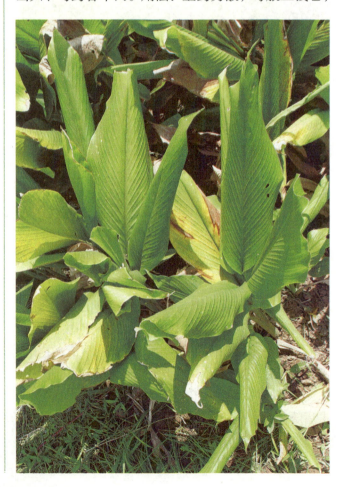

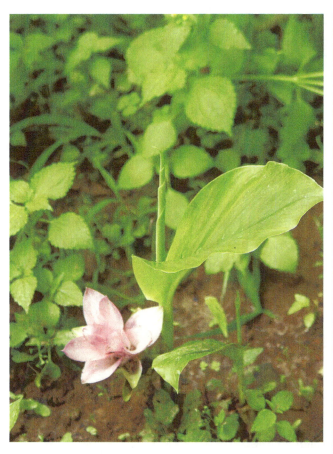

有时稍扭曲。叶互生，质薄较柔，叶柄盾状着生，长与叶片相等；叶片外形近圆形。花小，雌雄异株，为头状聚伞花序；雄花雄蕊4枚，花药近圆形；雌花的花萼、花瓣与雄花同数，无退化雄蕊。核果球形。

【性味功效】苦，寒。利水消肿，祛风止痛。

【古方选录】《金匮要略》防己黄芪汤：防己四两，黄芪五两，炙甘草二两，白术三两。用法：每服三钱，水一盏半，入生姜三片，枣一个，同煎至一盏，去滓，稍热服，不计时候，服讫盖覆温卧，令微汗，瘥。主治：风湿相搏，客在皮肤，一身尽重，四肢少力，关节烦疼，时自汗出，恶风，及治风水客搏，腰脚浮肿，上轻下重，不能屈伸。

【用法用量】煎服，5~10g。

【使用注意】易伤胃气，胃纳不佳、阴虚体弱及无湿热者慎服。

【现代研究】化学研究显示含汉防己碱，防己醇灵碱，门尼新碱，轮环藤酚碱，黄酮苷，有机酸，挥

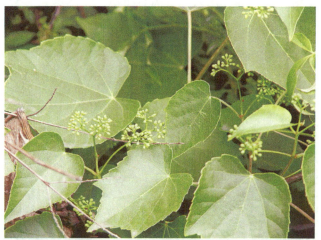

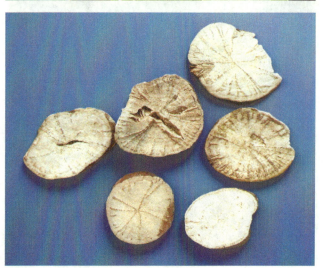

温酒调下，不拘时候。经脉欲来先服此药。主治：室女月水滞涩。

【用法用量】煎服，3~9g；研末服，2~3g。外用适量，研末调敷。

【使用注意】血虚无气滞血瘀慎服。孕妇禁用。

【现代研究】化学研究显示含挥发油4.5%，油中含姜黄酮、姜油烯、水芹烯、香桧烯、去氢姜黄酮等成分。药理研究显示有增强心肌血流量，抗凝，抑制血小板聚集，利胆，降压，保肝，抗早孕，抗氧化，抗菌，镇痛等作用。现代临床用于治疗冠心病心绞痛，牙痛，胃痛，胆道炎，痛经，关节疼痛，跌打损伤肿痛等。

159 防 己

【古籍原文】防己宜消肿，去风湿之施。

【来　　源】防己科植物粉防己 *Stephania tetrandra* S. Moore 的根。

【形态特征】多年生缠绕藤本。根圆柱状，有时呈块状，外皮淡棕色或棕褐色。茎柔韧，圆柱形，

发油及糖类等。药理研究显示有保护心肌，抗心律失常，镇痛，抗炎，抗过敏，抗菌，抗肿瘤等作用。现代临床用于治疗高血压，风湿病关节疼痛，肾炎水肿等。

160 藁本

【古籍原文】藁本除风，主妇人阴痛之用。

【来　源】伞形科植物藁本 *Ligusticum sinense* Oliv. 或辽藁本 *Ligusticum jeholense* Nakai et Kitag. 的根茎及根。

【形态特征】（1）藁本　多年生草本。茎直立，中空，表面有纵直沟纹。叶互生；基生叶三角形，二回羽状全裂，卵形，上面叶脉上有乳头状突起，边缘具不整齐的羽状深裂；茎上部的叶具扩展叶鞘。复伞形花序，顶生或腋生。双悬果广卵形。

（2）辽藁本　多年生草本，高 15~60cm。根茎短。茎直立，中空，表面具纵棱，常带紫色。基生叶在花期凋落；茎生叶互生，在下部和中部的叶

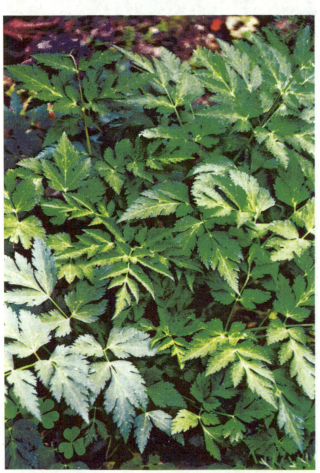

有长柄；叶为广三角形，通常为三回三出羽状全裂。复伞形花序顶生。双悬果椭圆形。

【性味功效】辛，温。祛风，散寒，除湿，止痛。

【古方选录】《医方类聚》藁本散：藁本、蛇床子、黄柏各半两，硫黄三钱半，白矾二钱半，轻粉一钱。用法：共研匀，油蜡为膏子，擦于患处。主治：疥癣。

【用法用量】煎服，3~9g。

【使用注意】血虚头痛忌用。

【现代研究】化学研究显示含 3- 丁基苯酞，新蛇床内脂，蛇床内脂，柠檬烯，4- 松油醇，肉豆蔻醚，藁本内酯和甲基丁香酚等。药理研究显示有抑菌，平喘，镇静，镇痛，解热和抗炎等作用。现代临床用于治疗感冒头痛，胃痉挛疼痛和神经性皮炎等。

161 仙茅

【古籍原文】仙茅益肾，扶元气虚弱之衰。

【来　源】石蒜科植物仙茅 *Curculigo orchioides* Gaertn. 的根茎。

【形态特征】多年生草本。根茎近圆柱状直生，外皮褐色；地上茎不明显。叶基生；叶片线形，线状披针形或披针形。总状花序多少呈伞房状；花黄色，下部花筒线形；雄蕊 6 枚；柱头 3 裂。浆果近纺锤状。种子亮黑色，表面具纵凸纹，有喙。

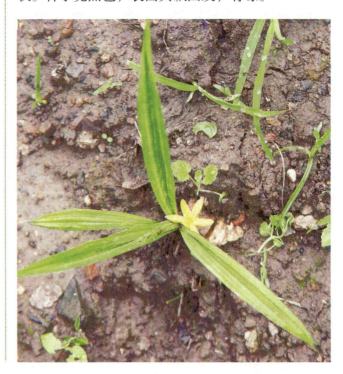

【性味功效】辛，热；有毒。补肾阳，强筋骨，祛寒湿。

【古方选录】《圣济总录》仙茅丸：仙茅二斤，苍术二斤，枸杞子一斤，车前子十二两，白茯苓、茴香、柏子仁各八两，生地黄、熟地黄各四两。用法：上药为末，酒煮糊丸，如梧子大。每服五十丸，食前温酒下，日二服。主治：背膊手足头目筋脉虚掣，一切风证，疼痛不可忍者。

【用法用量】煎服，3~10g；或入丸、散；或浸酒。外用适量，捣敷。

【使用注意】阴虚火旺者忌用。

【现代研究】化学研究显示含鞣质4%，脂肪1%，树脂，淀粉等。药理研究显示有耐缺氧，抗高温，抗炎，抗菌，抗肿瘤等作用。现代临床用于治疗风湿病筋骨关节疼痛，骨质疏松症，皮肤炎症等。

162 破故纸（补骨脂）

【古籍原文】乃曰破故纸温肾，补精髓与劳伤。

【来　　源】豆科植物补骨脂 *Psoralea corylifolia* L. 的成熟果实。

【形态特征】一年生草本，高40~90cm。枝坚硬，具纵棱；全株被白色柔毛和黑褐色腺点。单叶互生；托叶成对，三角状披针形；叶片阔卵形。花多数密集成穗状的总状花序，腋生；花萼钟状，花冠蝶形；雄蕊10枚，雌蕊1枚；子房上位，倒卵形或线形。果皮黑色，与种子粘贴。种子1颗，有香气。

【性味功效】辛、苦，温。温肾助阳，纳气，止泻。

【古方选录】《太平惠民和剂局方》补骨脂丸：补骨脂四两，菟丝子四两，胡桃肉一两，乳香、没药、沉香三钱半。用法：炼蜜丸如梧子大。每服二三十丸，空心盐汤温酒任下，自夏至起，冬至止，日一服。主治：下元虚败，脚手沉重，夜多盗汗。

【用法用量】煎服，5~15g。外用适量，制成酊剂涂抹患处。

【使用注意】阴虚火旺及大便秘结者忌用。

【现代研究】化学研究显示含挥发油，有机酸，黄酮类，三萜甘油，补骨脂素和异补骨脂素等。药理研究显示有扩张心脏冠状动脉血管，提高心功能，兴奋肠道，松弛子宫，增强免疫和内分泌功能，调

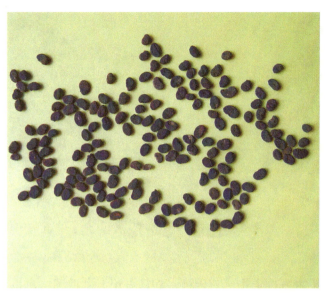

节神经系统，促进骨髓造血等作用。现代临床用于治疗月经不调，功能性子宫出血，银屑病，白癜风及指、趾甲癣等。

163 木 瓜

【古籍原文】宣木瓜入肝，疗脚气并水肿。

【来　　源】蔷薇科植物贴梗海棠 *Chaenomeles speciosa*（Sweet）Nakai 的近成熟果实。

【形态特征】落叶灌木，高2~3m。枝条直立开展，有刺；小枝圆柱形，微屈曲，无毛，紫褐色或黑褐色，有疏生浅褐色皮孔。叶片卵形至椭圆形，稀长椭圆形。花先叶开放；花梗短粗；萼筒钟状，外面无毛。梨果卵形或球形，黄色或黄绿色，芳香。花期3~4月，果期9~10月。

【性味功效】酸，温。平肝舒筋，和胃化湿。

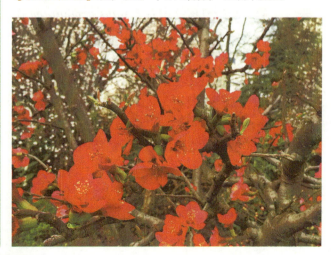

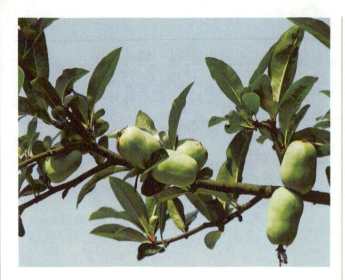

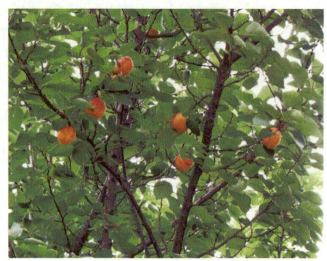

【古方选录】《三因极一病证方论》木瓜汤：木瓜（去瓤）一两，吴茱萸（炙）半两，茴香一分，甘草一钱。用法：研末，每服四钱，加生姜、紫苏叶少许，水煎，去滓，温服。主治：吐泻转筋。

【用法用量】煎服，10~15g；或入丸、散。外用适量，煎水熏洗。

【使用注意】胃酸过多者不宜使用。

【现代研究】化学研究显示含苹果酸，酒石酸，枸橼酸，皂苷，黄酮类，鞣质，维生素 C 及齐墩果酸等。药理研究显示有保肝，抗菌，抗肿瘤，降低血清丙氨酸转氨酶，抑制腹水癌等作用。现代临床用于治疗风湿病筋骨关节疼痛，急性胃炎吐泻，脚气肿痛，消化不良呕吐腹泻等。

164 杏仁（苦杏仁）

【古籍原文】杏仁润肺燥，止嗽之剂。

【来　　源】蔷薇科植物山杏 *Prunus armeniaca* L. var. *ansu* Maxim. 或杏 *Prunus armeniaca* L. 的成熟种子。

【形态特征】（1）山杏　灌木或小乔木，高 2~5m。叶卵形或近圆形。花单生，萼片长圆状椭圆形，先端尖；花瓣近圆形或倒卵形，白色或粉红色。果实扁球形，直径 1.5~2.5cm，两侧扁，果肉薄而干燥，熟时开裂；核易与果肉分离，基部一侧不对称，平滑。

（2）杏　落叶小乔木，高 4~10cm。树皮暗红棕色，纵裂。单叶互生；叶片圆卵形或宽卵形，春季先叶开花。花单生枝端，着生较密，稍似总状；

花瓣 5 枚，白色或浅粉红色，圆形至宽倒卵形。核果圆形，稀倒卵形，直径 2.5cm 以上。种子 1 颗，心状卵形，浅红色。

【性味功效】苦，温；有毒。祛痰止咳，平喘，润肠。

【古方选录】《备急千金要方》杏仁丸：杏仁三升，熟捣如膏，蜜一升，为三分，以一分内杏仁捣，令强，更内一分捣之如膏，又内一分捣熟止。用法：先食已含咽之，多少自在，日三。每服不得过半方寸匕，则利。主治：咳逆上气。

【用法用量】煎服，5~10g，宜打碎入煎。

【使用注意】阴虚咳喘及大便溏泻者忌用。有毒，内服不宜过量；婴儿慎用。

【现代研究】化学研究显示含苦杏仁苷、脂肪油（杏仁油）、蛋白质和各种游离氨基酸，苦杏仁酶，苦杏仁苷酶，绿原酸，肌醇，苯甲醛和芳樟醇等。药理研究显示有镇咳，平喘，抗炎，镇痛，降血糖，降血脂，抗肿瘤等作用。现代临床用于治疗感冒咳嗽，慢性支气管炎咳嗽，便秘等。

165 茴香（小茴香）

【古籍原文】茴香治疝气，肾病之用。

【来　　源】伞形科植物小茴香 *Foeniculum vulgare* Mill. 的果实。

【形态特征】多年生草本，高 0.6~2m，全株有粉霜，有强烈香气。茎直立，上部分支，有棱。叶互生，二至四回羽状细裂；下部叶具长柄，基部鞘状抱茎，上部叶的柄一部分或全部成鞘。复伞形花序顶生，

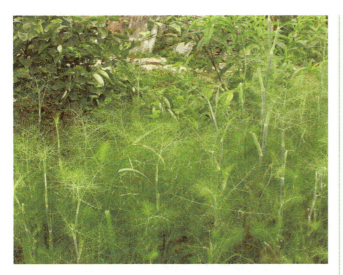

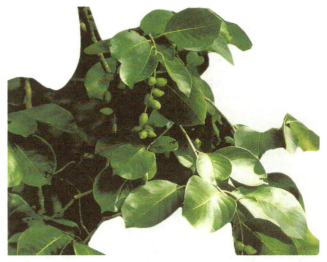

无总苞和小总苞；花小，金黄色。双悬果矩圆形，果棱尖锐，具有特异芳香气。

【性味功效】辛，温。温肾散寒，和胃理气。

【古方选录】《三因极一病证方论》小茴香丸：茴香、胡椒等分。用法：上药为末，酒糊丸，如梧子大。每服五十丸，空心温酒下。主治：小肠疝气腹痛。

【用法用量】煎服，3~6g；或入丸、散。外用适量，研末调敷或炒热温熨。

【使用注意】阴虚火旺者慎服。

【现代研究】化学研究显示主要含挥发油，其成分包括茴香醚，小茴香酮，α-蒎烯，莰烯，二戊烯，茴香醛，茴香酸等。药理研究显示有兴奋肠收缩活动，增加胃肠蠕动，利胆，抗溃疡，刺激胃肠神经血管，促进消化液分泌等作用。现代临床用于治疗慢性消化不良，慢性结肠炎，嵌闭性小肠疝，鞘膜积液和阴囊象皮肿等。

166 诃 子

【古籍原文】诃子生精止渴，兼疗滑泄之痾。

【来　　源】使君子科植物诃子 *Terminalia chebula* Retz. 或绒毛诃子 *Terminalia chebula* Retz. var. *tomentella* Kurt. 的成熟果实。

【形态特征】（1）诃子　乔木，高达 30m。枝近无毛，皮孔细长，白色或淡黄色，幼枝黄褐色，被绒毛。叶互生或近对生，叶柄粗壮，叶卵形或椭圆形。穗状花序腋生或顶生，有时又组成圆锥花序；花两性。核果卵形或椭圆形，成熟时变黑褐色，通常有 5 条

钝棱。花期 5 月，果期 7~9 月。

　　（2）绒毛诃子　与诃子的区别：幼枝、幼叶全被铜色平伏长柔毛；苞片长于花；花萼外无毛；果卵形，长不足 2.5cm。

【性味功效】苦、酸、涩，平。涩肠敛肺，降火利咽。

【古方选录】《济生方》诃子饮：诃子一两，杏仁一两，通草二钱五分。用法：上药细切，每服四钱，水一盏，煨生姜切五片，煎至八分，去滓，食后温服。主治：久咳语声不出。

【用法用量】煎服，3~10g。利咽开音宜生用，涩肠止泻宜煨用。

【使用注意】凡外邪未解、内有湿热火邪者忌用。

【现代研究】化学研究显示含诃子酸，诃黎勒酸，原诃子酸，诃子素，鞣酸酶及没食子酸等。药理研究显示有抗菌，解痉，抗氧化，收敛止泻等作用。现代临床用于治疗大叶性肺炎，慢性细菌性痢疾久泻久痢，慢性咽炎咽痛音哑等。

167 秦 艽

【古籍原文】秦艽攻风逐水，又除肢节之痛。

【来　　源】龙胆科植物秦艽 *Gentiana macrophylla* Pall.、麻花秦艽 *Gentiana straminea* Maxim.、粗茎秦艽 *Gentiana crassicaulis* Duthie ex Burk. 或小秦艽 *Gentiana dahurica* Fisch. 的根。

【形态特征】（1）秦艽　多年生草本，高 20~60cm。主根粗长，圆柱形，上粗下细，扭曲不直，有少数分支，中部多呈螺纹状；根茎部有许多纤维状残存

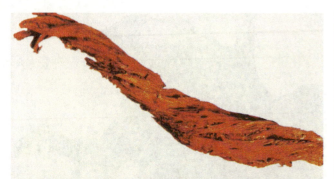

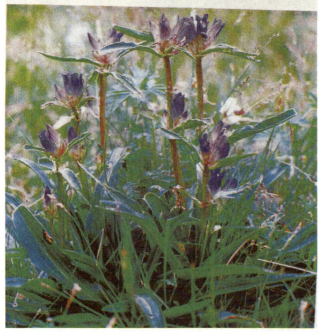

叶基。茎直立或斜生，圆柱形，无毛。基生叶多丛生，无柄，叶片披针形或长圆披针形。花多集成顶生及茎上部腋生的轮伞花序。蒴果长圆形或椭圆形。种子椭圆形，无翅，褐色，有光泽。花期7~9月，果期8~10月。

（2）麻花秦艽 多年生草本，高20~40cm。根茎粗大，有许多纤维状残存叶基。茎直立或斜上，圆柱形，无毛。基生叶多丛生，叶片较大，窄椭圆形或椭圆状披针形；茎生叶对生，较小。花茎粗壮而短，稍倾斜，花多数。蒴果内藏，长圆形，无柄。

【性味功效】辛、苦，平。祛风湿，清湿热，止痹痛。

【古方选录】《卫生宝鉴》秦艽升麻汤：升麻、葛根、甘草（炙）、芍药、人参各半两，秦艽、白芷、防风、桂枝各三钱。用法：上药细切。每服一两，水二盏，连须葱白三茎，长二寸，煎至一盏，去滓，稍热服，食后。服药毕，避风寒处卧，得微汗出则止。主治：老人中风，风寒客于手足阳明经，口眼歪斜，恶风恶寒，四肢拘急。

【用法用量】煎服，5~10g。

【使用注意】久痛虚羸、便滑者忌用。

【现代研究】化学研究显示含龙胆宁碱，龙胆次碱，秦艽碱丙，挥发油及糖类等。药理研究显示有抗炎，抗菌，镇静，降低血压和升高血糖等作用。现代临床用于治疗流行性脑脊髓膜炎，关节痛，头痛，牙痛等。

168 槟榔

【古籍原文】槟榔豁痰而逐水，杀寸白虫。

【来　　源】棕榈科植物槟榔 *Areca catechu* L. 的成熟种子。

【形态特征】乔木，高10~18m，不分支，叶脱落后形成明显的环纹。羽状复叶，小叶片披针状线形或线形。花序着生于最下一叶的基部，有佛焰苞状大苞片，长倒卵形；花单性同株；雄花小，花瓣3片，雄蕊6枚，退化雌蕊3枚。坚果卵圆形或长圆形。

【性味功效】苦、辛，温。杀虫消积，降气，行水，截疟。

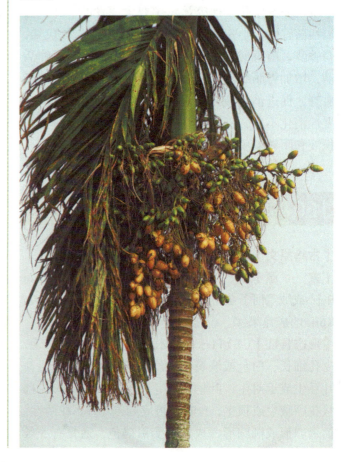

【古方选录】《伤寒总病论》槟榔散：槟榔二个。用法：为细末，酒二盏，煎一盏四，分作两服，温饮之。主治：伤寒发汗或下后痞满，或成寒实结胸，气塞不通。兼治蛔厥，心腹刺痛。

【用法用量】煎服，3~10g；驱绦虫、姜片虫，30~60g。生用驱虫力强，炒用行气为主，鲜品更佳。

【使用注意】脾虚便溏及气虚下陷者慎服。孕妇慎用。

【现代研究】化学研究显示含生物碱0.3%~0.6%，主要有槟榔碱、槟榔次碱、槟榔副碱等；另含缩合鞣质，脂肪油及槟榔红色素等。药理研究显示有驱虫，抗真菌，抗病毒，促进汗腺、唾液分泌，增加肠蠕动等作用。现代临床用于治疗绦虫病、姜片虫病、鞭虫病、蛲虫病、钩虫病、蛔虫病、青光眼等。

169 杜仲

【古籍原文】杜仲益肾而添精，去腰膝重。

【来　　源】杜仲科植物杜仲 *Eucommia ulmoides* Oliv. 的树皮。

【形态特征】落叶乔木，高达20m。树皮灰褐色，粗糙，折断拉开有多数细丝。单叶互生，叶片椭圆形、卵形或长圆形。花单性，雌雄异株，花生于当年枝基部，雄花无花被，花梗无毛。翅果扁平，长椭圆形，周围具薄翅；坚果位于中央，与果梗相接处有关节。早春开花，秋后果实成熟。

【性味功效】甘，温。补肝肾，强筋骨，安胎。

【古方选录】《太平圣惠方》杜仲散：杜仲二两，丹参二两，芎䓖一两半，桂心一两，细辛三分。用法：共捣粗罗为散，每服四钱，以水一中盏，煎至

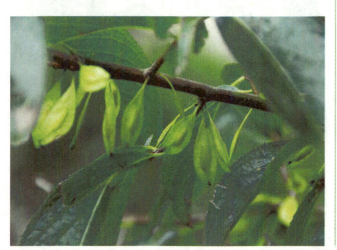

五分，去滓，次入酒二分，更煎二三沸，每于食前温服。主治：腰痛不可忍。

【用法用量】煎服，10~15g；或入丸、散；或浸酒。盐水炒用效果更佳。

【使用注意】阴虚火旺者不宜。

【现代研究】化学研究显示含木脂素，木脂素苷，松脂素双糖苷，杜仲苷，筋骨草苷，杜仲素A，绿原酸，生物碱，蛋白质，维生素和杜仲胶等。药理研究显示有降压，调节细胞免疫，增强巨噬细胞吞噬功能，促使肝糖原堆积，增强耐缺氧能力，镇静，镇痛，抗菌，利尿和抗脂质过氧化等作用。现代临床用于治疗高血压眩晕头痛、目昏，风湿病腰腿关节痛，子宫脱垂和习惯性流产等。

170 紫石英

【古籍原文】当知紫石英疗惊悸崩中之疾。

【来　　源】为氟化物类矿物萤石族萤石，主含氟化钙（CaF_2）。

【形态特征】等轴晶系矿石。晶体呈立方体、八面体、十二面体，集合体常呈致密粒状块体。颜色很少是无色透明的，大部分被染成各种颜色。条痕白色。玻璃光泽。透明至微透明。断口呈贝壳状。加热后显萤光。

【性味功效】甘，温。镇心安神，温肺，暖宫。

【古方选录】《太平圣惠方》紫石英丸：紫石英二

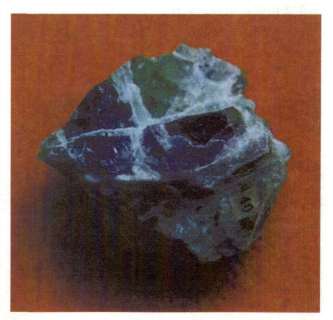

两，朱砂一两，柏子仁、龙骨、人参、桑螵蛸各二两，麝香半两，肉苁蓉一两。用法：共捣罗为末，研入朱砂、石英、麝香令匀，炼蜜和捣二三百杵，丸如梧桐子大。空腹时，用温酒送下二十丸。主治：虚劳，夜多异梦，失精，虚竭至甚。

【用法用量】煎服，6~10g，打碎，先煎；或入丸、散。

【使用注意】阴虚火旺者忌用。

【现代研究】化学研究显示主要含氟化钙，氟，氧化铁，稀土等。现代少用。

171 橘核仁

【古籍原文】橘核仁治腰疼疝气之痪。

【来　源】芸香科植物橘 *Citrus reticulata* Blanco 及其栽培变种的成熟种子。

【形态特征】常绿小乔木或灌木，高 3~4m。枝细，多有刺。叶互生，叶柄长，叶片披针形或椭圆形。花单生或数朵丛生于枝端或叶腋，花瓣 5 片；雄蕊 15~30 枚，雌蕊 1 枚。柑果近圆形或扁圆形。种子卵圆形，白色，一端尖。

【性味功效】苦，平。理气，散结，止痛。

【古方选录】《济生方》橘核丸：橘核、海藻、昆布、海带、川楝子、桃仁各一两，厚朴、木通、枳实、延胡索、桂心、木香各半两。用法：上药为细末，酒糊为丸，如桐子大，每服七十丸，空心盐酒、盐汤任下。主治：寒湿疝气。

【用法用量】煎服，3~10g。

【使用注意】虚证慎用。

【现代研究】化学研究显示含脂肪油，蛋白质，黄柏内酯等。药理研究显示有解痉，止痛，降低胃张

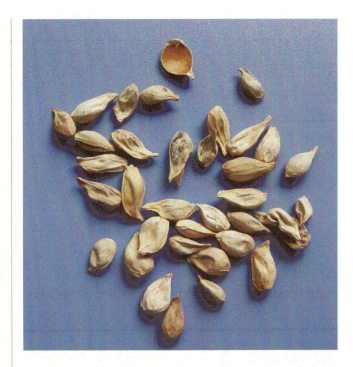

力及镇定安神等作用。现代临床用于治疗急性乳腺炎，疝气肿痛，乳腺增生等。

172 金樱子

【古籍原文】金樱子兮涩遗精。

【来　源】蔷薇科植物金樱子 *Rosa laevigata* Michx. 的成熟果实。

【形态特征】常绿攀援灌木，高达 5m。茎无毛，有钩状皮刺和刺毛。羽状复叶；小叶革质，椭圆状

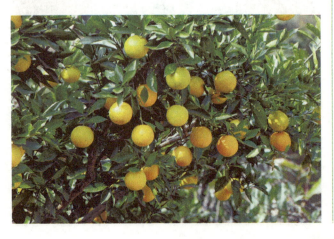

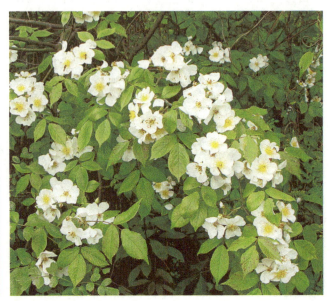

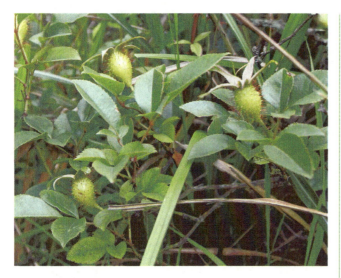

卵形或披针状卵形。花单生于侧枝顶端；萼片5片；花瓣5片，白色；雄蕊多数。果实倒卵形，成熟时紫红色或紫褐色，外面密被刺毛。

【性味功效】酸、甘、涩，平。固精缩尿，涩肠止泻。

【古方选录】《证类本草》金樱子煎：金樱子，经霜后以竹夹子摘取，去其子，以水淘洗过，烂捣入大锅，以水煎，不得绝火，煎约水耗半，取出澄滤过，仍重煎似稀饧。每服取一匙，用暖酒一盏，调服。主治：脾泄下利；肝肾两亏之精神衰弱，小便不禁，梦遗滑精。

【用法用量】煎服，6~12g。

【使用注意】实火、邪热者忌用。

【现代研究】化学研究显示含柠檬酸，苹果酸，鞣质，树脂，维生素C，皂苷等。药理研究显示有收敛，止泻，抗动脉粥样硬化，抑制金黄色葡萄球菌、大肠杆菌、破伤风杆菌、钩端螺旋体及流感病毒等作用。现代临床用于治疗慢性肠炎久泻，消化不良吐泻，带下病，遗精，遗尿，子宫脱垂等。

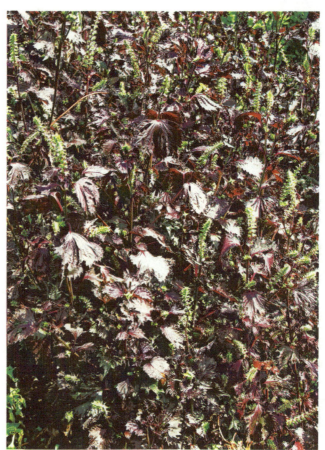

1枚。小坚果近球形，灰棕色或褐色。

【性味功效】辛，温。降气消痰，平喘，润肠。

【古方选录】《韩氏医通》三子养亲汤：白芥子、苏子、莱菔子（原书未著剂量）。用法：上三味各洗净，微炒，击碎。看何证多，则以所主者为君，余次之，每剂不过三钱，用生绢小袋盛之，煮作汤饮，代茶水啜用，不宜煎熬太过。主治：痰壅气滞食滞证。咳嗽喘逆，痰多胸痞，食少难消，苔白腻，脉滑。

【用法用量】煎服，3~9g。

【使用注意】气虚久嗽、阴虚喘逆、脾虚便滑者慎用。

【现代研究】化学研究显示含蛋白质，不饱和脂肪酸，亚麻酸，亚油酸，油酸，棕榈酸，脂肪油，维生素 B_1 和氨基酸类等。药理研究显示有降血脂，降血压，抑制血小板聚集，抗氧化，抑菌和抗癌等作用。现代临床用于治疗慢性支气管炎气喘咳嗽，支气管哮喘，肺脓疡痰多咳嗽，便秘等。

173 紫苏子

【古籍原文】紫苏子兮下气涎。

【来　源】唇形科植物紫苏 *Perilla frutescens*（L.）Britt. 的成熟果实。

【形态特征】一年生草本，高30~200cm。具有特殊芳香。茎直立。叶对生，紫红色或绿色；叶片阔卵形、卵状圆形或卵状三角形。轮伞花序；花冠唇形，白色或紫红色；雄蕊4枚；花盘在前边膨大；雌蕊

174 淡豆豉（香豉）

【古籍原文】淡豆豉发伤寒之表。

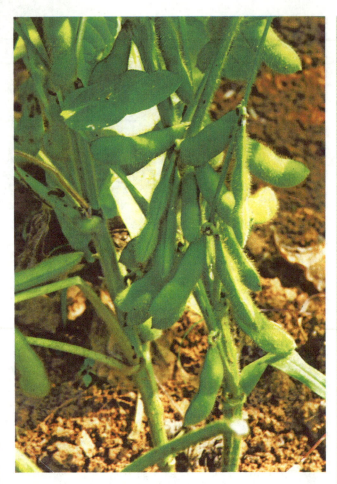

【来　　源】豆科植物大豆 *Glycine max*（L.）Merr. 的成熟种子发酵品。

【形态特征】一年生直立草本，高 50~150cm。三出复叶，顶生小叶菱状卵形。总状花序腋生；萼齿 5 枚；花冠小，白色或淡紫色，稍较萼长；旗瓣先端微凹；雄蕊 10 枚；子房线形，被毛。荚果带状长圆形，黄绿色。种子 2~5 颗，黄绿色或黑色，卵形至近球形。

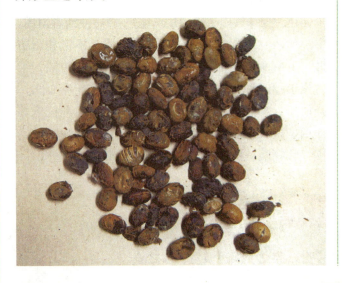

【性味功效】苦、辛，凉。解表，除烦，宣发郁热。

【古方选录】《伤寒论》栀子豉汤：栀子十四枚，香豉四合。用法：以水四升，先煎栀子，得二升半，内豉，煮取一升半，去滓。分为二服，温进一服，得吐者止后服。主治：发汗吐下后，虚烦不得眠，心中懊恼。

【用法用量】煎服，6~12g。

【现代研究】化学研究显示含蛋白质，脂肪，胆碱，黄嘌呤，次黄嘌呤，胡萝卜素和酶类等。药理研究显示有发汗，健胃，助消化等作用。现代临床用于治疗各种感冒。

175 大　蓟

【古籍原文】大小蓟除诸血之鲜。

【来　　源】菊科植物蓟 *Cirsium japonicum* Fisch. ex DC. 的地上部分或根。

【形态特征】多年生草本，高 0.5~1m。块根纺锤状

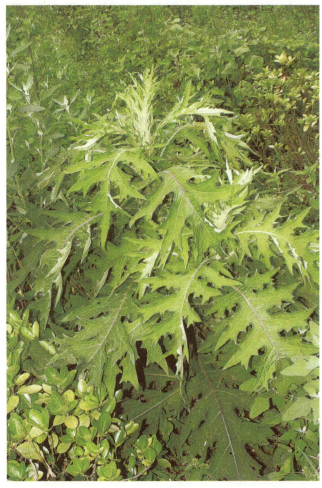

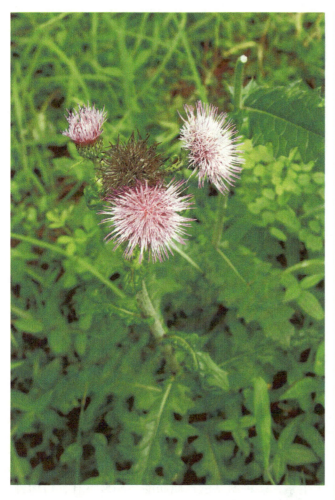

或萝卜状。茎直立。叶片倒披针形或倒卵状椭圆形。头状花序，单一或数个生于枝端集成圆锥状；总苞钟状；花两性，全部为管状花，花冠紫色或紫红色；雄蕊5枚。瘦果长椭圆形，稍扁。

【性味功效】甘、苦，凉。凉血止血，祛瘀消肿。

【古方选录】《十药神书》十灰散：大蓟、小蓟、荷叶、扁柏叶、茅根、茜草、山栀、大黄、牡丹皮、棕榈皮各等分。用法：烧灰存性，研极细末，用纸包，碗盖于地上一夕，出火毒，用时先将白藕汁或萝卜汁磨京墨半碗，调服五钱，食后下。主治：劳证呕血、吐血、咯血、嗽血、衄血。

【用法用量】煎服，9~15g，鲜品加倍。外用鲜品适量，捣敷患处。

【使用注意】脾胃虚寒者忌用。

【现代研究】化学研究显示含有三萜类，甾体，黄酮类，柳穿鱼苷，豆甾醇，β-谷甾醇和单紫杉烯等。药理研究显示有显著缩短凝血时间，降低血压，抗菌，抑制腹水癌细胞等作用。现代临床用于治疗肺结核咯血，便血，外伤出血，胃溃疡吐血和高血压等。

176 小 蓟

【古籍原文】大小蓟除诸血之鲜。

【来　　源】菊科植物刺儿菜 Cirsium setosum（Willd.）MB. 的地上部分。

【形态特征】多年生草本，高25~50cm。根状茎长，茎直立。基生叶花期枯萎，下部叶和中部叶椭圆形或椭圆状披针形。头状花序单生于茎端，雌雄异株；总苞片6层，外层甚短，长椭圆状披针形，内层披针形，先端长尖，具刺。瘦果椭圆形或长卵形，略扁平；冠毛羽状。

【性味功效】甘、苦，凉。凉血止血，祛瘀消肿。

【古方选录】《济生方》小蓟饮子：生地黄一两，小蓟半两，滑石半两，木通、蒲黄、藕节、淡竹叶各三钱，当归二钱，山栀子三钱，炙甘草二钱。用法：水煎服，每日一剂，日服二次。主治：热结下焦血淋、血尿，小便频数，赤涩热痛，舌红，脉数。

【用法用量】煎服，10~15g，鲜品加倍。外用鲜品适量，捣敷患处。

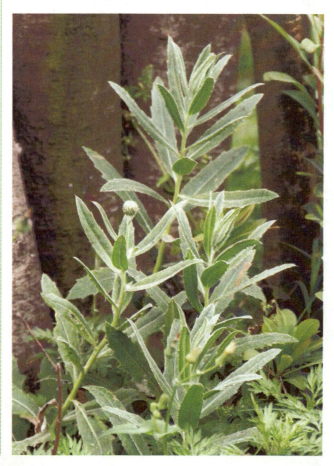

珍珠囊补遗药性赋彩色药图

ZHENZHUNANG BUYI YAOXINGFU CAISE YAOTU

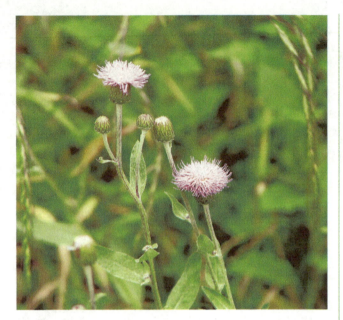

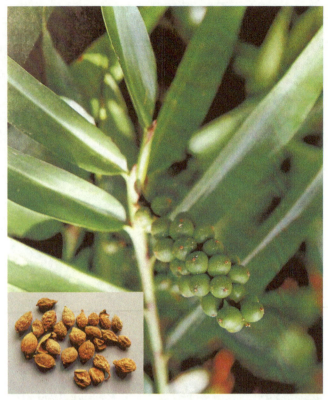

【使用注意】脾胃虚寒者慎用。

【现代研究】化学研究显示含芸香苷，原儿茶酸，绿原酸，咖啡酸，氯化钾等。药理研究显示有促进血液凝固，明显缩短出血时间，降血脂，利胆，利尿，兴奋心脏，抑制白喉杆菌、肺炎链球菌、结核杆菌等作用。现代临床用于治疗疮疡肿痛，咯血、吐血，尿血，产后血崩，鼻出血，传染性肝炎等。

177 益智（益智仁）

【古籍原文】益智安神，治小便之频数。

【来　　源】姜科植物益智 *Alpinia oxyphylla* Miq. 的成熟果实。

【形态特征】多年生草本，高 1~3m。叶片披针形。总状花序顶生；苞片膜质，棕色；花萼管状；雄蕊 1 枚；子房下位，密被茸毛。蒴果球形或椭圆形。种子多数，不规则扁圆形，被淡黄色假种皮。

【性味功效】辛，温。温脾止泻，摄涎，暖肾，固精缩尿。

【古方选录】《太平惠民和剂局方》益智散：川乌四两，益智二两，干姜半两，青皮三两。用法：上药为散，每服三钱，水二盏，入盐一捻，生姜五片，枣二个，同煎至八分，去滓，温服，食前。主治：伤寒阴盛，心腹痞满，呕吐泄利，手足厥冷，胸胁脐腹胀满绞痛。

【用法用量】煎服，3~9g；或入丸、散。

【使用注意】阴虚火旺或热证致尿频、遗精、多涎者忌用。

【现代研究】化学研究显示含挥发油，益智仁酮，维生素，多种氨基酸，脂肪酸，胡萝卜苷，可溶性糖和蛋白质等。药理研究显示有抗胃损伤，减少唾液分泌，强心，抗利尿，抗肿瘤，抑制前列腺素合成酶活性等作用。现代临床用于治疗遗精，遗尿，泄泻，消化不良，唾液多等。

178 麻子仁（火麻仁）

【古籍原文】麻仁润肺，利六腑之燥坚。

【来　　源】桑科植物大麻 *Cannabis sativa* L. 的成熟果实。

【形态特征】一年生草本，高 1~3m。茎粗壮直立，有纵沟，密生短柔毛，掌状复叶互生或下部对生。圆锥花序，顶生或腋生。瘦果扁卵圆形，灰褐色，有细网状纹，为宿存的黄褐色苞片包裹。

【性味功效】甘，平。润肠通便。

【古方选录】《伤寒论》麻子仁丸：麻子仁二升，芍药半斤，枳实（炙）半斤，大黄（去皮）一斤，厚朴（炙，去皮）一尺，杏仁一升。用法：上六味，

114

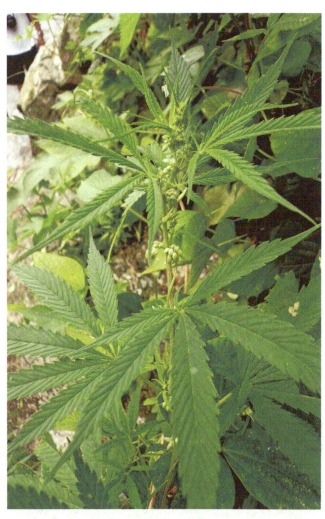

甜菜碱，麻仁球朊酶，亚麻酸，亚油酸和脂肪油等。药理研究显示有润滑肠道，降低血压，阻止胆固醇升高等作用。现代临床用于治疗各种便秘。

179 黄耆（黄芪）

【古籍原文】抑又闻补虚弱，排疮脓，莫若黄耆。

【来　　源】豆科植物膜荚黄芪 *Astragalus membranaceus*（Fisch.）Bge. 或蒙古黄芪 *Astragalus membranaceus*（Fisch.）Bge. var. *mongholicus*（Bge.）Hsiao 的根。

【形态特征】（1）膜荚黄芪　多年生草本，高 0.5~1.5m。根直而长，圆柱形，根头部，表面淡棕黄色至深棕色。茎直立，具分支，被长柔毛。单数羽状复叶互生，小叶 13~31 片，卵状披针形或椭圆形。夏季叶腋抽出总状花序，较叶稍长；蝶形花冠淡黄色。荚果膜质。种子 5~6 粒，肾形，棕褐色。

（2）蒙古黄芪　与膜荚黄芪相似，唯其托叶呈三角状卵形，小叶较多，25~37 片，小叶片短小

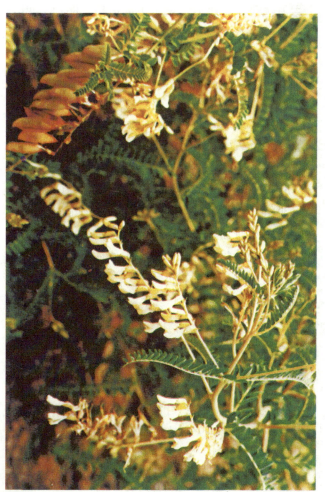

蜜和丸，如梧桐子大。饮服十丸，日三服。主治：伤寒跌阳脉浮而涩，浮则胃气强，涩则小便数，浮涩相搏，大便则硬，其脾为约。

【用法用量】煎服，9~15g，打碎入煎。

【现代研究】化学研究显示含葫芦巴碱，异亮氨酸

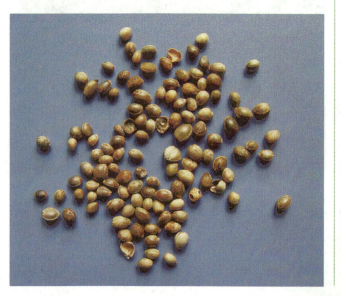

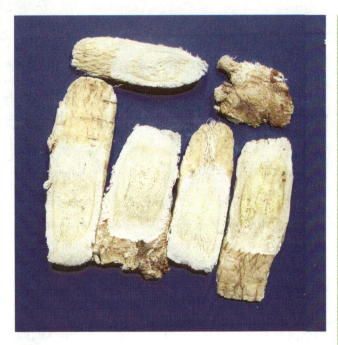

而宽，呈椭圆形。花冠黄色，长不及2cm。荚果无毛，有显著网纹。

【性味功效】甘，温。补气固表，利尿托毒，排脓，敛疮生肌。

【古方选录】《医方类聚》玉屏风散：防风一两，黄芪（蜜炙）、白术各二两。用法：上药研粗末，每服三钱，水一盏半，加大枣一枚，煎至七分，去滓，食后热服。主治：表虚自汗或易于外感，汗出恶风，面色㿠白，舌淡苔薄白，脉浮虚。

【用法用量】煎服，9~15g；大剂量煎服，30~60g。益气补中蜜炙用。

【现代研究】化学研究显示含黄酮类成分毛蕊异黄酮、3-羟基-9,10-二甲氧基紫檀烷，黄芪皂苷Ⅰ、Ⅴ、Ⅲ等。药理研究显示有加强心脏收缩，扩张冠状血管和肾脏血管，保肝，降压，抑菌等作用。现代临床用于治疗自汗、盗汗，中风后半身不遂，水肿，子宫脱垂，慢性肾炎蛋白尿，糖尿病皮肤疮口久不愈合等。

180 狗 脊

【古籍原文】强腰脚，壮筋骨，无如狗脊。

【来　　源】蚌壳蕨科植物金毛狗脊 Cibotium barometz (L.) J. Sm. 的根茎。

【形态特征】多年生树蕨，高2.5~3m。根茎平卧，有时转为直立，短而粗壮，带木质，密被棕黄色带有金色光泽的长柔毛。叶片卵圆形，亚革质，上面暗绿色，下面粉灰色；叶脉开放，不分支。孢子囊群着生于边缘的侧脉顶上，略成矩圆形。

【性味功效】苦、甘，温。补肝肾，强腰脊，祛风湿。

【古方选录】《太平圣惠方》狗脊丸：狗脊二两，萆薢二两，菟丝子一两。用法：共捣罗为末，炼蜜和丸，如梧桐子大。每日空心及晚食前服三十丸，以新萆薢渍酒二七日，取此酒下药。主治：五种腰痛，脚膝不利。

【用法用量】煎服，6~12g；或入丸、散、酒剂。

【使用注意】阴虚有热、小便不利者慎服。

【现代研究】化学研究显示含蕨素R，金粉蕨素，绵马酚，淀粉，鞣质类等。药理研究显示对瘢痕、肝脏、脾脏的损伤性出血有肯定的止血作用，还有抗癌作用。现代临床用于治疗风湿病筋骨疼痛，脊柱炎，老年性骨关节炎，疲劳性骨折，下肢无力等。

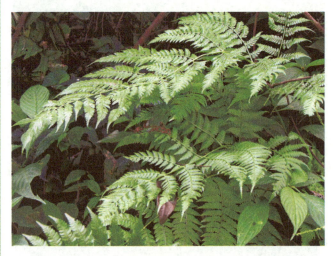

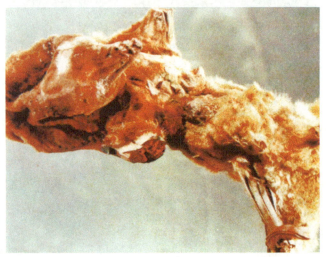

181 菟丝子

【古籍原文】菟丝子补肾以明目。

【来　　源】旋花科植物菟丝子 *Cuscuta chinensis* Lam. 的成熟种子。

【形态特征】一年生寄生草本。茎缠绕。叶稀少，鳞片状，三角状卵形。花两性，多数簇生成小伞形或小团伞花序；雄蕊5枚，雌蕊2枚。蒴果近球形，稍扁，几乎被宿存的花冠所包围，成熟时整齐地周裂。种子2~4颗，黄或黄褐色卵形。

【性味功效】甘，温。滋补肝肾，固精缩尿，安胎，明目，止泻。

【古方选录】《奇效良方》菟丝子丸：菟丝子、桑螵蛸各半两，泽泻一分。用法：上药为细末，炼蜜为丸，如梧桐子大。每服二十丸，空心用清米饮送下。主治：肾气虚衰，精液不固，致患膏淋，脂膏随溺而下，脉散涩而微。

【用法用量】煎服，10~15g；或入丸、散，炒用或盐水炙用。外用适量。

【使用注意】孕妇及血崩、阳强、便结、肾虚有火、阴虚火动者禁用。

【现代研究】化学研究显示含槲皮素，紫石英苷，金丝桃苷，胆甾醇，豆甾醇，菜油甾醇，β－谷甾醇，菟丝子多糖，树脂苷，糖类，维生素A类等。药理研究显示有增强免疫，增加冠脉血流量，减少冠脉阻力，减慢心率，降低血压和心肌耗氧，改善微循环，保肝，抗衰老和抑制肠运动等作用。现代临床用于治疗遗精，阳痿，习惯性流产，先兆流产等。

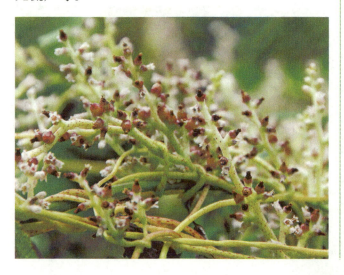

182 马蔺花

【古籍原文】马蔺花治疝而有益。

【来　　源】鸢尾科植物马蔺 *Iris lactea* Pall. var. *chinensis*（Fisch.）Koidz. 的花。

【形态特征】多年生草本，高40~60cm。根茎木质。叶簇生，坚韧，近于直立；叶片条形。花茎先端具苞片2~3片，内有2~4朵花；花浅蓝色、蓝色、蓝紫色；雄蕊。蒴果长圆柱状，先端具喙。种子为不规则的多面体，黑褐色。

【性味功效】咸、酸、微苦，凉。清热解毒，凉血止血，利尿通淋。

【古方选录】《医学正传》马蔺花丸：马蔺花（醋炒）一两，川楝实一两，橘核一两，海藻（洗净）一两，海带（洗净）一两，昆布（三味俱盐、酒洗，炒）一两，桃仁（去皮尖）一两，厚朴（姜制）五钱，木通五钱，枳实（麸炒黄色）五钱，玄胡索（杵碎，炒）五钱，肉桂（去粗皮）五钱，木香五钱，槟榔五钱。用法：上药为细末，酒糊为丸，如梧桐子大。每服五七十丸，或酒，或姜盐汤送下。主治：

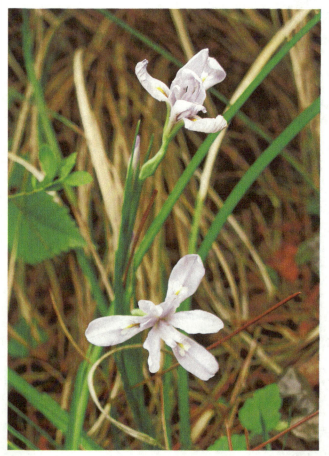

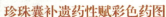

疝气，及妇人阴坠下，小儿偏坠。

【用法用量】煎服，3~6g；或入丸、散；或绞汁。

【使用注意】多服令人溏泄，不宜久服。

【现代研究】现代临床用于治疗吐血，崩漏，便血，疝气，痔疮，烫伤等。

183 硇 砂

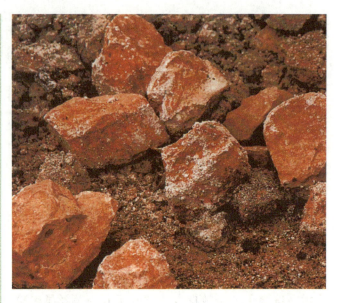

【古籍原文】以硇砂而去积。

【来　源】卤化物类矿物硇砂的晶体。

【形态特征】等轴晶系。晶体一般呈柱状、纤维状及粒状，白色或淡灰色，条痕为白色，玻璃光泽，透明或微透明，断口呈贝壳状。

【性味功效】咸、苦、辛，温；有毒。消积软坚，破瘀散结，化腐生肌，祛痰，利尿。

【古方选录】《太平圣惠方》硇砂丸：硇砂、青礞石、硫黄、京三棱、干漆各半两。用法：上药捣罗为末，用软饭和丸如小豆大。每服，空心以生姜、橘皮汤下五丸。主治：妇人食癥久不消，令人瘦弱食少。

【用法用量】入丸、散，0.3~0.9g。外用适量，研末点、撒或调敷，或入膏药中贴，或化水点涂。

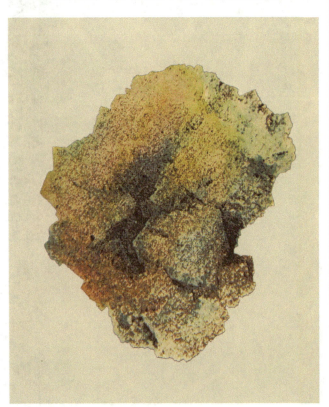

【使用注意】体虚无实邪积聚者及孕妇忌用。

【现代研究】化学研究显示白硇砂含氯化铵，紫硇砂含氯化钠。现代临床用于治疗食管癌，鼻咽癌，慢性鼻炎，鸡眼等。

184 龙 齿

【古籍原文】用龙齿以安魂。

【来　源】为古代哺乳动物如象类、犀牛类、三趾马等的牙齿化石。

【形态特征】主含磷灰石，晶体结构属六方晶系。单晶体呈六方柱状或厚板状。表面白色、青灰色。粗糙白垩质或稍显珐琅质光泽，似油脂状、珐琅状光泽。

【性味功效】甘、涩，凉。镇惊安神，除烦热。

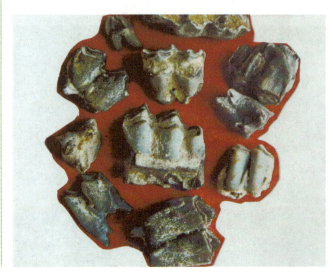

【古方选录】《圣济总录》龙齿丸：龙齿、铁粉、凝水石各一两，茯神一两半。用法：上四味，捣研罗为末，炼蜜丸如梧子大。每服二十丸，温米饮下。主治：因惊成痫，狂言妄语。

【用法用量】煎服，10~15g，打碎先煎；或入丸、散。外用适量，研末撒或调敷。

【使用注意】畏石膏，不宜同用。

【现代研究】化学研究显示含碳酸钙，磷酸钙，铁，钾，钠，硫酸根等。现代临床用于治疗神经衰弱，失眠等。

185 青 皮

【古籍原文】青皮快膈除膨胀，且利脾胃。

【来　　源】芸香科植物橘 *Citrus reticulata* Blanco 及其栽培变种的幼果或未成熟果实的果皮。

【形态特征】常绿小乔木或灌木，高 3~4m。枝细，多有刺。叶互生；叶片披针形或椭圆形，有半透明油点。花单生或数朵丛生于枝端或叶腋；花瓣 5 片；雄蕊 15~30 枚，雌蕊 1 枚。柑果近圆形或扁圆形。种子卵圆形。

【性味功效】苦、辛，温。疏肝破气，消积化滞。

【古方选录】《疡科选粹》青皮散：青皮、穿山甲、白芷、甘草、贝母各八分。用法：共为细末，温酒调服。主治：乳痈初起。

【用法用量】煎服，3~9g。醋炙止痛力增强。

【使用注意】气虚、阴虚者慎服。

【现代研究】化学研究显示含柠檬烯，枸橼醛，黄

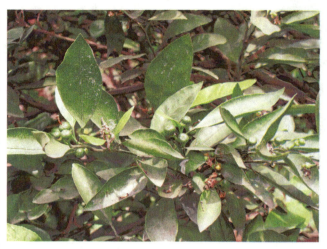

酮苷，对羟福林，脯氨酸，谷氨酸，天冬氨酸等。药理研究显示有促进消化液分泌，利胆保肝，祛痰，平喘，升压，抗休克等作用。现代临床用于治疗消化不良胃脘疼痛，食积不化，乳腺炎，疝气肿痛等。

186 芡 实

【古籍原文】芡实益精治白浊，兼补真元。

【来　　源】睡莲科植物芡 *Euryale ferox* Salisb. 的成熟种仁。

【形态特征】一年生大型水生草本。全株具尖刺。花单生，昼开夜合；萼片 4 片；花瓣多数，紫红色，成数轮排列；雄蕊多数；子房下位。浆果球形，海绵质，暗紫红色。种子球形，黑色。

【性味功效】甘、涩，平。益肾固精，补脾止泻，祛湿止带。

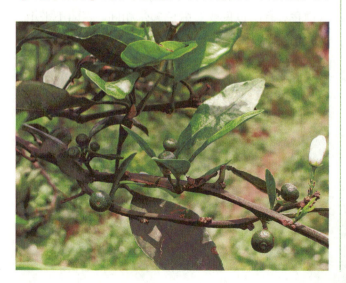

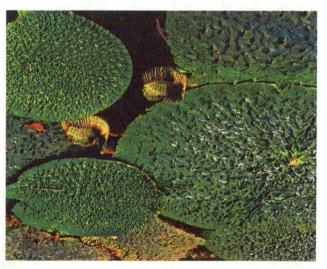

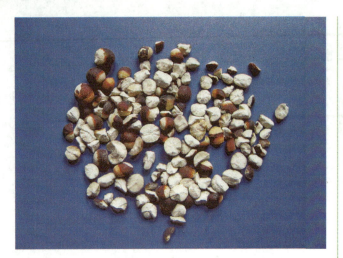

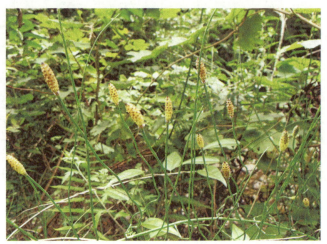

【古方选录】《医方集解》金锁固精丸：沙苑蒺藜（炒）、芡实（蒸）、莲须各二两，龙骨（醋炙）、牡蛎（盐水煮一日一夜，煅粉）各一两。用法：共为末，莲子粉糊为丸，盐汤下。主治：肾虚不固之遗精。遗精滑泄，腰酸耳鸣，四肢乏力，舌淡苔白，脉细弱。

【用法用量】煎服，9~15g。

【使用注意】大小便不利者禁用，食滞不化者慎服。

【现代研究】化学研究显示含淀粉，蛋白质，脂肪，钙、磷、铁等微量元素，硫胺素，核黄素，尼克酸，抗坏血酸和胡萝卜素等。药理研究显示有提高尿糖排泄率，增加血清胡萝卜素C和胡萝卜素浓度等作用。现代临床用于治疗久病体弱，老年体虚，消化不良腹泻，免疫缺陷等。

187 木贼草（木贼）

【古籍原文】原夫木贼草去目翳，崩漏亦医。

【来　　源】木贼科植物木贼 *Equisetum hiemale* L. 的地上部分。

【形态特征】多年生草本，高50cm以上。根茎短，节上长出密集成轮生的黑褐色根。叶退化成鳞片状，先端有多数棕褐色细齿状裂片，裂片早落，仅在茎先端及幼茎上者不脱落。孢子囊穗生于茎顶，孢子多数圆球形，有2条丝状弹丝，十字形着生。

【性味功效】甘、苦，平。疏风散热，明目退翳。

【古方选录】《仁斋直指方》木贼散：木贼（去节，炒）一两，木馒（炒）、枳壳（制）、槐角（炒）、茯苓、荆芥各五钱。用法：上药为末，每服二钱，浓煎枣汤调下。主治：肠风下血。

【用法用量】煎服，3~9g；或入丸、散。外用适量，研末撒敷或水煎清洗。

【使用注意】气血虚者慎服。

【现代研究】化学研究显示含挥发油，犬问荆碱，微量烟碱，香草醛，对羟基苯甲醛，葡萄糖，果糖，磷、硅，鞣质，皂苷等。药理研究显示有扩张血管，增加冠状动脉血流量，降压，镇静，抗惊厥，抗疟，止血等作用。现代临床用于治疗感冒头痛、发热，红眼病，急性结膜炎，牛皮癣，矽肺等。

188 花蕊石

【古籍原文】花蕊石治金疮、血行即却。

【来　　源】变质岩类含蛇纹石大理岩的石块。

【形态特征】方解石颗粒组成，并含有蛇纹石，为较常见的一种大理石。不规则的块状，大小不一。灰白色，有淡黄色或黄绿色彩晕相间。表面不平坦，

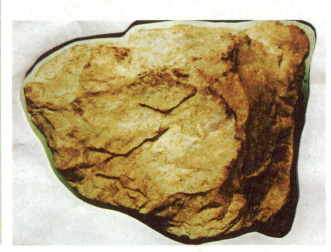

有棱角。体重质坚，断面不整齐。无臭，无味。以夹有黄绿色斑纹者为佳。

【性味功效】酸、涩、平。化瘀止血。

【古方选录】《普济方》花蕊石散：花蕊石（煅过）一两半，黄柏皮半两，黄连一两。用法：上药为末，入轻粉和匀。用法：先用温盐水洗疮令净，以帛拭干，即以津调药涂疮上。主治：无名恶疮穿溃，经久不愈，及痈疽溃烂，脓不干。

【用法用量】入丸、散，4.5~9g；或研末服。外用适量，研末外搽或水煎清洗。

【使用注意】孕妇忌用。

【现代研究】化学研究显示含钙、镁的碳酸盐，混有少量铁盐，铝盐，锌，铜，钴，镍等以及少量的酸不溶物。药理研究显示能增强血中钙离子浓度，使血管致密，有防止血浆渗出和促进血液凝血等作用。现代临床用于治疗咯血，便血，阴道出血，青春期功能性子宫出血等。

189 石决明

【古籍原文】决明和肝气，治眼之剂。

【来　　源】鲍科动物杂色鲍 *Haliotis dversicolor* Reeve、皱纹盘鲍 *Haliotis discus hannai* Ino、耳鲍 *Haliotis asinina* Linnaeus、澳洲鲍 *Haliotis ruber*（Leach）、羊鲍 *Haliotis ovina* Gmelin 或白鲍 *Haliotis laevigata*（Donovan）的贝壳。

【形态特征】（1）杂色鲍　贝壳呈卵圆形，壳质坚实，壳长 80~93mm，宽 58~68mm。壳顶钝，位于壳后端。螺旋部矮小，略高于体螺层的壳面，螺层约 3 层。缝合线浅。成体壳磨损部，显露珍珠光泽。壳内面银白色，珍珠样彩色光泽强。

（2）皱纹盘鲍　贝壳呈椭圆形，壳长 120~125mm，宽 82~85mm。扁平的壳顶位于壳的偏后方，稍高于壳面。螺层约 3 层，各层间缝合线浅。壳面深绿褐色，有许多粗糙而不规则的皱纹，较大的贝壳上常有苔藓虫和龙介等形成突起的附着物。壳内面银白色，带珍珠样光泽。

（3）耳鲍　贝壳较小而扁，呈耳状，壳长 65~70mm，壳宽小于壳长的 1/2，壳高约相当于壳宽的 1/3。壳薄，略扭曲。从第 2 螺层主体至体螺

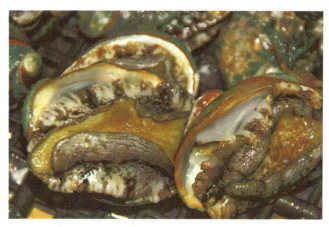

层边缘有 30 个左右的突起，末端最大的有 4~7 个开孔，以 6 个开孔较多见。壳内面银白色，有淡绿色闪光及珍珠光泽。

（4）羊鲍　贝壳短宽，较薄，呈扁平状卵圆形，壳长 80~88mm，最长可达 100mm 以上，壳宽约为长的 5/7，高为长的 1/5~1/4。壳顶位于近中部。螺旋部与体螺部约各占一半，螺层约 4 层，从第 3 螺层至体螺层边缘有 20 余个突起，近壳口的有 4~5 个开口。壳内面银白色，带有青绿的珍珠光泽。

【性味功效】咸，寒。平肝潜阳，清肝明目。

【古方选录】《世医得效方》石决明散：石决明（火煅）一两，蒺藜（炒，去刺）二两，荆芥穗二两，薄荷一两，人参（蜜炙）五钱。用法：上药各于地上出火毒，研末。每服二钱，食后砂糖冷水调下。主治：眼生外障。

【用法用量】煎服，15~30g，打碎先煎。平肝清肝宜生用；外用点眼宜煅后或水飞。

【使用注意】脾胃虚寒、食少便溏者慎用。

【现代研究】化学研究显示含碳酸钙（$CaCO_3$）93%，还含有机质，镁，铁，磷，磷酸盐，硅酸盐，氯化物，

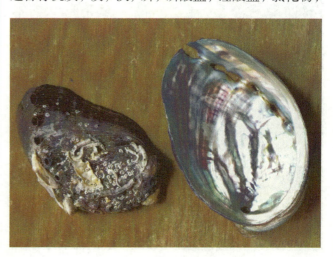

微量的碘等；煅烧后碳酸钙分解，产生氧化钙。药理研究显示有解热，镇静，解痉，抗炎，保肝，抑菌，显著抗凝，止血等作用。现代临床用于治疗高血压，急性结膜炎等。

190 天 麻

【古籍原文】天麻主头眩，祛风之药。

【来　源】兰科植物天麻 *Gastrodia elata* Bl. 的块茎。

【形态特征】多年生寄生草本，高 60~100cm，全株不含叶绿素。块茎肥厚，长圆形。茎圆柱形。叶呈鳞片状，下部短鞘状抱茎。总状花序顶生，花黄赤色；花梗短，口部斜形，先端 5 裂，裂片小，三角形；唇瓣高于花被管的 2/3，具 3 裂片。种子多而细小。

【性味功效】甘，平。息风止痉，平抑肝阳，祛风通络。

【古方选录】《医学心悟》半夏白术天麻汤：半夏一钱五分，天麻、茯苓、橘红各一钱，白术三钱，甘草（炙）五分。用法：生姜一片、大枣二枚，水煎服。主治：痰饮上逆，痰厥头痛者，胸膈多痰，动则眩晕，恶心呕吐。

【用法用量】煎服，3~10g；研末冲服，1~1.5g。

【使用注意】血虚、阴虚头痛、眩晕者慎用。

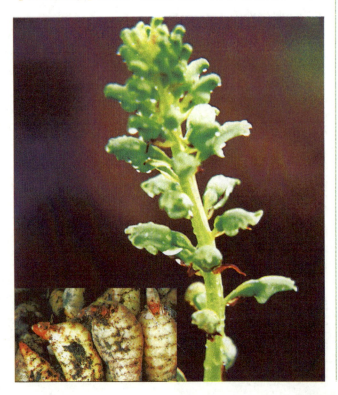

【现代研究】化学研究显示含天麻苷，天麻醚苷，枸橼酸酯，天麻多糖，多种氨基酸，胡萝卜苷，柠檬酸，维生素 A 类物质，生物碱，黏液质和多种微量元素。药理研究显示有镇静，抗惊厥，提高免疫功能，增强抗缺氧能力，抗衰老等作用。现代临床用于治疗高血压，癫痫，惊风，外感头痛，风湿病筋骨关节痛，中风后遗症等。

191 甘 草

【古籍原文】甘草和诸药而解百毒，盖以性平。

【来　源】豆科植物甘草 *Glycyrrhiza uralensis* Fisch.、光果甘草 *Glycyrrhiza glabra* L. 或胀果甘草 *Glycyrrhiza inflata* Bat. 的根及根茎。

【形态特征】（1）甘草　多年生草本，高 30~100cm。根及根茎粗壮，皮红棕色。茎直立，带木质。奇数羽状复叶卵形或宽卵形，先端急尖或钝，基部圆，两面均被短毛和腺体；托叶阔披针形，被白色纤毛。总状花序腋生。荚果条形，呈镰刀状或环状弯曲。种子 4~8 颗，肾形。花期 6~7 月，果期 7~9 月。

（2）光果甘草　果实扁而直，多为长圆形，无毛。种子数目较少。花期 6~8 月。

（3）胀果甘草　常密被淡黄褐色鳞片状腺体，无腺毛。小叶 3~7 片，卵形至矩圆形，边缘波状。总状花序与叶等长。荚果短小而直，膨胀，无腺毛。种子数目较少。花期 7~8 月。

【性味功效】甘，平。补脾益气，清热解毒，祛痰止咳，缓急止痛，调和诸药。

【古方选录】《伤寒论》炙甘草汤：炙甘草四两，生姜三两，桂枝三两，人参二两，生地黄一斤，

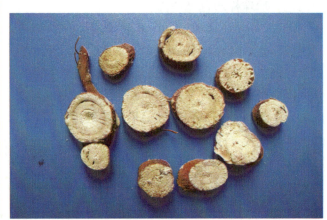

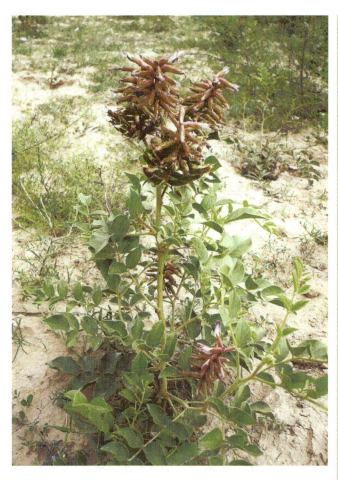

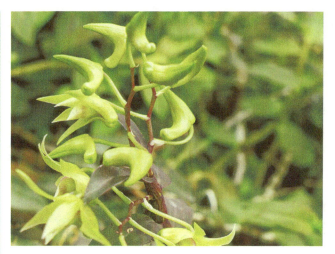

【来　　源】兰科植物环草石斛 *Dendrobium loddigesii* Rolfe.、马鞭石斛 *Dendrobium fimbriatum* Hook. var. *oculatum* Hook.、黄草石斛 *Dendrobium chrysanthum* Wall.、铁皮石斛 *Dendrobium candidum* Wall. ex Lindl. 或金钗石斛 *Dendrobium nobile* Lindl. 的茎。

【形态特征】金钗石斛　多年生附生草本。茎丛生，直立，黄绿色，多节，节间长2.5~3.5cm。叶近革质，常3~5片生于茎上端；叶片长圆形或长圆状披针形，先端2圆裂，叶脉平行，通常9条，叶鞘紧抱于节间，无叶柄。总状花序自茎节生出，通常具2~3朵花；花萼及花瓣白色，末端呈淡红色。蒴果。

【性味功效】甘，微寒。生津益胃，滋阴清热，润肺益肾，明目强腰。

【古方选录】《圣济总录》石斛散：石斛、仙灵脾各一两，苍术（米泔浸，切，焙）半两。用法：上三味，捣为散，每服三钱匕，空心米饮调服，日再。主治：雀目证，眼目昼视精明，暮夜昏暗，视不见物。

【用法用量】煎服，10~15g，鲜品加倍；或入丸、散；或熬膏。

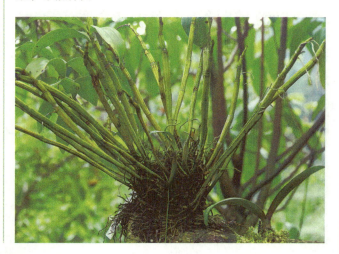

阿胶二两，麦门冬半斤，麻仁半升，大枣三十枚。用法：上药以清酒七升，水八升，先煮八味，取三升，去滓，内胶烊消尽，温服一升，日三服。主治：伤寒病，脉结代，心动悸，赢瘦少气，大便干结，舌质淡红，少苔。

【用法用量】煎服，3~10g。生用微寒，用于清热解毒；蜜炙性温，用于补益心脾和祛痰止咳。

【使用注意】反大戟、芫花、甘遂、海藻，不宜同用。湿盛胀满、水肿者不宜使用。

【现代研究】化学研究显示甘草含甘草甜素，黄酮类，甘草酸的钾盐和钙盐，生物碱，多糖等。药理研究显示有抗心律失常，抗溃疡，抗病毒，镇静，解热，抗动脉粥样硬化等作用。现代临床用于治疗胃、十二指肠溃疡，阿狄森氏病，尿崩症，肺结核，肝炎，疟疾，血小板减少性紫癜等。

192 石　斛

【古籍原文】石斛平胃气而补肾虚，更医脚弱。

【使用注意】脾胃虚寒者禁用。

【现代研究】化学研究显示含石斛碱、石斛酮碱、石斛醚碱等生物碱，β-谷甾醇，胡萝卜苷等。药理研究显示有解热，调节机体免疫力，升高血糖，降低血压，减弱心脏收缩力等作用。现代临床用于治疗慢性胃炎，关节炎，慢性咽炎，糖尿病等，以及恶性肿瘤的辅助治疗。

193 商　　陆

【古籍原文】观乎商陆治肿。

【来　　源】商陆科植物商陆 Phytolacca acinosa Roxb. 或垂序商陆 Phytolacca americana L. 的根。

【形态特征】（1）商陆　多年生草本，高达 1.5m。全株光滑无毛。根粗壮，圆锥形，肉质，外皮淡黄色，侧根甚多。茎绿色或紫红色，多分支。单叶互生，具柄；叶片卵状椭圆形或椭圆形，全缘。总状花序，花序直立；花被片 5 片，初白色后渐变为淡红色。浆果，扁圆状，有宿萼，熟时呈深红紫色或黑色。种子肾形，黑色。

（2）垂序商陆　形态与商陆相似，区别在于本种茎紫红色，棱角较为明显，叶片通常较上种略窄，总状果序下垂，雄蕊及心皮通常 10 枚。

【性味功效】苦，寒；有毒。逐水消肿，通利二便，解毒散结。

【古方选录】《杨氏家藏方》商陆散：商陆根（取自然汁一盏），甘遂末一钱。用法：上药用土狗（蝼蛄）一枚，细研，同调，只作一服，空心服，日午水下。忌食盐一百日，忌食甘草三日。主治：水肿。

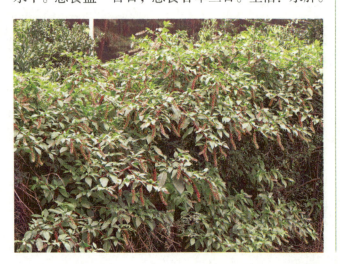

【用法用量】煎服，3~9g；醋炙降低毒性。外用鲜品捣烂或干品研末涂敷。

【使用注意】孕妇禁用。

【现代研究】化学研究显示含商陆碱，多量硝酸钾，皂苷，商陆多糖，甾族化合物等。药理研究显示有祛痰，镇咳，平喘，抗菌，抗病毒，体外诱生免疫干扰素等作用。现代临床用于治疗血小板减少性紫癜，肾炎，血吸虫肝硬化引起的腹水症，慢性气管炎，消化道出血等。

194 覆盆子

【古籍原文】覆盆益精。

【来　　源】蔷薇科植物华东覆盆子 Rubus chingii Hu 的果实。

【形态特征】落叶灌木，高 2~3m。幼枝有白粉，有少数倒刺。单叶互生，托叶线状披针形，叶片掌状五裂。花两性，花萼 5 片，花瓣 5 片，雄蕊花丝宽扁；花药丁字着生，2 室；雌蕊具柔毛，着生在凸起的花托上。聚合果球形，小核果密生灰白色柔毛。

【性味功效】甘、酸，温。益肾，固精，缩尿。

【古方选录】《摄生众妙方》五子衍宗丸：枸杞子八两，菟丝子（酒蒸，捣饼）八两，五味子（研碎）二两，覆盆子（酒洗，去目）四两，车前子（扬净）二两。用法：俱择精新者，焙晒干，共为细末，炼蜜丸，梧桐子大。每服，空心九十丸，上床时五十丸，白沸汤或盐汤送下，冬月用温酒送下。主治：遗精滑精，遗尿尿频。

【用法用量】煎服，5~10g；浸酒或熬膏用。

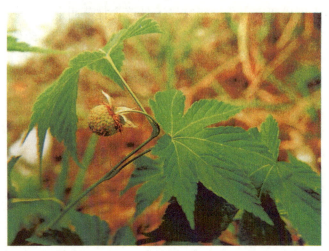

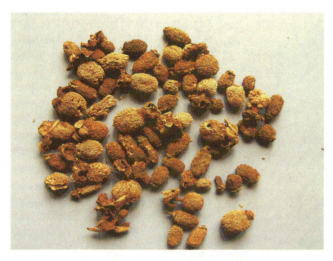

【使用注意】 阴虚火旺、小便短赤者禁服。

【现代研究】 化学研究显示含有机酸，糖类，少量维生素C，β-谷甾醇，覆盆子酸等。药理研究显示有抑菌，调节免疫功能，抗衰老，改善记忆力等作用。现代临床用于治疗阳痿，遗精，早泄，小儿遗尿等。

195 琥珀

【古籍原文】 琥珀安神而散血。

【来源】 古代松科植物的树脂埋藏地下经久凝结而成的碳氢化合物。

【形态特征】 药材多呈不规则的粒状、块状、钟乳

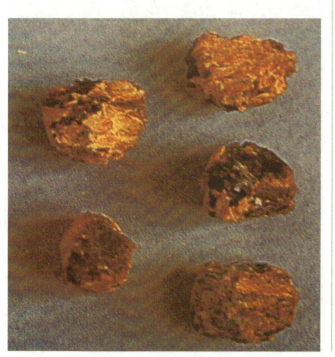

状及散粒状。有时内部包含着植物或昆虫的化石，颜色为黄色、棕黄色及红黄色，条痕白色或淡黄色，具松脂光泽，透明至不透明，断口贝壳状极为显著，性极脆。

【性味功效】 甘，平。镇惊安神，散瘀止血，利水通淋，去翳明目。

【古方选录】 《景岳全书》琥珀多寐丸：琥珀、羚羊角、人参、白茯神、远志（制）、甘草等分。用法：上药为细末，猪心血，炼蜜丸，芡实大，金箔为衣。每服一丸，灯心汤嚼下。主治：健忘恍惚，神虚不寐。

【用法用量】 研末冲服，每次1.5~3g。外用适量，研末涂敷。

【使用注意】 阴虚内热及无瘀滞者忌用。

【现代研究】 化学研究显示含树脂，挥发油，琥珀氧松香酸，琥珀松香酸，琥珀银松酸，琥珀脂醇，琥珀松香醇，琥珀酸等。药理研究显示有抑制中枢，镇静，抗惊厥，催眠，利尿等作用。现代临床用于治疗癫痫，失眠，尿潴留，闭经等。

196 朱砂

【古籍原文】 朱砂镇心而有灵。

【来源】 硫化物类矿物辰砂族辰砂。

【形态特征】 三方晶系。晶体成厚板状或菱面体，多呈粒状、致密状块体出现，也有呈粉末状被膜者。颜色为朱红色至黑红色，有时带铅灰色，条痕为红色。金刚光泽，半透明。断口呈半贝壳状或参差状，性脆。

【性味功效】 甘，微寒；有毒。清心镇惊，安神解毒。

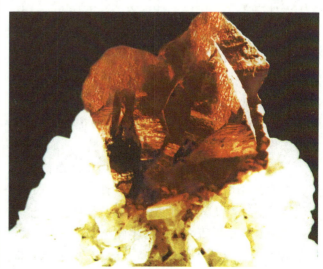

【古方选录】《医学衷中参西录》加味磁朱丸：磁石（能吸铁者，研极细水飞出，切忌火）二两，赭石二两，清半夏二两，朱砂一两。用法：共制为细末。再加酒曲半斤，轧细过罗，可得细曲四两。炒熟二两，与生者二两，共和药为丸，桐子大。铁锈水煎汤，送服二钱，日再服。主治：痫风。

【用法用量】入丸、散，0.1~0.5g。外用适量。

【使用注意】本品有毒，不宜大量或久服，肝肾功能不全者禁用。忌火煅，火煅析出水银，有剧毒。

【现代研究】化学研究显示含硫化汞（HgS），雄黄，磷灰石，沥青等。药理研究显示有镇静，催眠，抗惊厥，抑菌，抑制生育，解毒，防腐，抑杀皮肤细菌及寄生虫等作用。汞能损害肝肾，透过血脑屏障损害中枢神经。现代临床用于治疗神经衰弱，抑郁症，心脏早搏，冠心病，失眠，癫痫等。

197 牛　膝

【古籍原文】牛膝强足补精，兼疗腰痛。

【来　　源】苋科植物牛膝 *Achyranthes bidentata* Blume. 的根。

【形态特征】多年生草本，高 70~120cm。根圆柱形，茎有棱角或四方形，分支对生，节膨大。单叶对生；叶片椭圆形或椭圆状披针形，先端渐尖，基部宽楔形，全缘，两面被柔毛。穗状花序顶生及腋生。胞果长圆形、光滑。种子长圆形，长 1mm，黄褐色。

【性味功效】苦、酸，平。补肝肾，强筋骨，逐瘀通经，引血下行。

【古方选录】《三因极一病证方论》万病丸：干漆（杵细，炒令烟尽）、牛膝（酒浸一宿）各一两六钱（为末）。用法：生地黄四两八钱，取汁，慢火熬，丸如桐子大。空心，米饮或温酒下二丸，日再，勿妄加，病去止药。主治：血瘕，室女月经不通，脐下坚结，大如杯升，发热往来，下痢羸瘦。

【用法用量】煎服，6~15g；或入丸、散。活血化瘀、引火下行、利水通淋宜生用；酒炙增强活血祛瘀作用，盐水炙用增强补肝肾、强筋骨作用。

【使用注意】孕妇及月经过多者不宜使用。

【现代研究】化学研究显示含牛膝甾酮，生物碱类，氨基酸类，香豆精类化合物等。药理研究显示有促

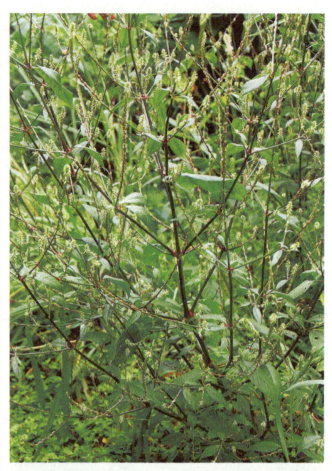

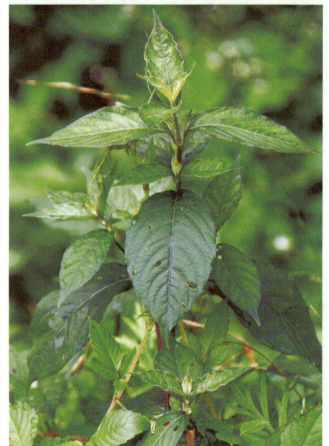

进子宫收缩加快，抗生育，抗早孕，扩张血管，蛋白质同化，抗炎，镇痛，短暂的降压等作用。现代临床用于治疗高血压，跌扑伤痛，风湿病，筋骨关节痛，闭经，痛经，尿血等。

198 龙 骨

【古籍原文】龙骨止汗住泄，更治血崩。

【来　　源】古代哺乳动物如象类、犀牛类、三趾马等的骨骼化石。

【形态特征】由磷灰石、方解石以及少量黏土矿物组成。

（1）磷灰石　六方晶系隐晶质，依古代生物骨骼产出。疏松集合体中或有呈晶形小棒状的磷灰石，灰白色。略带油脂状，土状光泽或瓷状光泽。硬度大于指甲，小于小刀。

（2）方解石　方晶系。晶体为菱面体，也有呈柱状及板状者。集合体常呈钟乳状或致密粒状体产出。颜色大都为无色或乳白色，如含有混入物，则染成灰、黄、玫瑰、红、褐等各种色彩。具玻璃样光泽。透明至不透明。断面贝壳状。

【性味功效】甘、涩，平。镇惊安神，平肝潜阳，固涩收敛。

【古方选录】《金匮要略》桂枝加龙骨牡蛎汤：桂枝、芍药、生姜各三两，甘草二两，大枣十二枚，龙骨、牡蛎各三两。用法：以水七升，煮取三升。分温三服。主治：遗精，少腹弦急，阴头寒，目眩发落，脉得诸芤动微紧。

【用法用量】煎服，15~30g，打碎先煎；或入丸、散。外用适量，研末撒或调敷。

【使用注意】有湿热、实邪者忌用。

【现代研究】化学研究显示含碳酸钙，磷酸钙，铁，钾，钠，氯，硫酸根等。药理研究显示有促进血液凝固，降低血管壁通透性，抑制骨骼肌兴奋等作用。现代临床用于治疗小儿佝偻病，多汗，植物神经功能紊乱，神经衰弱，失眠，遗精遗尿，慢性前列腺炎，崩漏带下，脱肛等。

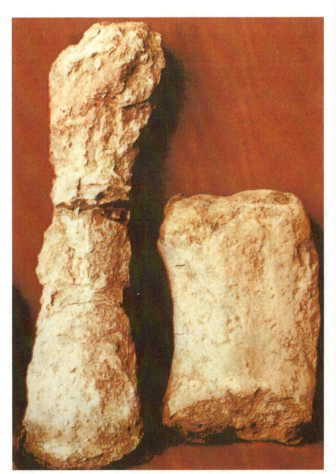

199 甘 松

【古籍原文】甘松理风气而痛止。

【来　　源】败酱科植物甘松 Nardostachys chinensis Batal. 或匙叶甘松 Nardostachys jatamansi DC. 的根及根茎。

【形态特征】甘松　多年生草本，高20~35cm。全株有强烈松脂样香气。基生叶较少而疏生，通常每丛6~9片，叶片窄线状倒披针形或倒长披针形，全缘，主脉三出。聚伞花序呈紧密圆头状；总苞2片，

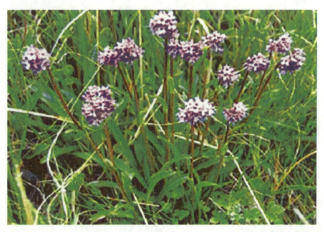

（鲍家科提供）

长卵形；花粉红色；花冠筒状，先端 5 裂，基部偏突。瘦果倒卵形。

【性味功效】辛、甘，温。理气止痛，开郁醒脾。

【古方选录】《鸡峰普济方》松香丸：半夏曲、天南星各二两，甘松一两，陈橘皮一两半。用法：上药为细末，水煮面和为丸，如梧桐子大。每服二十丸，生姜汤下，食后。主治：痰眩。

【用法用量】煎服，3~6g。外用适量，泡汤漱口，煎汤洗脚，研末敷患处。

【使用注意】气虚血热者忌用。

【现代研究】化学研究显示含多种倍半萜类成分，以及 β – 谷甾醇，环烯醚萜化合物，甘松二酯等。药理研究显示有抑制中枢，镇静，抗心律失常，抗痉挛等作用。现代临床用于治疗慢性胃炎，痛风，癔病，牙痛，脚肿等。

200 蒺藜

【古籍原文】蒺藜疗风疮而目明。

【来　　源】蒺藜科植物蒺藜 *Tribulus terrestris* L. 的果实。

【形态特征】一年生匍匐草本，多分支，全株有柔毛。羽状复叶互生或对生，基部常偏斜，有托叶。花单生于叶腋，萼片 5 片，花瓣 5 片，黄色，早落；雄蕊 10 枚，5 长 5 短；子房上位，5 室，柱头 5 裂。

【性味功效】辛、苦，微温；有小毒。平肝解郁，活血祛风，明目止痒。

【古方选录】《证治准绳·幼科》蒺藜散：蒺藜、

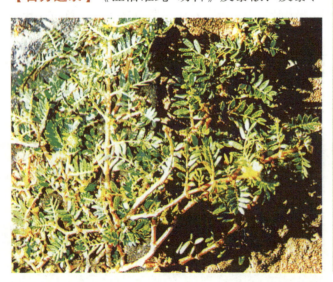

甘草、羌活、防风各等分。用法：上药为细末。每服二钱，水调服。主治：痘疹入眼，目赤痒涩，肿痛，多泪。

【用法用量】煎服，6~10g。

【使用注意】孕妇忌用。

【现代研究】化学研究显示含脂肪油，挥发油，鞣质，树脂，甾醇，钾盐，皂苷，生物碱等。药理研究显示有显著强心，提高机体免疫功能，抗动脉硬化，降血脂，降低血小板聚集，降血糖，抗衰老等作用。现代临床用于治疗风疹，湿疹，皮肤瘙痒，白癜风，高血压眩晕头痛，急性结膜炎等。

201 人　参

【古籍原文】人参润肺宁心，开脾助胃。

【来　　源】五加科植物人参 *Panax ginseng* C. A. Mey. 的根。

【形态特征】多年生草本，高达 60cm。主根圆柱状，须根长。茎直立。叶轮生于茎端，叶具长柄。总花顶生伞形花序，两性及雄性，6 裂，花瓣 6 片，先端尖，雄蕊 5 枚，子房下位，2 室，花柱 2 枚，在两性花中离生。浆果状核果，肾形，每室含种子 1 颗。

【性味功效】甘、微苦，微温。大补元气，复脉固脱，补脾益肺，生津，安神。

【古方选录】《金匮要略》人参汤：人参、甘草、干姜、白术各三两。用法：以水八升，煮取三升，温服一升，日三服。主治：胸痹心中痞气，气结在

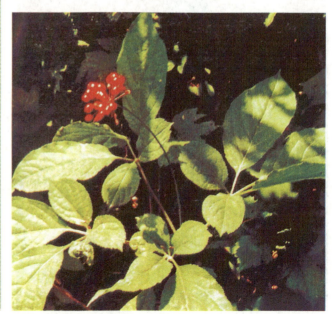

胸，胸满，胁下逆抢心。

【用法用量】煎服，3~9g；或入丸、散；挽救虚脱用 15~30g，以文火另煎兑服；切片或粉碎，或研末吞服，每次 1~2g，每日 1~2 次。

【使用注意】反藜芦，畏皂角，恶莱菔子，均不宜同用。

【现代研究】化学研究显示含多种人参皂苷，挥发油，人参酸，多种氨基酸，胆碱，维生素等。药理研究显示有兴奋中枢神经系统、心肌及血管，改善贫血，抗休克，抗疲劳，降低血糖，促进蛋白质及 RNA、DNA 的生物合成，调节胆固醇代谢等作用。现代临床用于治疗冠心病，心律失常，急性、慢性疾病及失血后引起的休克、虚脱等。

202 蒲 黄

【古籍原文】蒲黄止崩治衄，消瘀调经。

【来　　源】香蒲科植物水烛香蒲 *Typha angustifolia* L.、东方香蒲 *Typha orientalis* Presl 或其他多种同属植物的花粉。

【形态特征】（1）水烛香蒲　多年生草本，高1.5~3m。根茎匍匐，须根多。叶狭线形。花小，单性，雌雄同株；穗状花序长圆柱形，褐色；雌雄花序离生，雄花序在上部，长20~30cm，雌花序在下部，长9~28cm；具叶状苞片，早落。果穗直径10~15mm，坚果细小，无槽，不开裂，外果皮下分离。

　　（2）东方香蒲　与水烛香蒲的区别：叶条形，宽 5~10mm，基部鞘状抱茎。穗状花序圆柱状，雄花序与雌花序彼此连接；雄花序在上，雄花有雄蕊 2~4 枚；雌花序在下，雌花有多数基生的白色长毛，与柱头近等长，柱头匙形，不育雌蕊棍棒状。小坚果有一纵沟。

【性味功效】甘，平。止血，化瘀，通淋。

【古方选录】《圣济总录》蒲黄丸：蒲黄（微炒）三两，龙骨二两半，艾叶一两。用法：上三味，捣为末，炼蜜和丸，梧桐子大。每服二十丸，煎米饮下，艾汤下亦得，日再服。主治：妇人月候过多，血伤漏下不止。

【用法用量】煎服，3~9g，包煎。外用适量，研末外掺或调敷患处。止血炒用，化瘀、利尿生用。

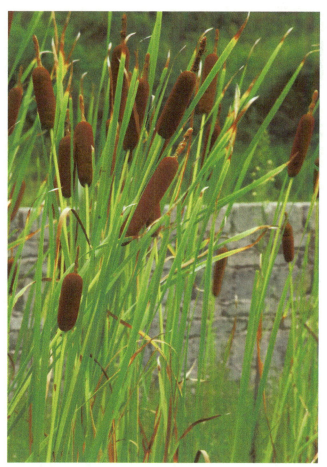

【使用注意】孕妇慎用。

【现代研究】化学研究显示含柚皮素，异鼠李素，槲皮素，氨基酸，微量元素，挥发油等。药理研究显示有抗炎，利胆，利尿，镇痛，降血脂，抗动脉粥样硬化，缩短血液凝固时间，增加冠状动脉血流量，兴奋离体子宫，增强肠蠕动等作用。现代临床用于治疗消化道出血，支气管扩张，急性泌尿系感染，崩漏，创伤出血等。

203 天南星

【古籍原文】岂不以南星醒脾，去惊风痰吐之忧。

【来　　源】天南星科植物天南星 *Arisaema erubescens*（Wall.）Schott.、异叶天南星 *Arisaema heterophyllum* Blume 或东北天南星 *Arisaema amurense* Maxim. 的块茎。

【形态特征】（1）天南星　多年生草本，高 40~90cm。块茎扁球形，外皮黄褐色。叶 1 片，基生；叶柄肉质，圆柱形，直立；叶片全裂成小叶片状，颇似掌状复叶，裂片 7~23 片，披针形至长披针形，两面光滑无毛。

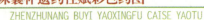

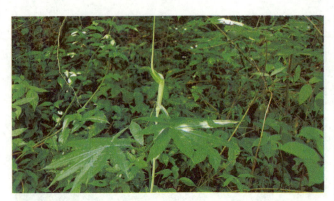

花雌雄异株，成肉穗花序；佛焰苞绿色，先端芒状。浆果红色。

（2）异叶天南星　多年生草本，高60~80cm。块茎近球状或扁球状。叶1片，鸟趾状全裂，裂片9~17片，长圆形、倒披针形或长圆状倒卵形，先端渐尖，基部楔形，中央裂片最小。佛焰苞绿色，下部筒状。浆果红色。

【性味功效】苦、辛，温；有毒。燥湿化痰，祛风止痉，散结消肿。

【古方选录】《医宗金鉴》玉真散：白芷、南星、白附子、天麻、羌活、防风各一两。用法：研末调敷伤处。如破伤风初起，角弓反张，牙关紧急，每用三钱，热童便调服。主治：破伤风。

【用法用量】煎服，3~10g，多制用。外用生品适量，研末以醋或酒调敷患处。

【使用注意】阴虚燥痰者及孕妇禁用。

【现代研究】化学研究显示含三萜皂苷，安息香酸，β-谷甾醇，氨基酸，多种微量元素等。药理研究显示有抗肿瘤，抗惊厥，镇静，镇痛，祛痰，抗氧化等作用。现代临床用于治疗癫痫，破伤风，肺气肿咳嗽痰多，子宫颈癌，流行性腮腺炎等。

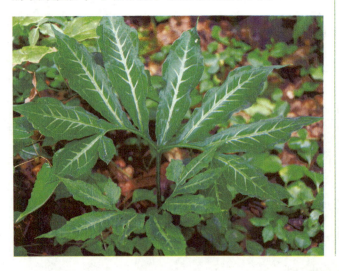

204　三　棱

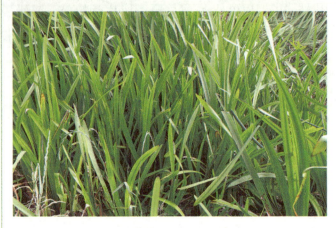

【古籍原文】三棱破积，除血块气滞之症。

【来　　源】黑三棱科植物黑三棱 *Sparganium stoloniferum* Buch.-Ham. 的块茎。

【形态特征】多年生草本，高50~100cm。根茎横走，茎直立，圆柱形。叶丛生，2列；叶片线形，基部抱茎，下面具1条纵棱。花茎由叶丛中抽出，单一，雌雄同株，集成头状花序，有叶状苞片。核果倒卵状圆锥形，先端有锐尖头，花被宿存。

【性味功效】辛、苦，平。破血行气，消积止痛。

【古方选录】《太平惠民和剂局方》三棱散：蓬莪术（煨）、益智仁、京三棱（煨，切）、青皮（去白）各二两，白茯苓（焙）四两，甘草三两。用法：每服二钱，用水一大盏，枣一枚擘破，盐少许，同煎至半盏，温服，不拘时候。主治：酒食所伤，胸膈不快，腹胁胀满，呕吐酸水，翻胃脾疼，食积气块，攻刺腹胁，不思饮食，日渐羸瘦。

【用法用量】煎服，3~10g。醋炙增强止痛力。

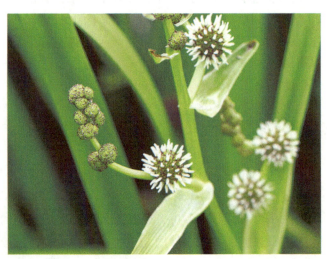

【使用注意】孕妇及月经过多者禁用。

【现代研究】化学研究显示含挥发油，苯乙醇，对苯二酚，有机酸，淀粉等。药理研究显示水提取物能显著延长凝血酶原时间，显著抑制血小板聚集，降低全血黏度和血栓重量，兴奋离体子宫，提高心肌氧利用率等作用。现代临床用于治疗恶性肿瘤，产后宫缩痛，痛经等。

205 没食子（没石子）

【古籍原文】没食主泄泻而神效。

【来　源】没食子蜂科昆虫没食子蜂 *Cynips galllaetinetoriae* Olivier 的幼虫，寄生于壳斗科植物没食子树 *Quercus infectoria* Olivier 幼枝上所产生的虫瘿。

【形态特征】没食子蜂体小，长约 6mm，色黑。头部有复眼 1 对，单眼 3 个；触角 1 对，正直而细长。翅 2 对，膜质，透明；前翅无缘纹，翅脉亦少，静止时平叠。足 3 对，发达。腹部呈球形而侧扁，雌虫的腹下有直沟，中藏产卵器。幼虫形如蛆，体极微小。

【性味功效】苦，温。固气，涩精，敛肺，止血。

【古方选录】《太平圣惠方》没石子散：没石子（微煨）一枚，肉豆蔻（去壳）一枚，樗根（锉）三分，茜根（锉）半两，茶末一分。用法：每服一钱，以水一小盏，煎至五分，去滓，放温，不拘时候服。主治：小儿血痢不止。

【用法用量】煎服，6~12g；或入丸、散。外用研末撒或调敷。

【使用注意】泻痢初起，湿热内郁或有积滞者忌用。

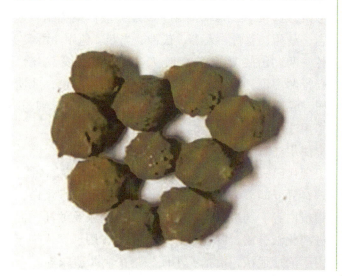

【现代研究】化学研究显示含没食子鞣质 50%~70%，没食子酸 2%~4%，还含并没食子酸，树脂等。药理研究显示经丙酮处理的没食子甲醇提取物对大鼠有止痛作用，能显著降低家兔血糖浓度等。现代临床用于治疗慢性支气管炎，外用于刀伤出血、慢性皮肤病等。

206 皂角（皂荚）

【古籍原文】皂角治风痰而响应。

【来　源】豆科植物皂荚 *Gleditsia sinensis* Lam. 的果实。

【形态特征】乔木，高达 15cm。主干上着生棘刺，刺粗壮，通常分支，小枝无毛。一回偶数羽状复叶，小叶 6~14 片，长卵形、长椭圆形至卵状披针形。花杂性，排成腋生的总状花序；花萼钟状，有 4 片披针形裂片；花瓣 4 片，雄蕊 6~8 枚，沿缝线有毛。荚果条形，被白色粉霜。

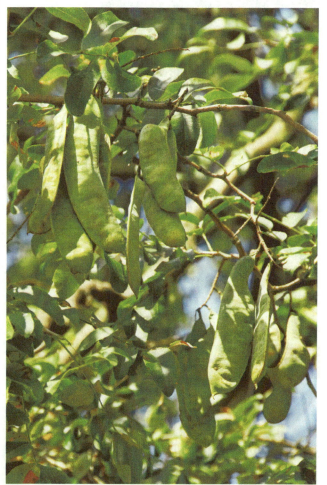

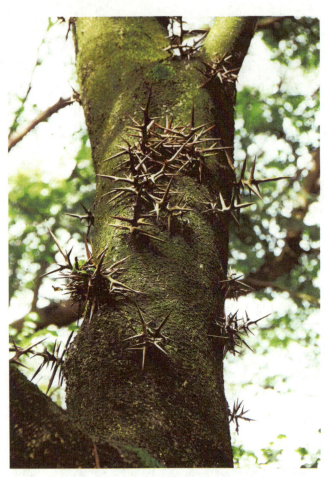

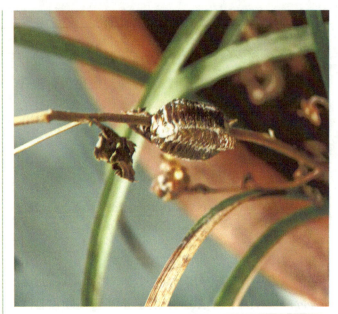

【性味功效】辛，温。消肿托毒，排脓，杀虫。

【古方选录】《仁斋直指方》皂角丸：长皂角二十条。用法：炙，去皮子，以酒煎稠，滤去渣，候冷，入雪糕，丸如梧子大。每酒下五十丸。主治：大风诸癞。

【用法用量】煎服，3~9g。外用适量，醋蒸取汁涂患处。

【使用注意】内服剂量过大则引起呕吐、腹泻。辛散走窜之性极强，非顽痰证实体壮者不宜轻投。孕妇、气虚阴亏及有出血倾向者忌用。

【现代研究】化学研究显示含三萜类皂苷，鞣质，黄酮苷，酚类，氨基酸等。药理研究显示有祛痰、抗菌等作用。现代临床用于治疗哮喘，急性乳腺炎，蛔虫性肠梗阻，耵聍栓塞，慢性气管炎等。

207 桑螵蛸

【古籍原文】桑螵蛸疗遗精之泄。

【来　　源】螳螂科昆虫大刀螂 *Tenodera sinensis Saussure*、小刀螂 *Statilia maculata*（Thunberg）或巨斧螳螂 *Hierodula patellifera*（Serville）的卵鞘。

【形态特征】（1）大刀螂　体形较大，长约8cm。黄褐色或绿色，头三角形，前胸背后板、肩部较发达，后部至前肢基部稍宽。前胸细长。前翅革质，前缘带绿色，末端有较明显的褐色翅脉；后翅比前翅稍长，有深浅不等的黑褐色斑点散布其间。雌虫腹部特别膨大。足3对，前胸足粗大，镰刀状，中足和后足细长。

（2）小刀螂　体中等大小，长4.8~6.5cm，色灰褐色至暗褐色，有黑褐色不规则的刻点散布其间。头部稍大，呈三角形。前胸背细长，侧缘细齿排列明显。侧角部的齿稍特殊。前翅革质，末端钝圆，带黄褐色或红褐色，有污黄色斑点。后翅翅脉为暗褐色。前胸足腿节内侧基部及胫节内侧中部各有一大形黑色斑纹。

【性味功效】甘、咸，平。益肾固精，缩尿，止浊。

【古方选录】《本草衍义》桑螵蛸散：桑螵蛸、远志、菖蒲、龙骨、人参、茯神、当归、龟甲（酥炙）各一两。用法：为末。夜卧，人参汤调下二钱。主治：心肾两虚证，症见小便频数，或尿如米泔色，或遗尿，或遗精，心神恍惚，健忘，舌淡苔白，脉细弱。

【用法用量】煎服，6~10g。

【使用注意】阴虚火旺或膀胱有热者忌用。

【现代研究】化学研究显示含蛋白质，脂肪，磷脂，铁，钙，胡萝卜类色素，柠檬酸钙结晶，糖蛋白，脂蛋白等。药理研究显示有轻微抗利尿及敛汗，促进消化液分泌，降血糖，降血脂等作用。现代临床用于治疗遗精，滑精，小便失禁，小儿遗尿等。

208 鸭头血

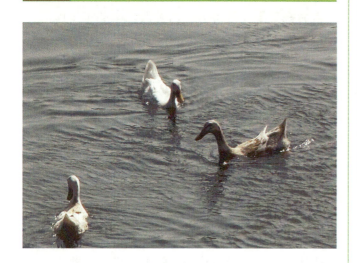

【古籍原文】鸭头血医水肿之盛。

【来　　源】鸭科动物家鸭 *Anas domestica* Linnaeus 及其他鸭的血。

【形态特征】动物体形相对较小，颈短，嘴大。腿位于身体后侧，步态摇摇摆摆。鸭性情温顺，叫声和羽毛显示出性别差异。所有真鸭，除翘鼻麻鸭和海鸭外，都在头一年内性成熟，仅在繁殖季节成对。

【性味功效】咸，温。利尿，解毒。

【古方选录】《重订严氏济生方》鸭头丸：甜葶苈（略炒）、猪苓（去皮）、汉防己各一两。用法：上药为细末，绿鸭头血为丸，如梧桐子大。每服七十丸，用木通汤送下。主治：水肿，面赤烦渴，面目肢体悉肿，腹胀喘急，小便涩少。

【用法用量】利尿则可以连鸭头煮食，或入丸剂。

209 蛤　蚧

【古籍原文】蛤蚧治劳嗽。

【来　　源】壁虎科动物蛤蚧 *Gekko gecko* Linnaeus 的干燥体。

【形态特征】为壁虎科中最大的一种，体全长 30cm 左右。头宽大，略呈三角形；通身被覆细小粒鳞，缀成纵行；腹面鳞片较大，略呈六角形；四肢指、趾膨大，成扁平状。雄性有肛前窝 20 余个，尾基部较粗，肛后囊孔明显。

【性味功效】甘、咸，平。补肺益肾，纳气定喘，助阳益精。

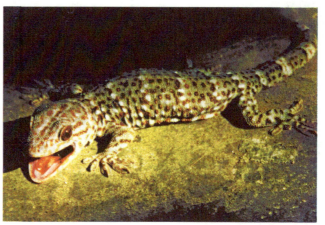

【古方选录】《圣济总录》独圣饼：蛤蚧一对（雌雄头尾全者，净洗，用法酒和蜜涂炙熟），人参（紫团参）一株。用法：上二味，捣罗为末，熔蜡四两，滤去滓，和药末，作六饼子。每服，空心，用糯米作薄粥一盏，投药一饼，趁热，细细呷之。主治：肺嗽，面浮，四肢浮。

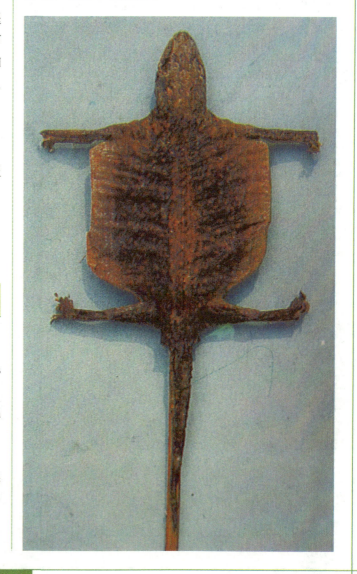

【用法用量】煎服，5~10g；研末服，每次1~2g；或入丸、散、酒剂。

【使用注意】阴虚火旺者慎用。

【现代研究】化学研究显示含肌肽，胆碱，肉毒碱，鸟嘌呤，蛋白质，胆甾醇，甘氨酸，钙，磷，锌，磷脂成分和脂肪酸等。药理研究显示有抗应激，解痉平喘，增强免疫，延缓衰老，抗炎，降血糖等作用。现代临床用于治疗支气管哮喘，慢性支气管炎，久咳咯血等。

210 牛蒡子

【古籍原文】牛蒡子疏风壅之痰。

【来　　源】菊科植物牛蒡 *Arctium lappa* L. 的果实。

【形态特征】二年生草本，高1~2m。茎直立。茎生叶互生，叶片长卵形或广卵形，全缘或具不整齐波状微齿。头状花序簇生于茎顶或排列成伞房状，总苞球形，苞片多数，覆瓦状排列，两性，花冠先端5浅裂，聚药雄蕊5枚。瘦果长圆形或长圆状倒卵形。

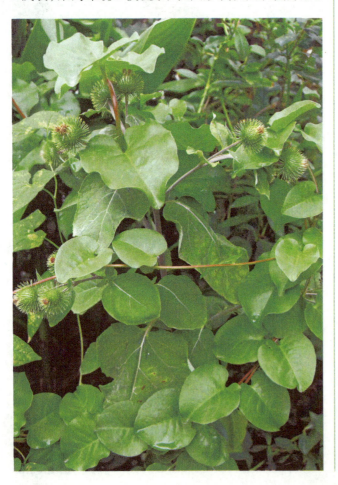

【性味功效】辛、苦，寒。疏散风热，宣肺透疹，解毒利咽。

【古方选录】《普济方》启关散：牛蒡子（炒）、甘草（生）各一两。用法：上药为散，每服二钱匕，水一盏，煎六分，旋含之，良久咽下。主治：风热客搏上焦，悬痈肿痛。

【用法用量】煎服，6~12g。

【使用注意】气虚便溏者慎用。

【现代研究】化学研究显示含牛蒡苷，牛蒡酚A、B，脂肪油，生物碱，维生素A，维生素B_1等。药理研究显示有显著抗肺炎链球菌，抑制多种皮肤致病性真菌，抗肾病变，解热，利尿，降低血糖，抗肿瘤等作用。现代临床用于治疗流行性感冒，急性扁桃体炎，上呼吸道感染，肺炎发烧、咳嗽等。

211 全　蝎

【古籍原文】全蝎主风瘫。

【来　　源】钳蝎科动物东亚钳蝎 *Buthus martensii* Karsch 的全体。

【形态特征】体长约60mm，头胸部背甲梯形。侧眼3对，胸板三角形，螯肢的钳状上肢有2齿。第3对、第4对步足胫节有距，各步足跗节末端有2爪和1距，前腹部的前背板上有5条隆脊线，生殖厣由2个半圆形甲片组成，栉状器有16~25枚齿。

【性味功效】辛，平；有毒。息风镇痉，攻毒散结，通络止痛。

【古方选录】《杨氏家藏方》牵正散：白附子、白

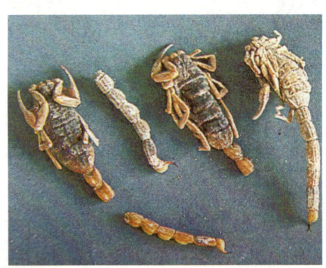

僵蚕、全蝎（去毒）各等分（并生用）。用法：上药为细末，每服一钱，热酒调下，不拘时候。主治：中风，口眼歪斜，半身不遂。

【用法用量】煎服，3~6g；研末吞服，每次0.6~1g。

【使用注意】不可过量使用，血虚生风者及孕妇禁用。

【现代研究】化学研究显示含马氏钳蝎神经毒素Ⅰ、Ⅱ，三甲胺，甜菜碱，牛磺酸，软硬脂酸，胆甾醇，卵磷脂，铵盐等。药理研究显示有抗惊厥，抗癫痫，抗肿瘤，镇痛，抗血栓形成，降低血小板黏附率，降压，抗菌等作用。现代临床用于治疗癫痫，淋巴结结核，烧伤，急性扁桃体炎，破伤风等。

212 酸枣仁

【古籍原文】酸枣仁去怔忡之病。

【来　　源】鼠李科植物酸枣 Ziziphus jujuba Mill. var. spinosa（Bunge）Hu ex H. F. Chou 的种子。

【形态特征】落叶灌木，高1~3m。于分支基部处具刺1对。单叶互生，托叶针状，叶片长圆状卵形至卵状披针形。花小，2~3朵簇生于叶腋；花萼5片，花瓣5片，与萼片互生，雄蕊5枚，与花瓣对生；子房椭圆形，埋于花盘中，花柱2裂。核果近球形。

【性味功效】甘、酸，平。补肝，宁心，敛汗，生津。

【古方选录】《金匮要略》酸枣仁汤：酸枣仁二升，甘草一两，知母二两，茯苓二两，川芎二两。用法：上五味，以水八升，煮酸枣仁得六升，内诸药煮取三升，分温三服。主治：虚劳虚烦，不得眠。

【用法用量】煎服，9~15g；研末吞服，每次1.5~3g。

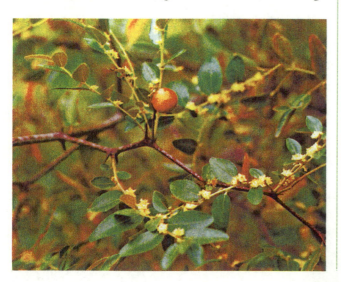

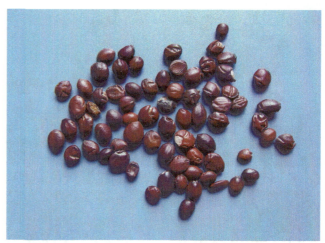

炒用更有效。

【使用注意】久泻便溏者慎用。

【现代研究】化学研究显示含生物碱，酸枣皂苷，黄酮类，苏氨酸，缬氨酸，蛋氨酸，维生素C，植物甾醇等。药理研究显示有镇静，催眠，镇痛，抗心律失常，抑制中枢神经，抗惊厥，抗缺氧，降血脂，抑制血小板聚集等作用。临床用于治疗失眠，神经衰弱，更年期综合征，冠心病等。

213 桑寄生

【古籍原文】尝闻桑寄生益血安胎，且止腰痛。

【来　　源】桑寄生科植物桑寄生 Taxillus chinensis（DC.）Danser 的带叶茎枝。

【形态特征】常绿小灌木。老枝无毛。单叶互生或近对生，革质，卵圆形或长卵形，全缘。花两性，1~3朵，形成腋生的聚伞花序，小花梗较短；小苞片1枚，卵形，极小；花萼近球形，与子房合生。浆果椭圆形，有小疣状突起。

【性味功效】苦、甘，平。补肝肾，强筋骨，祛风湿，安胎元。

【古方选录】《备急千金要方》独活寄生汤：独活三两，桑寄生、杜仲、牛膝、细辛、秦艽、茯苓、肉桂心、防风、川芎、人参、甘草、当归、芍药、干地黄各二两。用法：上药为粗末，以水一斗，煮取三升，分三服。主治：肝肾两亏，气血不足，感受风寒湿邪，腰膝冷痛，肢节屈伸不利，或麻痹不仁，畏寒喜温。

【用法用量】煎服，9~15g。

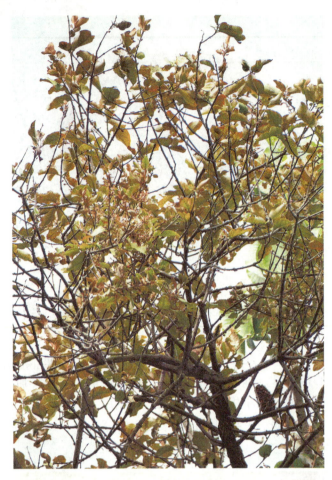

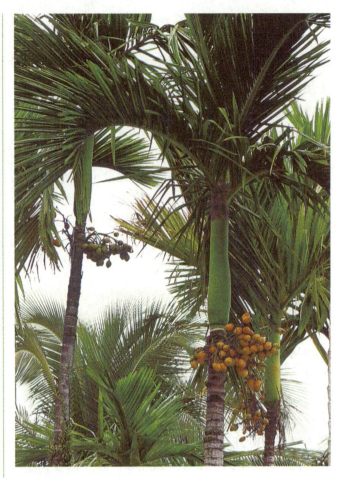

【现代研究】化学研究显示叶含槲皮苷，槲皮素，齐墩果酸，β-香树脂醇，内消旋肌醇，黄酮类，右旋儿茶酚等。药理研究显示有利尿，降压，抗病毒，舒张冠状动脉，减慢心率等作用。现代临床用于治疗风湿关节痛，胎漏下血，胎动不安，高血压病，冠心病，心绞痛等。

214 大腹子（槟榔）

【古籍原文】大腹子去膨下气，亦令胃和。

【来　　源】棕榈科植物槟榔 Areca catechu L. 的种子。

【形态特征】乔木，高 10~18m，不分支，叶脱落后形成明显的环纹。羽状复叶，小叶片披针状线形或线形。花序着生于最下一叶的基部，有佛焰苞状大苞片，长倒卵形；花单性同株，雄花小，花瓣 3 片；雄蕊 6 枚，退化雌蕊 3 枚。坚果卵圆形或长圆形。

【性味功效】苦、辛，温。杀虫消积，降气，行水，截疟。

【古方选录】《素问病机气宜保命集》导气汤：芍

药一两，当归五钱，大黄、黄芩、黄连、木香各一钱半，槟榔一钱。用法：上药为末。每服三五钱，水一盏，煎至七分，去滓，温服。如未止，再服，不后重则止。主治：下痢脓血，里急后重，日夜无度。

【用法用量】煎服，3~9g；驱绦虫、姜片虫，30~60g。

【使用注意】气虚体弱者慎服。孕妇慎用。

【现代研究】化学研究显示含生物碱，槟榔碱，槟榔次碱，高槟榔碱，缩合鞣质 15%，脂肪 14%，

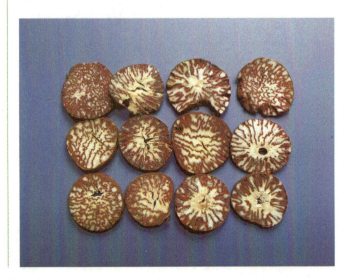

槟榔红色素等。药理研究显示有驱虫，抗真菌、病毒等作用。现代临床用于治疗肠道寄生虫病，高血压，慢性痢疾，胃肠功能紊乱等。

显示有祛痰，抗惊厥，镇静，催眠，抗水肿，利尿，抗菌，抗突变，兴奋子宫等作用。现代临床用于治疗神经官能症，失眠，慢性支气管炎等。

215 远志（小草）

【古籍原文】小草、远志，俱有宁心之妙。

【来　源】远志科植物远志 *Polygala tenuifolia* Willd. 或卵叶远志 *Polygala sibirica* L. 的根（小草即远志的地上部分）。

【形态特征】多年生草本，高 25~40cm。茎丛生。叶互生，线形或狭线形，先端渐尖，基部渐狭，全缘。总状花序偏侧状，萼 5 片，花瓣 2 片；雄蕊 8 枚，花丝基部愈合呈鞘状，雌蕊 1 枚；子房倒卵形，扁平，2 室；花柱弯曲，柱头 2 裂。蒴果扁平，种子卵形。

【性味功效】苦、辛，温。宁心安神，祛痰，消肿。

【古方选录】《太平圣惠方》定志丸：远志（去苗及心）、菖蒲（各二两），人参、白茯苓（去皮，各三两）。上为细末，炼蜜丸，如梧桐子大，朱砂为衣。每服七丸，加至二十丸，温米饮下，食后，临卧，日三服。常服益心强志，令人不忘。主治：心气不定，五脏不足，恍惚振悸，忧愁悲伤，差错谬忘，梦寐惊魇，恐怖不无时，朝瘥暮剧，暮瘥朝剧，或发狂眩，并宜服之。

【用法用量】煎服，5~15g；蜜炙可减轻恶心呕吐。外用适量。

【使用注意】阴虚阳亢者忌用。

【现代研究】化学研究显示含远志皂苷元 A、B，远志醇，细叶远志定碱，脂肪油，树脂等。药理研究

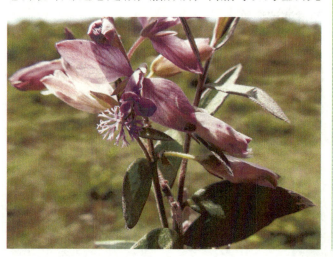

216 木　通

【古籍原文】木通、猪苓，尤为利水之多。

【来　源】木通科植物木通 *Akebia quinata*（Thunb.）Decne.、三叶木通 *Akebia trifoliate*（Thunb.）Koidz.、白木通 *Akebia trifoliatr*（Thunb.）Koidz. var. *australis*（Diels）Rehd. 的藤茎。

【形态特征】（1）木通　落叶木本缠绕灌木，长 3~15cm，全株无毛。幼枝灰绿色，有纵纹。掌状复叶，小叶 5 片，倒卵形或椭圆形，全缘。短总状花序腋生，花单性，雌雄同株。果肉质，浆果状，长椭圆形，两端圆，熟后紫色，柔软，沿腹缝线开裂。种子多数，长卵而稍扁，黑色或黑褐色。

（2）三叶木通　与木通相近。主要区别：叶为三出复叶；小叶卵圆形、宽卵圆形或长卵形，长、宽变化很大，先端钝圆、微凹或具短尖，基部圆形或

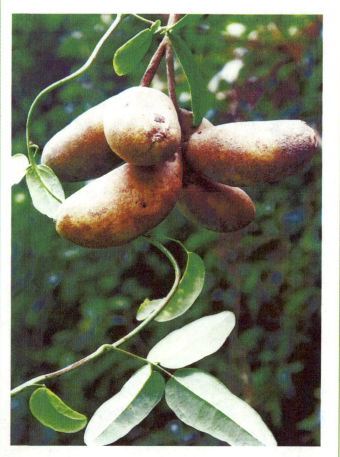

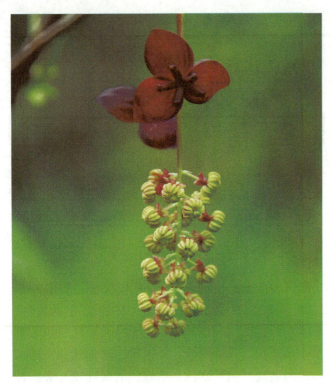

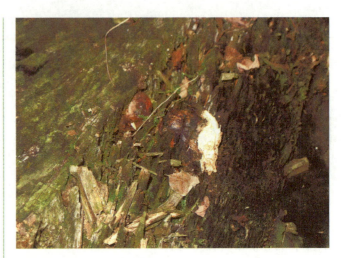

楔形，有时微呈心形，边缘浅裂或呈波状，侧脉5~6对。

（3）白木通　本变种形态与三叶木通相近，但小叶全缘，质地较厚。

【性味功效】苦，寒。利尿通淋，清心除烦，通经下乳。

【古方选录】《小儿药证直诀》导赤散：生地黄、生甘草梢、木通各等分。用法：共为末，每服三钱，水一盏，入竹叶同煎至五分，食后温服。主治：心经火热证，症见心胸烦热，口渴面赤，意欲饮冷，口舌生疮；或心热移于小肠，小便赤涩刺痛，舌红，脉数。

【用法用量】煎服，3~6g。

【使用注意】孕妇慎用。

【现代研究】化学研究显示茎枝含木通苷，水解得到常春藤皂苷元、齐墩果酸、葡萄糖和鼠李糖等。药理研究显示有利尿、抗菌等作用。现代临床用于治疗闭经，痛经，小便赤涩淋痛，心烦，咽喉肿痛，产后乳少，风湿病筋骨疼痛和跌打损伤等。

217 猪　苓

【古籍原文】木通、猪苓，尤为利水之多。

【来　源】多孔菌科真菌猪苓 *Polyporus umbellatus*（Pers.）Fries 的菌核。

【形态特征】菌核呈长形块状或不规则块状，表面有多数凹凸不平的皱纹，棕黑色或黑褐色；断面呈白色或淡褐色，半木质化，较轻。子实体从地下菌核内生出，常多数合生，菌柄基部相连或多分支，形成一丛菌盖，菌盖圆形、肉质，干后硬而脆，菌肉薄，白色。菌管与菌肉同色，与菌柄呈延生；管口多角形。

【性味功效】甘、淡，平。利水渗湿。

【古方选录】《伤寒论》猪苓汤：猪苓（去皮）、茯苓、泽泻、阿胶、滑石（碎）各一两。用法：以水四升，先煮四味，取二升，去滓，内阿胶烊消，温服七合，日三服。主治：脉浮发热，渴欲饮水，小便不利。

【用法用量】煎服，6~12g。

【使用注意】无水湿者忌用。

【现代研究】化学研究显示菌核含猪苓葡聚糖Ⅰ，多孔菌甾酮，麦角甾醇，粗蛋白，孔菌甾酮，甘露糖，半乳糖和猪苓多糖等。药理研究显示有利尿，抗菌，增强免疫，抗肿瘤，保护肝脏等作用。现代临床用于治疗膀胱炎，尿道炎，急性前列腺炎，小便淋漓涩痛等。

218 莲　肉

【古籍原文】莲肉有清心醒脾之用。

【来　源】睡莲科植物莲 *Nelumbo nucifera* G. 的种子，除去其中胚芽（莲子心）的部分。

【形态特征】多年生水生草本，根茎横生。节上生叶，叶片圆形，全缘或稍呈波状，有1~2次叉状分支。花浮于水面，午刻开花，五时收敛；花萼4片，

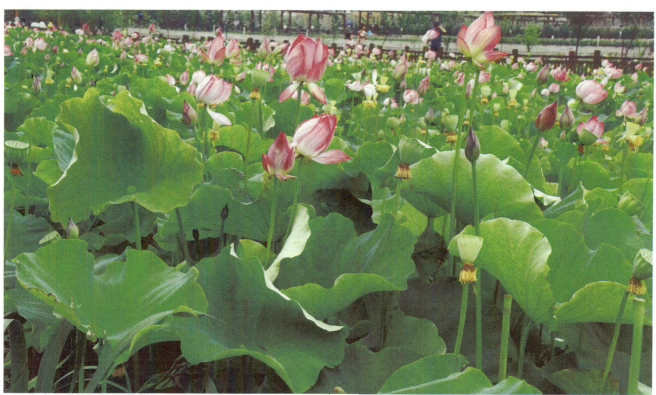

雄蕊多数，花药黄色，柱头辐射。浆果球形，果皮革质，多数细小种子生于"莲蓬"孔内。种子卵形，种皮红色或白色。

【性味功效】甘、涩，平。补脾止泻，益肾涩精，养心安神。

【古方选录】《奇效良方》莲肉散：莲肉、益智仁、龙骨（五色者）各等分。用法：上药为细末。每服二钱，空心用清米饮调下。主治：小便白浊，梦遗泄精。

【用法用量】煎服，6~15g。

【使用注意】中满痞胀及大便燥结者忌用。

【现代研究】化学研究显示含淀粉，棉子糖，蛋白

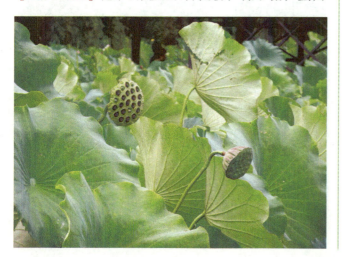

质，脂肪，碳水化合物，钙，磷，铁，荷叶碱，N-去甲基荷叶碱，氧化黄心树宁碱，N-去甲亚美罂粟碱等。药理研究显示有镇静，增强免疫功能，降低血糖，抗心律不齐等作用。现代临床用于治疗慢性胃肠炎，遗精滑精，妇女带下，失眠，冠心病等。

219 没　药

【古籍原文】没药乃治疮散血之科。

【来　　源】橄榄科植物地丁树 Commiphora myrrha Engl. 或哈地丁树 Commiphora molmol Engl. 的树脂。

【形态特征】低矮灌木或乔木，高约 3m。树干粗，树皮薄，光滑，小片状剥落，淡橙棕色，后变灰色。叶散生或丛生，单叶或三出复叶；小叶倒长卵形或倒披针形，中央 1 片远较两侧 1 对为大，钝头，全缘或末端稍具锯齿。花小，丛生于短枝上。核果卵形，外果皮革质或肉质。种子 1~3 颗，仅 1 颗成熟。

【性味功效】辛、苦，平。散瘀定痛，消肿生肌。

【古方选录】《圣济总录》消毒没药散：没药（研）一两，黄矾、白矾、溺堽（火煅）各半两，麝香（研）一钱。用法：上五味并研令匀。每用时先以葱汤洗拭净，以药干敷。主治：五痔。

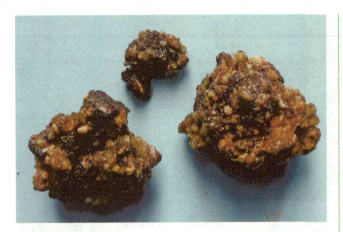

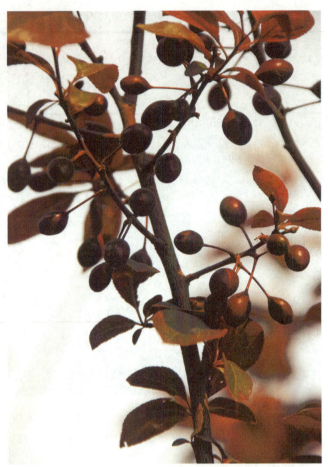

【用法用量】煎服，3~10g。炮制去油，多入丸、散用。外用适量。

【使用注意】孕妇忌用，胃弱者慎用。

【现代研究】化学研究显示含树脂，挥发油，树胶等。药理研究显示有抑制真菌，改善微循环，降低红细胞聚集，降低血黏度和血浆黏度，抑制血小板聚集，镇痛，抗炎，降血脂等作用。现代临床用于治疗风湿病，筋骨关节痛，痛经，疮疡肿痛或溃破久不收口等。

220 郁李仁

【古籍原文】郁李仁润肠宣水，去浮肿之疾。

【来　　源】蔷薇科植物欧李 *Prunus humilis* Bunge.、郁李 *Prunus japonica* Thunb. 或长梗扁桃 *Prunus pedunculata* Maxim. 的成熟种子。

【形态特征】（1）欧李　落叶灌木，高 0.4~1.5m。小枝灰褐色或棕色，被短柔毛。叶互生；叶片倒卵状长椭圆形或倒卵状披针形，无毛或被稀疏柔毛。花与叶同时开放，单生或 2~3 朵簇生；花瓣白色或粉红色，长圆形或倒卵形。核果成熟后近球形，红色或紫红色。

（2）郁李　落叶灌木，高1~1.5m。树皮灰褐色，有不规则的纵条纹；幼枝黄棕色，光滑。叶互生；托叶2片，线形，早落；叶片通常为长卵形或卵圆形，先端渐尖，基部圆形，边缘缺刻状尖锐重锯齿，脉上无毛或有稀疏柔毛。花先叶开放或花叶同开，1~3朵簇生。核表面光滑。

（3）长梗扁桃　本种灌木较矮小，高 1~2m。叶片先端常不分裂，边缘具不整齐粗锯齿。核宽卵

形，先端具小突尖头，表面平滑或稍有皱纹。

【性味功效】辛、苦、甘、平。润燥滑肠，下气，利水。

【古方选录】《圣济总录》郁李仁散：郁李仁（去皮、尖，炒）、陈橘皮（去白，酒一盏煮干）、京三棱各一两。用法：上三味，捣罗为散。每服三钱匕，空心煎熟水调下。主治：风热气秘。

【用法用量】煎服，6~12g，打碎入煎。

【使用注意】孕妇慎用。

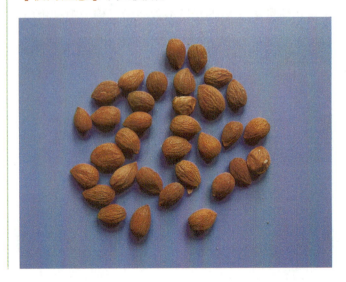

【现代研究】化学研究显示含苦杏仁苷，郁李仁苷A、B，熊果酸，香草酸，原儿茶酸，阿福豆苷，山柰苷等。药理研究显示有润滑性泻下，抗炎，镇痛，镇静，镇咳，祛痰，抗惊厥等作用。现代临床用于治疗习惯性便秘，癫痫等。

221 茯 神

【古籍原文】茯神宁心益智，除惊悸之疴。

【来　　源】多孔菌科真菌茯苓 Poria cocos（Schw.）Wolf. 的菌核中间天然抱有松根（即茯神木）的部分。

【形态特征】多为不规则的块状，大小不一。表皮淡灰棕色或黑褐色，呈瘤状皱缩，内部白色稍带粉红，由无数菌丝组成。子实体伞形，口缘稍有齿；蜂窝状，通常附菌核的外皮而生，孔作多角形，担子棒状，担孢子椭圆形至圆柱形。

【性味功效】甘、淡，平。安神健脾，利水渗湿。

【古方选录】《杨氏家藏方》茯神丸：人参（去芦头）、茯神（去木）、黄耆（蜜炙）、熟干地黄（洗，焙）、当归（洗，焙）、酸枣仁（去皮，炒）、朱砂（别研，一半入药，一半为衣）各等分。用法：上药为细末，炼蜜为丸，如梧桐子大。每服三十丸，煎人参汤下。主治：心虚血少，神不守舍，多惊恍惚，睡卧不宁。

【用法用量】煎服，6~12g。

【使用注意】肾虚小便不利、不禁或虚寒滑精者慎用。

【现代研究】化学研究显示含茯苓多糖，茯苓酸，卵磷脂，甾醇等。药理研究显示有镇静，催眠等作用。现代临床用于治疗健忘，心源性水肿，尿潴留，脑积水，失眠。

222 白茯苓

【古籍原文】白茯苓补虚劳，多在心脾之有害。

【来　　源】多孔菌科真菌茯苓 Poria cocos（Schw.）Wolf. 的菌核内部白色致密的部分。

【形态特征】菌核体为不规则的块状，球形、扁形、长圆形或长椭圆形不等，大小不一。表面浅灰棕色或黑棕色，呈瘤体皱缩，内部白色稍带粉红，由无数菌丝组成。子实体伞形，口缘稍有齿，蜂窝状，通常附菌核的外皮而生，初白色，后转为淡棕色；担子棒状，担孢子椭圆形至圆柱形，平滑，无色。

【性味功效】甘、淡，平。利水渗湿，安神健脾。

【古方选录】《金匮要略》白茯苓泽泻汤：白茯苓半斤，泽泻四两，甘草二两，桂枝二两，白术三两，生姜四两。用法：上六味，以水一斗，煮取三升，内泽泻再煮取二升半，温服八合，日三服。主治：胃反吐而渴，欲饮水者。

【用法用量】煎服，10~15g；或入丸、散。

【使用注意】虚寒滑精者忌用。

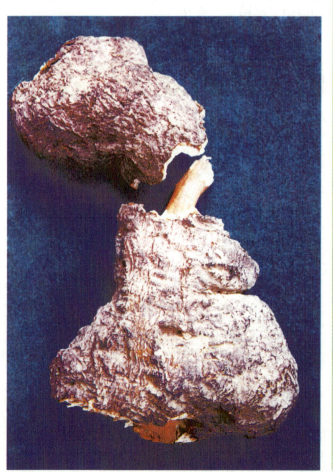

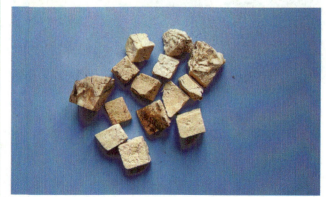

【现代研究】化学研究显示含茯苓多糖，茯苓酸，卵磷脂，甾醇，蛋白质，脂肪，胆碱等和少量无机成分。药理研究显示有增强机体免疫功能，利尿，降低血糖，促进造血功能，抗肿瘤，保肝等作用。现代临床用于治疗急性肾炎水肿，慢性肾炎水肿，肝硬化腹水，尿潴留，失眠，健忘，遗精等。

223 赤茯苓

【古籍原文】赤茯苓破结血，独利水道以无毒。

【来　　源】多孔菌科真菌茯苓 *Poria cocos*（Schw.）Wolf. 的菌核近外皮部的淡红色部分。

【形态特征】菌核体呈球形、卵形、椭圆形至不规则形，外面具多皱褶的皮壳，深褐色；内部近皮部为淡粉红色，粉粒状。子实体生于菌核表面，全平伏。菌管口圆形、多角形或不规则形，口缘裂为齿状。孢子长方形至近圆柱形。

【性味功效】甘、淡，平。行水，利湿热。

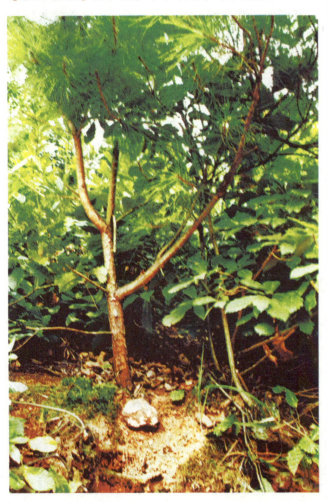

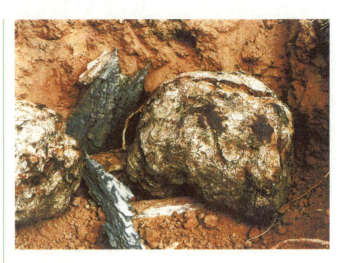

【古方选录】《鸡峰普济方》茯苓汤：赤茯苓、沉香各一两。用法：上药为细末，每服二钱，白汤点，食后临卧服之。主治：小便白浊不利，时作痛。

【用法用量】煎服，6~12g；或入丸、散。

【使用注意】虚寒滑精者忌用。

【现代研究】化学研究显示含茯苓多糖，茯苓酸，卵磷脂，甾醇等。药理研究显示有增强机体免疫功能，利尿，降低血糖，促进造血功能，抗肿瘤，保肝等作用。现代临床用于治疗健忘，心源性水肿，尿潴留，脑积水，失眠。

224 麦　芽

【古籍原文】因知麦芽有助脾化食之功。

【来　　源】禾本科植物大麦 *Hordeum vulgare* L. 成熟果实的发芽加工品。

【形态特征】越年生草本，高 50~100cm。秆粗壮。叶鞘松弛抱茎，两侧有较大的叶耳，叶舌膜质。小穗稠密，每节着生 3 枚发育的小穗。颖线状披针形，颖果腹面有纵沟或内陷，先端有短柔毛，成熟时与外稃黏着，不易分离，但某些栽培品种容易分离。

【性味功效】甘，平。行气消食，健脾开胃，退乳消胀。

【古方选录】《杂病源流犀烛》消谷丸：炒乌梅肉一两，炮姜四两，神曲六两，麦芽三两。用法：上药为细末，炼蜜为丸，每服五十丸，米饮送下，日三次。主治：脾虚不能消化水谷，胸膈痞闷，腹胁膨胀，日久不愈，食减嗜卧，口无味者。

【用法用量】煎服，9~15g；回乳炒用，60g。

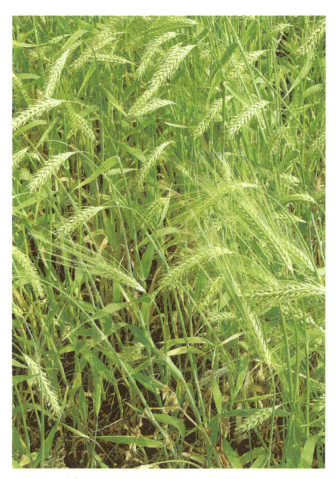

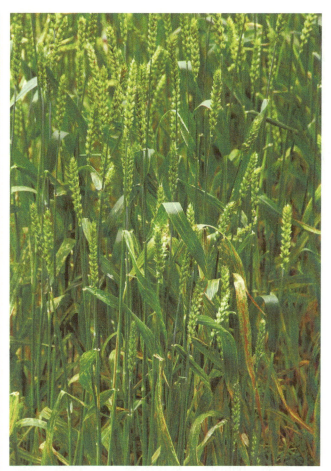

【使用注意】授乳期妇女不宜使用。

【现代研究】化学研究显示含多种淀粉酶，催化酶，过氧化异构酶，大麦芽碱，蛋白质，氨基酸，维生素，细胞色素 C 等。药理研究显示有助消化，降血糖，抗真菌，抑制泌乳素分泌等作用。现代临床用于治疗消化不良，急性肝炎，慢性肝炎，断乳、乳汁郁积引起的乳房胀痛等。

225 小 麦

【古籍原文】小麦有止汗养心之力。

【来　　源】禾本科植物小麦 *Triticum aestivum* L. 的种子或其面粉。

【形态特征】一年生或二年生草本，高 60~100cm。秆直立。叶片扁平，长披针形。穗状花序直立；每小穗具 3~9 朵花，仅下部的花结实。雄蕊 3 枚，花药长 1.5~2mm，丁字着生，花丝细长，子房卵形。颖果矩圆形或近卵形。

【性味功效】甘，凉。养心益肾，除热止渴。

【古方选录】《金匮要略》甘麦大枣汤：甘草三两，小麦一升，大枣十枚。用法：上三味，以水六升，煮取三升，温分三服。主治：妇人脏躁，喜悲伤欲哭，数欠伸。

【用法用量】煎服，15~30g；研末服，每次 3~5g。

【使用注意】表邪汗出者忌用。

【现代研究】化学研究显示含淀粉，蛋白质，糖类，糊精，脂肪，粗纤维等。药理研究显示有提高机体免疫功能，促进糖、蛋白质代谢，增加血糖等作用。现代临床用于治疗更年期综合征，病后、手术后或产后身体虚弱，外伤出血，烫伤等。

226 白附子（禹白附）

【古籍原文】白附子去面风之游走。

【来　　源】天南星科植物独角莲 *Typhonium giganteum* Engl. 的块茎。

【形态特征】多年生草本，植株常较高大。地下块茎似芋艿状，卵形至卵状椭圆形，外被暗褐色小鳞

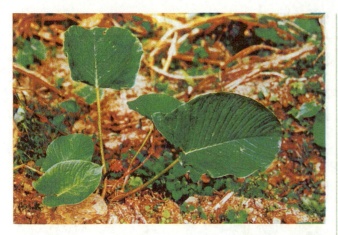

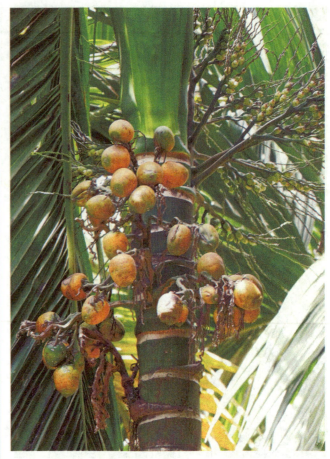

片。叶1~7片，叶柄下部常呈淡粉红色或紫色条斑，叶片三角状卵形、戟状箭形或卵状宽椭圆形。花梗自块茎抽出；佛焰苞紫红色，肉穗花序位于佛焰苞内；雄花金黄色，雌花棕红色。浆果熟时红色。

【性味功效】辛，温；有毒。燥湿化痰，祛风止痉，解毒散结。

【古方选录】《刘氏家传》白附丸：白附子（生）二个，天南星（炮）半两，全蝎三十七枚，人参二钱，白僵蚕（麸炒）十四个，朱砂一钱，脑、麝、乳香各少许。用法：上药为末，炼蜜为丸，如芡实大。主治：小儿因惊，或风涎盛，手足欲动之疾，天钓眼睛，搐搦手脚，涎潮心舍，叫唤不应，并夹惊伤寒、惊痫。

【用法用量】煎服，3~6g；研末服，0.5~1g，宜炮制后用。外用适量，生品捣烂，熬膏或研末，酒调敷患处。

【使用注意】阴虚血虚动风或热盛动风者，孕妇均禁用。生品一般不内服。

【现代研究】化学研究显示含β-谷甾醇及其葡萄糖苷，肌醇，胆碱，尿嘧啶，黏液质，白附子凝集素等。药理研究显示有镇静，抗惊厥，镇痛，抑制结核杆菌，抗实验动物关节肿痛等作用。现代临床用于治疗面神经麻痹，癫痫，三叉神经痛，颈淋巴结核等。

227 大腹皮

【古籍原文】大腹皮治水肿之泛溢。

【来　　源】棕榈科植物槟榔 Areca catechu L. 的果皮。

【形态特征】乔木，高10~18m，不分支，叶脱落

后形成明显的环纹。羽状复叶，小叶片披针状线形或线形。花序着生于最下一叶的基部，有佛焰苞状大苞片，长倒卵形；花单性同株，雄花小，花瓣3片；雄蕊6枚，退化雌蕊3枚。冬季至次春采收未成熟的果实，煮后干燥，纵剖两瓣，剥取果皮，习称"大腹皮"；春末至秋初采收成熟果实，煮后干燥，剥取果皮，打松，晒干，习称"大腹毛"。

【性味功效】辛，微温。行气宽中，利水消肿。

【古方选录】《圣济总录》大腹皮散：大腹皮（锉）

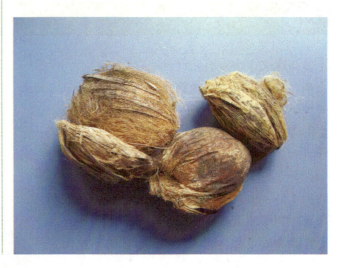

半两，高良姜一两，芍药一两，吴茱萸（汤浸一宿，焙干，炒）一分。用法：上药为散。每服二钱匕。温酒调下；不饮酒，生姜汤亦得。主治：心中寒发痛甚。

【用法用量】煎服，5~9g。

【使用注意】气虚者慎用。

【现代研究】化学研究显示含槟榔碱，槟榔次碱，α－儿茶素等。药理研究显示有兴奋胃肠道平滑肌，促胃肠动力，促进纤维蛋白溶解等作用。现代临床用于治疗消化不良，食后腹胀，慢性肾小球肾炎等。

228 椿根皮

【古籍原文】椿根白皮主泻血。

【来　　源】苦木科植物臭椿 *Ailanthus altissima*（Mill.）Swingle 的根皮或干皮。

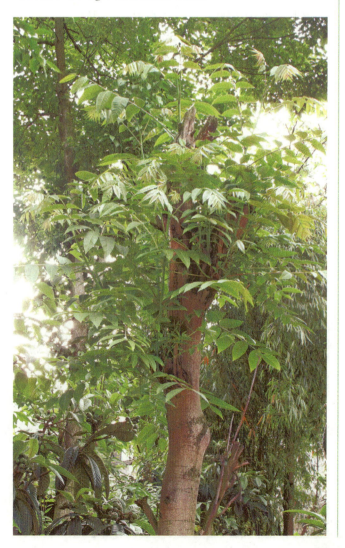

【形态特征】落叶乔木，树高可达 30m，树冠呈扁球形或伞形。树皮灰白色或灰黑色，平滑，稍有浅裂纹。枝条粗壮。奇数羽状复叶，互生；小叶卵状披针形，有臭味。雌雄同株或雌雄异株。圆锥花序顶生，花小，杂性，白绿色。翅果，有扁平膜质的翅，长椭圆形。种子位于中央。

【性味功效】苦、涩，寒。清热燥湿，收敛止带，止泻，止血。

【古方选录】《古今医统大全》椿根皮汤：臭椿皮、荆芥穗、藿香各等分。用法：上药锉粗末，煎汤熏洗。既入即止。主治：妇人阴痒突出。

【用法用量】煎服，6~9g。

【使用注意】脾胃虚寒者慎用。

【现代研究】化学研究显示臭椿根皮含苦楝素、鞣质、赭朴酚；树皮含臭椿苦酮、臭椿苦内酯、乙酰臭椿苦内酯、苦木素和新苦木素等。药理研究显示有抗菌，抗原虫，抗肿瘤，对福氏痢疾杆菌、宋氏痢疾杆菌和大肠杆菌有抑制等作用。临床用于治疗慢性盆腔炎，慢性肠炎，痢疾等。

229 桑根白皮（桑白皮）

【古籍原文】桑根白皮主喘息。

【来　　源】桑科植物桑 *Morus alba* L. 的根皮。

【形态特征】落叶灌木或小乔木。树皮灰白色，有条状浅裂；根皮黄棕色或红黄色，纤维性强。单叶互生；基出脉 3 条与细脉交织成网状，背面较明显。花单性，雌雄异株；雌、雄花序均排列成穗状葇荑花序，腋生。瘦果，多数密集成一卵圆形或长圆形的聚合果。种子小。

【性味功效】甘，寒。泻肺平喘，利水消肿。

【古方选录】《小儿药证直诀》泻白散：地骨皮、桑白皮（炒）各一两，甘草（炙）一钱。用法：锉散，入粳米一撮，水二小盏，煎七分，食前服。主治：肺热喘咳。

【用法用量】煎服，5~15g。泻肺利水、平肝清火宜生用，肺虚咳嗽宜蜜炙用。

【使用注意】肺寒所致喘嗽者不宜。

【现代研究】化学研究显示含桑根皮素，桑皮色烯素，桑素，伞形花内酯，东莨菪素，鞣质，黏液质

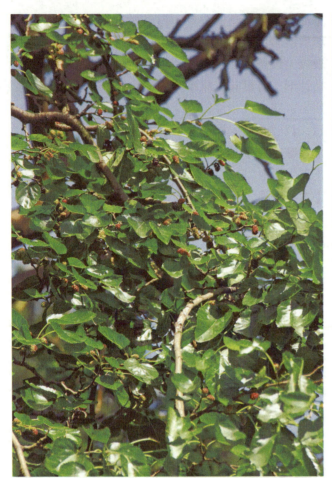

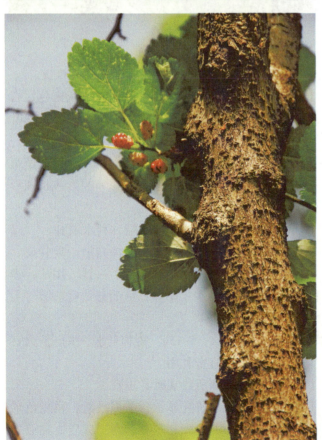

等。药理研究显示有止咳，利尿，降压，镇静，安定，抗惊厥，镇痛，降温，抑制金黄色葡萄球菌、伤寒杆菌、痢疾杆菌，兴奋肠和子宫等作用。现代临床用于治疗肺炎，支气管炎，慢性肾炎，咳嗽，气喘，痰多等。

230 桃 仁

【古籍原文】桃仁破瘀血兼治腰痛。

【来　源】蔷薇科植物桃 *Prunus persica*（L.）Batsch 或山桃 *Prunus davidiana*（Carr.）Franch. 的成熟种子。

【形态特征】（1）桃　落叶小乔木，高 3~8m。小枝绿色或半边红褐色，无毛。叶互生，在短枝上呈簇生状；叶柄长 1~2cm，通常有 1 至数枚腺体；叶片椭圆状披针形至倒卵状披针形，边缘具细锯齿，两面无毛。花通常单生，具短梗，花瓣 5 片。核果近球形，种子 1 颗，扁卵状心形。

（2）山桃　落叶小乔木，高 5~9m。叶互生，托叶早落，叶柄长 1.5~3cm，叶片卵状披针形。花单生，萼片 5 片；花瓣 5 片，阔倒卵形，粉红色至白色。核果近圆形，黄绿色，表面被黄褐色柔毛。果肉离核；核小，坚硬。种子 1 颗，棕红色。

【性味功效】苦、甘，平。活血祛瘀，润肠通便，止咳平喘。

【古方选录】《伤寒论》桃核承气汤：桃仁（去皮尖）五十个，大黄四两，甘草（炙）二两，芒硝二两，桂枝（去皮）二两。用法：上五味，以水七升，煮取二升半，去渣，内芒硝，更上火微沸，下火，先食温服五合，日三服，当微利。主治：下焦蓄血证。

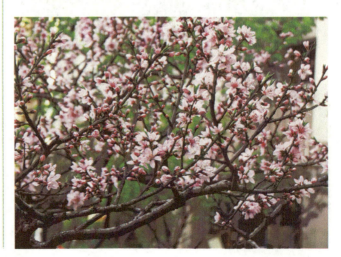

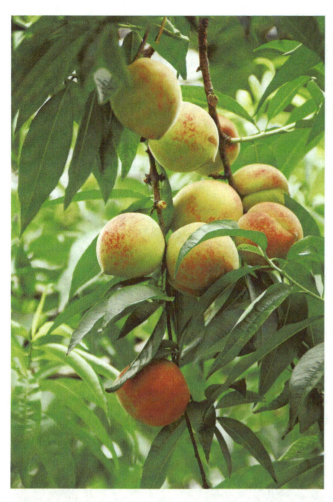

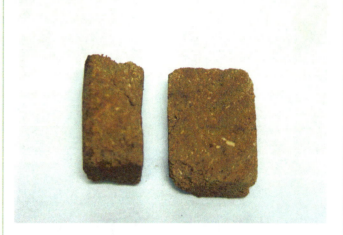

【制　　法】用鲜青蒿、鲜苍耳、鲜辣蓼各 6kg，切碎；赤小豆（碾末）、杏仁（去皮研）各 3kg，混合拌匀，入麦麸 50kg，白面 30kg，加水适量，揉成团块，压平后用稻草或麻袋覆盖，使之发酵，至外表长出黄色菌丝时取出，切成约 3cm 见方的小块，晒干即成。

【性味功效】甘、辛，温。消食和胃。

【古方选录】《普济方》神曲丸：神曲一两半，干姜半两，官桂半两，白术半两，当归半两，厚朴半两，人参半两，甘草半两。用法：上药为细末，炼蜜为丸，如梧桐子大。每服三十丸，空心食前酒或淡醋汤送下，每日二次，发时不时增数。主治：泄痢，心腹冷痛。

【用法用量】煎服，6~15g。消食宜炒焦用。

【现代研究】化学研究显示含酵母菌，淀粉酶，维生素 B 复合体，麦角甾醇，蛋白质，脂肪和挥发油等。药理研究显示有增进食欲，维持正常消化机能等作用。现代临床用于治疗消化不良等。

【用法用量】煎服，5~10g，捣碎用；桃仁霜入汤剂宜包煎。

【使用注意】孕妇禁用，便溏者慎用。本品有毒，不可过量服用。

【现代研究】化学研究显示含苦杏仁苷，苦杏仁酶，挥发油，脂肪油等，脂肪油中含有油酸甘油酯和少量亚油酸甘油酯。药理研究显示有镇痛，抗炎，抗菌，抗过敏，增加脑血流量，降低血管阻力，改善血流动力学，延长出血及凝血时间，抑制体外血栓，润滑肠道利于排便等作用。现代临床用于治疗月经不调，痛经，产后瘀血腹痛，肺炎、支气管炎咳嗽，阑尾炎腹痛等。

231　神　曲

【古籍原文】神曲健脾胃而进饮食。

【来　　源】为辣蓼、青蒿、杏仁等药加入面粉或麸皮混和后，经发酵而成的曲剂。

232　五加皮

【古籍原文】五加皮坚筋骨以立行。

【来　　源】五加科植物细柱五加 *Acanthopanax gracilistylus* W. W. Smith 的干燥根皮。

【形态特征】灌木，有时蔓生状，高 2~3m。枝灰棕色，无刺或在叶柄基部单生扁平的刺。掌状复叶，在长枝上互生，在短枝上簇生；叶柄常有细刺；小叶 5 片，稀为 3 片或 4 片，中央一片最大。伞形花序。核果浆果状，扁球形，宿存花柱反曲。种子 2 颗。

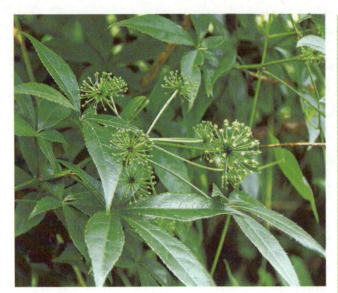

【性味功效】辛、苦，温。祛风除湿，补益肝肾，强筋壮骨，利水消肿。

【古方选录】《外科大成》五加皮酒：五加皮八两，当归五两，牛膝四两，无灰酒一斗。用法：煮三炷香，日二服，以醺为度。主治：鹤膝风。

【用法用量】煎服，5~10g；或酒浸；或入丸、散服。

【现代研究】化学研究显示含丁香苷，刺五加苷 B₁，右旋芝麻素，β-谷甾醇，β-谷甾醇葡萄糖苷，硬脂酸，棕榈酸，亚麻酸，挥发油等。药理研究显示有抗炎，镇痛，镇静，提高血清抗体的浓度，促进单核巨噬细胞的吞噬功能，抗应激，促进核酸合成，降低血糖，抗肿瘤，抗诱变，抗溃疡等作用。现代临床用于治疗各种风湿性关节炎，跌打损伤筋骨肿痛，劳累后腰酸腿软，老年体弱等。

233 柏子仁

【古籍原文】柏子仁养心神而有益。

【来　　源】柏科植物侧柏 *Platycladus orientalis* （L.）Franco 的成熟种仁。

【形态特征】常绿乔木，高达 20m。树皮薄，浅灰褐色，纵裂成条片。小枝扁平，排成一平面。叶鳞片状，交互对生，叶背中部均有腺槽。雌雄同株，球花单生于短枝顶端，雄球花黄色，卵圆形。球果当年成熟，卵圆形。种子卵圆形或长卵形，灰褐色或紫褐色，无翅或有棱脊，种脐大而明显。

【性味功效】甘，平。养心安神，润肠通便，止汗。

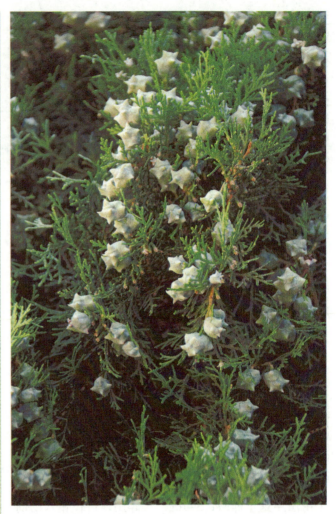

【古方选录】《校注妇人良方》柏子仁丸：柏子仁（炒，另研）、牛膝、卷柏各五钱（一作各二两），泽兰叶、川续断各二两，熟地黄三两。用法：研为细末，炼蜜和丸，如梧桐子大。每服三十丸，空腹时米饮送下，兼服泽兰汤。主治：血虚有火，月经耗损，渐至不通，羸瘦而生潮热，及室女思虑过度，经闭成痨。

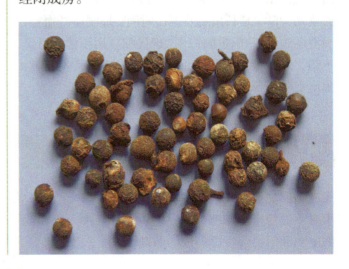

【用法用量】煎服，3~10g。

【使用注意】便溏或多痰者慎用。

【现代研究】化学研究显示含脂肪油，少量挥发油，皂苷，植物甾醇，维生素 A，蛋白质等。药理研究显示有明显延长慢波睡眠深睡期，镇静，改善记忆等作用。现代临床用于治疗神经衰弱，失眠，月经量少等。

234 安息香

【古籍原文】抑又闻安息香辟恶，且止心腹之痛。

【来　　源】安息香科植物白花树 *Styrax tonkinensis* （Pierre）Craib ex Hart. 的树脂。

【形态特征】乔木，高 5~20m。树皮灰褐色，有不规则纵裂纹。枝稍扁，被褐色长茸毛，后变为无毛。叶互生；叶片椭圆形、椭圆状卵形至卵形，先端短渐尖，基部圆形或楔形。顶生圆锥花序较大。果实近球形，外面密被星状茸毛。种子卵形，栗褐色，密被小瘤状突起和星状毛。

【性味功效】辛、苦，平。开窍清神，行气活血，止痛。

【古方选录】《圣济总录》安息香丸：安息香（研）一两，补骨脂（炒）一两，阿魏（研）二钱。用法：上药为细末，醋研饭为丸，如小豆大。每服十丸，空心以粥饮送下。主治：久冷腹痛不止。

【用法用量】入丸、散，0.6~1.5g。外用适量。

【使用注意】气虚不足、阴虚火旺者慎服。

【现代研究】化学研究显示含树脂 70%~80%，有泰国树脂酸和苯甲酸松柏醇酯等，还含苯甲酸，苯甲酸桂皮醇酯和香荚兰醛等。药理研究显示有刺激呼吸道黏膜、增加分泌以促进痰液排出，防腐等作用。现代临床用于治疗脑梗死，产后晕厥等。

235 冬瓜仁

【古籍原文】冬瓜仁醒脾，实为饮食之资。

【来　　源】葫芦科植物冬瓜 *Benincasa hispida* （Thunb.）Cogn. 的种子。

【形态特征】一年生蔓生或架生草本。茎被黄褐色硬毛及长柔毛，有棱沟。单叶互生；叶柄粗壮，被黄褐色硬毛及长柔毛；叶片肾状近圆形。花单性，雌雄同株；花单生于叶腋。瓠果大型，肉质，表面有硬毛和蜡质白粉。种子多数，卵形，白色或淡黄色。

【性味功效】甘，寒。清肺化痰，利湿排脓。

【古方选录】《集验方》冬瓜仁丸：老冬瓜仁二升。用法：以绢袋盛，投三沸汤中，须臾取起晒干，如此三次，又以苦酒渍之二宿，晒干为末，水泛为丸。每服三钱，白汤送下。主治：男子五痨七伤。

【用法用量】煎服，10~15g。

【现代研究】化学研究显示含皂苷，脂肪，尿素，瓜氨酸等。临床用于治疗急性肺炎，急性阑尾炎，慢性盆腔炎等。

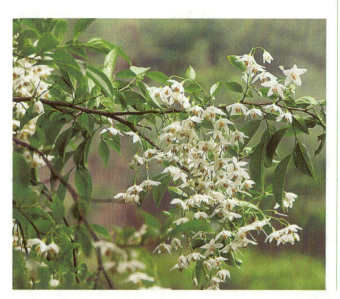

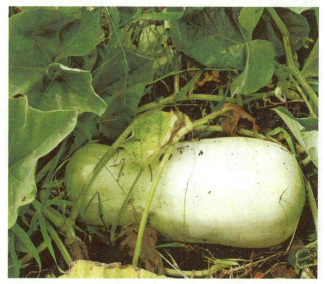

236 僵蚕

【古籍原文】僵蚕治诸风之喉闭。

【来　　源】蚕蛾科昆虫家蚕 *Bombyx mori* Linnaeus. 4~5 龄的幼虫感染（或人工接种）白僵菌 *Beauveria bassiana*（Bals.）Vuillant 而致死的干燥体。

【形态特征】雌、雄蛾全身均密被白色鳞片。体翅黄白色至灰白色；前翅外缘顶角后方向内凹切，各横线色稍暗，不甚明显，端线与翅脉灰褐色；后翅较前翅色淡，边缘有鳞毛，稍长。雌蛾腹部肥硕，末端钝圆；雄蛾腹部狭窄，末端稍尖。幼虫即家蚕，体色灰白至白色，胸部第 2 节、第 3 节稍见膨大，有皱纹，腹部第 8 节背面有一尾角。

【性味功效】咸、辛，平。息风止痉，祛风止痛，化痰散结。

【古方选录】《圣济总录》僵蚕散：白僵蚕（炒去丝）四十枚，斑蝥二十枚（全者，生用），腻粉一钱。用法：上药为细末。干癣用生油调涂，湿癣只干揩贴之。并候黄水出，及数数痒痛，永除根本，

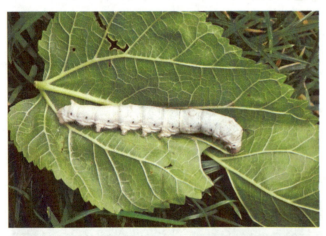

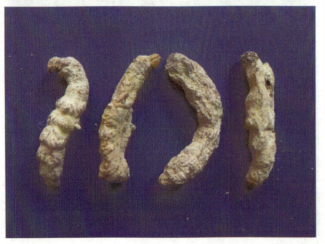

亦无瘢痕。主治：一切新干湿癣。

【用法用量】煎服，5~9g；研末吞服，每次 1~1.5g。散风热宜生用，其他功效多制用。

【使用注意】血小板减少、凝血机制障碍及有出血倾向者慎用。

【现代研究】化学研究显示含蛋白质，脂肪，多种氨基酸，铁、锌、铜、锰、铬等微量元素；白僵蚕体表含草酸铵。药理研究显示有催眠，抗惊厥，抗凝，降血糖等作用。现代临床用于治疗脑梗死，癫痫，破伤风，上呼吸道感染等。

237 百合

【古籍原文】百合敛肺劳之嗽萎。

【来　　源】百合科植物卷丹 *Lilium lancifolium* Thunb.、百合 *Lilium brownii* F. E. Brown var. *viridulium* Baker 或细叶百合 *Lilium pumilum* DC. 的肉质鳞叶。

【形态特征】（1）卷丹　多年生草本，高 1~1.5m。鳞茎卵圆状扁球形；茎直立，淡紫色，被白色绵毛。叶互生，无柄；叶片披针形或长圆状披针形，向上渐小成苞片状，上部叶腋内常有紫黑色珠芽。花 3~6 朵或更多，下垂，橘红色；花被片披针形向外反卷，内面密被紫黑色斑点。蒴果。种子多数。

（2）百合　多年生草本，高 70~150cm。茎上有紫色条纹，无毛；鳞茎球形。叶散生，具短柄；上部叶常小于中部叶，叶片倒披针形至倒卵形，全缘，无毛，有 3~5 条脉。花 1~4 朵，喇叭形，有香味；花被片 6 片，倒卵形，多为白色，背面带紫褐色，无斑点，先端弯而不卷。蒴果长圆形，有棱。

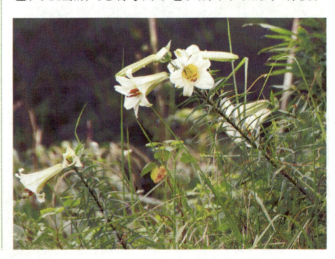

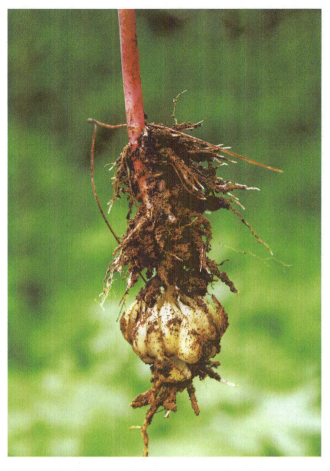

种子多数。

（3）细叶百合　多年生草本，高 20~60cm。鳞茎圆锥形或长卵形，具薄膜；鳞瓣长圆形或长卵形。叶散生于茎中部，无柄；叶片条形，有 1 条明显的脉。花 1 朵至数朵，鲜红色或紫红色；花被片 6 片，内花被片稍宽，反卷，无斑点或有少数斑点，蜜腺两边有乳头状突起。蒴果长圆形。

【性味功效】甘，寒。养阴润肺，清心安神。

【古方选录】《金匮要略》百合地黄汤：百合（擘）七枚，生地黄汁一升。用法：以水洗百合，渍一宿，当白沫出，去其水，更以泉水二升，煎取一升，去滓，内地黄汁，煎取一升五合，分温再服。中病，勿更服。大便当如漆。主治：百合病。

【用法用量】煎服，6~12g。蜜炙可增加润肺作用。

【现代研究】化学研究显示含酚酸甘油酯，丙酸酯衍生物，酚酸的糖苷，甾体糖苷，甾体生物碱，微量元素，淀粉，蛋白质和脂肪等。药理研究显示有止咳，祛痰，平喘，强壮，镇静，抗过敏和耐缺氧等作用。现代临床用于治疗肺结核低热、久咳，抑郁症，慢性心力衰竭等。

238 赤小豆

【古籍原文】赤小豆解热毒，疮肿宜用。

【来　　源】豆科植物赤小豆 Vigna umbellata Ohwi et Ohashi 或赤豆 Vigna angularis Owhwi et Ohashi 的成熟种子。

【形态特征】（1）赤小豆　一年生半攀援草本。茎长可达 1.8m，密被倒毛。三出复叶，叶柄长 8~16cm，托叶披针形或卵状披针形，小叶 3 枚。总状花序腋生，小花多枚，花柄极短；花冠蝶形，黄色。荚果线状扁圆柱形。种子 6~10 颗，暗紫色，长圆形，两端圆，有直而凹陷的种脐。

（2）赤豆　一年生直立草本，高 30~90cm。茎上有白色长硬毛。三出复叶；顶生小叶卵形，侧生小叶斜方状卵形；基出脉 3 条。花着生于腋生的总花梗顶部，黄色。荚果圆柱形稍扁，成熟时种子间缢缩，含种子 6~10 颗。种子椭圆形，两端截形或圆形，暗红色，种脐白色，不凹。

【性味功效】甘、酸，平。利水消肿，解毒排脓。

【古方选录】《圣济总录》赤小豆汤：赤小豆半合，桑根白皮（炙，锉）二两，紫苏茎叶（锉，焙）一

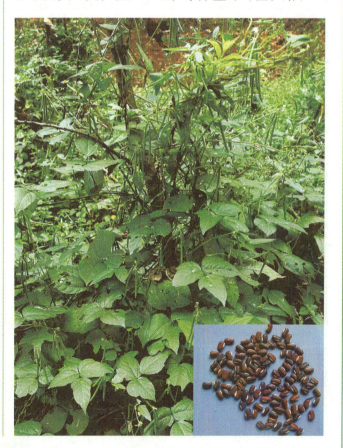

握，生姜一分。用法：上药锉三味，如麻豆大，同小豆用水五盏，加生姜一分（拍碎），煎至二盏半，去滓，分二次食前温服。主治：脚气，气喘，大小便涩，通身肿，两脚气胀，变成水者。

【用法用量】煎服，9~30g。外用适量，研末调敷。

【现代研究】化学研究显示含糖类，三萜皂苷，蛋白质，脂肪，碳水化合物，粗纤维，灰分，钙，磷，铁，硫胺素，核黄素，尼酸等。药理研究显示有抑菌，利尿等作用。现代临床用于治疗肾小球肾炎水肿，黄疸型肝炎，风湿性关节炎等。

239 枇杷叶

【古籍原文】枇杷叶下逆气，哕呕可医。

【来　　源】蔷薇科植物枇杷 *Eriobotrya japonica*（Thunb.）Lindl. 的叶。

【形态特征】常绿小乔木，高约10m。小枝粗壮，黄褐色，密生锈色或灰棕色茸毛。叶片革质，上部边缘有疏锯齿，上面光亮、多皱，下面及叶脉密生灰棕色茸毛，侧脉11~21对。圆锥花序顶生。果实球形或长圆形，种子1~5颗，球形或扁球形，褐色，

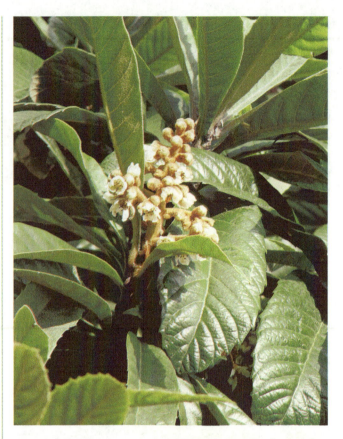

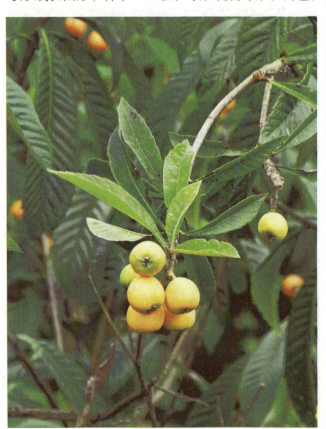

光亮，种皮纸质。

【性味功效】苦，微寒。清肺止咳，降逆止呕。

【古方选录】《圣济总录》枇杷叶汤：枇杷叶（拭去毛，炙）四两，陈橘皮（汤浸去白，焙）五两，甘草（炙，锉）三两。用法：上三味粗捣筛。每服三钱匕，水一盏，入生姜一枣大。主治：哕逆不止，饮食不入。

【用法用量】煎服，5~10g。止咳宜炙用，止呕宜生用。

【使用注意】胃寒呕吐及肺感风寒咳嗽者慎用。

【现代研究】化学研究显示含橙花叔醇，金合欢醇，酒石酸，熊果酸，齐墩果酸，苦杏仁苷，鞣质，维生素B、C，山梨醇等。药理研究显示有镇咳，平喘，利胆，抗炎，祛痰，抗肿瘤，降血糖和抑菌等作用。现代临床用于治疗急性支气管炎咳嗽、气喘，急性胃炎呕吐等。

240 连　翘

【古籍原文】连翘排疮脓与肿毒。

【来　　源】木犀科植物连翘 *Forsythia suspensa*（Thunb.）Vahl 的果实。

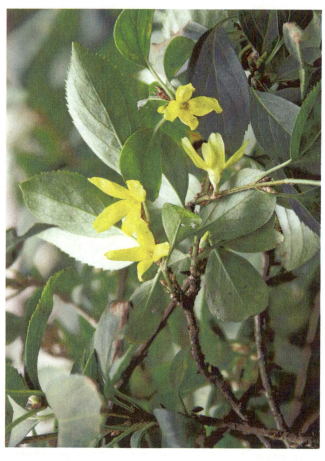

甘草（炙）、山栀子各等分。用法：上药为末，每服二钱，水一中盏，煎七分，去滓温服。主治：小儿一切热。

【用法用量】煎服，6~15g。

【使用注意】脾胃虚寒及气虚脓清者不宜用。

【现代研究】化学研究显示果实含甾醇化合物、连翘酚、皂苷，果皮含齐墩果酸。药理研究显示有广谱抗菌，抗炎，解热，强心，利尿，降血压，降低血管通透性及脆性，防止溶血，镇吐和抗肝损伤等作用。现代临床用于治疗急性淋巴结炎，急性乳腺炎，上呼吸道感染，泌尿系感染等。

241 石楠叶

【古籍原文】石楠叶利筋骨与毛皮。

【来　　源】蔷薇科植物石楠 *Photinia serrulata* Lindl. 的叶。

【形态特征】常绿灌木或小乔木，高可达10m，枝光滑。叶片革质，长椭圆形、长倒卵形、倒卵状椭

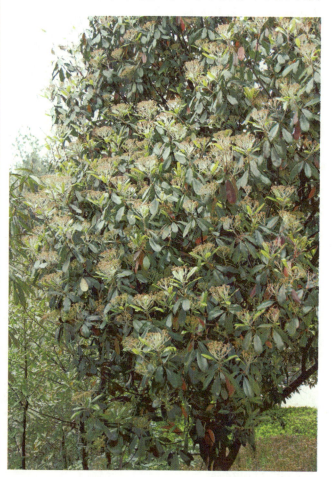

【形态特征】落叶灌木。小枝土黄色或灰褐色，略呈四棱形，疏生皮孔，节间中空，节部具实心髓。叶通常为单叶，叶片卵形、宽卵形或椭圆状卵形至椭圆形，叶缘除基部外具锐锯齿或粗锯齿。花通常单生或2朵至数朵着生于叶腋，先于叶开放；花冠黄色，倒卵状椭圆形。蒴果卵球形。

【性味功效】苦，微寒。清热解毒，消肿散结，疏散风热。

【古方选录】《类证活人书》连翘饮：连翘、防风、

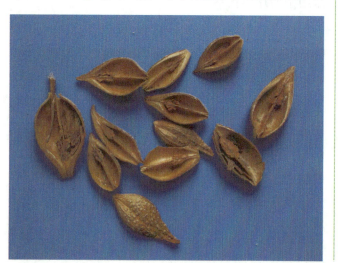

圆形，幼时自中脉至叶柄有茸毛，后脱落，两面无毛；叶柄长 2~4cm。复伞房花序多而密，花瓣近圆形，内面近基部无毛，子房顶端有毛。梨果近球形，红色，后变紫褐色。

【性味功效】辛、苦，平；有小毒。祛风湿，通经络，益肾气。

【古方选录】《圣济总录》石楠酒：单用石楠叶为末，煮酒服。主治：风疹瘙痒。

【用法用量】煎服，10~15g。外用适量，捣烂外敷患处。

【现代研究】化学研究显示含类胡萝卜素，樱花苷，山梨醇，鞣质，正烷烃，苯甲醛，氢氰酸，熊果酸，皂苷，挥发油等。药理研究显示有安定，降温，镇痛，抗炎，抗肿瘤，抑制革兰阳性菌、阴性菌和酵母菌，收缩兔耳血管等作用。现代临床用于治疗风湿关节炎，荨麻疹等。

242 谷蘖（谷芽）

【古籍原文】谷蘖养脾。

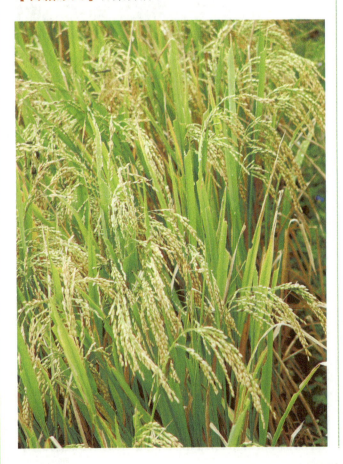

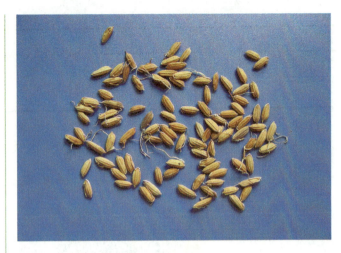

【来　源】禾本科植物稻 *Oryza sativa* L. 的成熟果实经发芽的加工品。

【形态特征】一年生栽培植物。秆直立，丛生。叶鞘无毛，下部者长于节间；叶舌膜质而较硬，披针形，基部两侧下延与叶鞘边缘相结合，幼时具明显的叶耳；叶片扁平，披针形至条状披针形。圆锥花序疏松，成熟时向下弯曲，分支具角、棱，常粗糙。小穗长圆形，两侧压扁。颖果平滑。

【性味功效】甘，温。消食和中，健脾开胃。

【古方选录】《澹寮方》谷神丸：谷蘖四两，为末，入姜汁、盐少许，和作饼，焙干；入炙甘草、砂仁、白术（麸炒）各一两。为末，白汤点服之，或丸服。主治：脾胃虚弱，不饥食少。

【用法用量】煎服，9~15g。生用长于和中，炒用偏于消食。

【现代研究】化学研究显示含淀粉酶，蛋白质，脂肪油，淀粉，麦芽糖，腺嘌呤，胆碱及18种氨基酸等。药理研究显示所含淀粉酶能提升消化功能。现代临床用于治疗消化不良。

243 阿　魏

【古籍原文】阿魏除邪气而破积。

【来　源】伞形科植物新疆阿魏 *Ferula sinkiangensis* K. M. Shen 或阜康阿魏 *Ferula fukanensis* K. M. Shen 的树脂。

【形态特征】（1）新疆阿魏　多年生草本，高 50~200cm。基生叶有长柄；茎生叶互生，三至四回羽状复叶，小叶片羽状深裂。复伞形花序，花黄色，

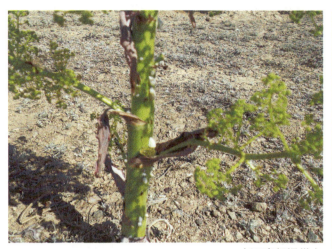

小而密。双悬果扁椭圆形。

（2）阜康阿魏 多年生一次结果草本，高0.5~1m。全株有强烈的葱蒜样臭味。根圆锥形，粗壮，根头部残存枯叶鞘纤维。茎单一，粗壮，近无毛，从基部向上成圆锥状分支。基生叶有由基部扩展成鞘的短柄，叶片轮廓广卵形，二至三回羽状全裂。复伞形花序生于茎枝顶端，无总苞片。分生果椭圆形，背腹扁压。

【性味功效】苦、辛，温。消积，化癥，散痞，杀虫。

【古方选录】《圣济总录》阿魏丸：阿魏（研）半两，蝎梢（炒，捣）、麝香（研）各一分，丹砂（研）半分，桃仁（去皮尖双仁，生研）四十九枚。用法：上药为末，酒煮面糊为丸，如梧桐子大。每服二十丸，温酒下不嚼，早晨日中临卧各一服。主治：脾胃虚寒，宿食不消，腹胀肠鸣。

【用法用量】入丸、散剂。外用膏药。

【使用注意】孕妇禁用。

【现代研究】化学研究显示含挥发油20.74%，及香豆精类化合物，阿魏酸，阿魏酸酯等。药理研究显示有抑制未孕动物子宫收缩，兴奋已孕离体子宫，抗生育，抗炎，抗过敏，免疫，解痉，止痛等作用。现代临床用于治疗多种疼痛，消化不良，肝硬化，疟疾，蛔虫等。

244 紫河车

【古籍原文】紫河车补血。

【来　源】健康人的干燥胎盘。将新鲜胎盘除去

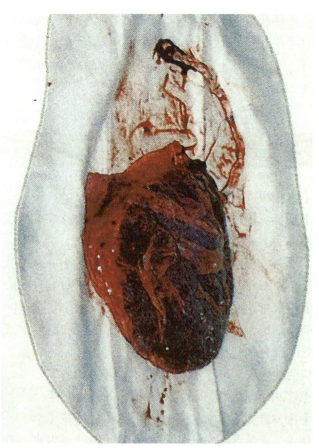

羊膜和脐带，反复冲洗去净血液，蒸或置沸水中略煮后，干燥。

【形态特征】药材呈不规则碟状半圆形或椭圆形，直径9~16cm，厚约1cm。黄白色或黄棕色。近子宫面粗糙，凹凸不平，有纵横交错、深浅不一的沟纹，可见无色膜衣；近胎儿面较平滑，中央或一侧有脐带或残痕，周围有无色或带血的网状血管。质坚脆，可折断，断面有白色或白色点连成的白色斑块及大小不等的孔穴，形似海绵状。有腥气。

【性味功效】甘、咸，温。补肾益精，养血益气。

【古方选录】《古今医鉴》河车丸：紫河车不拘几个（焙极干）。用法：上药为末，炼蜜为丸，梧桐子大，每七十丸，空心酒送下。主治：久患心风癫，气血两虚之证。

【用法用量】研末装胶囊服，1.5~3g；或入丸、散。

【使用注意】阴虚内热者不宜使用。

【现代研究】化学研究显示含有多种抗体，干扰素，巨球蛋白，促性腺激素A、B，催乳素，促甲状腺激素，催产素样物质，多种甾体激素，溶菌酶，激肽酶等。药理研究显示有促进乳腺和女性生殖器官发育，参与甾体激素如雌激素及黄体酮代谢，影响月经周期，

抗某些传染病，增强机体抵抗力、免疫力及抗过敏等作用。现代临床用于治疗疾病所致的体质虚弱，免疫力低下，阳痿，遗精，不孕症，肺结核，贫血等。

245 大 枣

【古籍原文】大枣和药性以开脾。

【来　　源】鼠李科植物枣 *Ziziphus jujuba* Mill. 的成熟果实。

【形态特征】落叶灌木或小乔木，高达 10m。单叶互生，纸质，卵形、卵状椭圆形。花黄绿色，两性，腋生聚伞花序；萼 5 裂，裂片卵状三角形；花瓣 5 片，倒卵圆形，基部有爪。核果长圆形或长卵圆形，成熟时红色，后变红紫色，中果皮肉质、厚、味甜，核两端锐尖。种子扁椭圆形。

【性味功效】甘，温。补中益气，养血安神。

【古方选录】《金匮要略》十枣汤：芫花（熬）、甘遂、大戟各等分。用法：上三味捣筛，以水一升五合，先煮肥大枣十枚，取八合，去渣，内药末。强人服一钱匕，羸人服半钱匕，平旦温服之，不下者，明日更加半钱。得快利之后，糜粥自养。主治：悬饮，水肿。

【用法用量】擘破煎服，6~15g。

【使用注意】实热、痰热、湿热、湿盛或气滞者不宜。

【现代研究】化学研究显示含有机酸，三萜苷类，生物碱类，黄酮类，糖类，维生素，氨基酸，挥发油，微量元素等。药理研究显示有增强肌力，增加体重，增加胃肠黏液，纠正胃肠病损，保护肝脏，增加白细胞内 cAMP 含量，抗变态反应，镇静，催眠，抑制癌细胞增殖，抗突变，镇痛，镇咳，祛痰等作用。现代临床用于治疗消化不良，慢性肠炎，抑郁症及神经衰弱等。

246 鳖 甲

【古籍原文】然而鳖甲治劳疟，兼破癥瘕。

【来　　源】鳖科动物鳖 *Trionyx sinensis* Wiegmann 的背甲。

【形态特征】动物体呈椭圆形，背面中央凸起，边缘凹入。腹背均有甲。头尖，颈粗长，吻突出，吻端有 1 对鼻孔。眼小，瞳孔圆形。颈基部无颗粒状疣。头颈可完全缩入甲内。背面橄榄绿色或黑棕色，腹面黄白色，有淡绿色斑。背、腹骨板间无缘板接

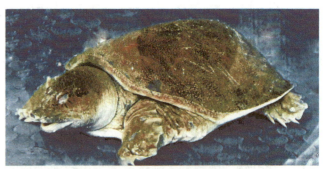

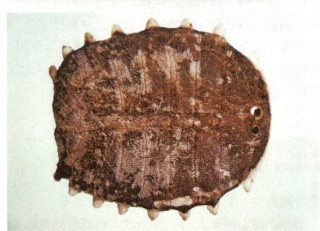

连。前肢 5 指，仅内侧 3 指有爪；后肢趾亦同。指、趾间具蹼。

【性味功效】咸，寒。滋阴潜阳，退热除蒸，软坚散结。

【古方选录】《普济本事方》鳖甲丸：鳖甲（淡醋煮，去裙膜，洗，酸醋炙黄，称）、酸枣仁（微炒，去皮，研）、羌活（去芦）、黄耆（蜜水涂炙）、牛膝（浸酒，水洗，焙干）、人参（去芦）、五味子（拣）各等分。用法：上药为细末，炼蜜杵匀为丸，如梧桐子大，每服三四十丸，温酒下。主治：胆虚不得眠，四肢无力。

【用法用量】煎服，9~24g，打碎先煎。

【使用注意】孕妇及脾胃虚寒者忌用。

【现代研究】化学研究显示含有动物胶，骨胶原，角蛋白，17 种氨基酸，碳酸钙，磷酸钙，碘，维生素 D，锌，铜，锰等。药理研究显示有降低实验性甲亢动物血浆 cAMP 含量，提高淋巴母细胞转化率，增强免疫力，保护肾上腺皮质功能，促进造血，提高血红蛋白含量，抑制结缔组织增生，防止细胞突变，镇静等作用。现代临床用于治疗疟疾日久，高血压，肝硬化，贫血等。

247 龟甲

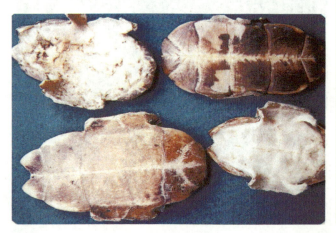

【古籍原文】龟甲坚筋骨，更疗崩疾。

【来　　源】龟科动物乌龟 Chinemys reevesii（Gray）的背甲及腹甲。

【形态特征】动物体呈扁椭圆形，背腹均有硬甲。头顶前端光滑，后部覆被粒状小鳞；吻端尖圆，颌无齿而具角质硬喙；眼略突出；耳鼓膜明显；颈部

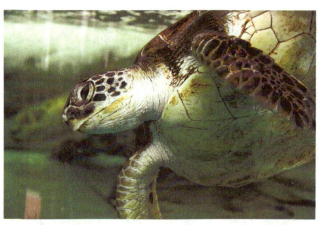

细长。背甲棕褐色或黑色，头侧及喉侧有带黑边的黄绿色纵横线；头颈部背面深褐色，腹面稍浅；尾部背面棕褐色。

【性味功效】咸、甘，微寒。滋阴潜阳，益肾健骨，养血补心，固经止血。

【古方选录】《张氏医通》龟鹿二仙膏：鹿角胶一斤，龟板胶半斤，枸杞六两，人参四两（另为细末），桂圆肉六两。用法：以枸杞、桂圆煎膏，炼白蜜收，先将二胶酒浸，烊枸杞、桂圆膏中，候化尽，入人参末，瓷罐收贮。每服五六钱，清晨醇酒调服。主治：督任俱虚，精血不足，虚损遗泄，瘦弱少气，目视不明。

【用法用量】煎服，9~24g，打碎先煎。

【使用注意】孕妇及脾胃虚寒者忌用。

【现代研究】化学研究显示含动物胶，角蛋白，脂肪，骨胶原，18 种氨基酸，钙，磷，锶，锌，铜等。药理研究显示有改善动物"阴虚证"状态，增强免疫功能，双向调节 DNA 合成率，兴奋子宫，解热，补血，镇静，抗凝血，增加冠状动脉血流量和提高耐缺氧能力等作用。现代临床用于治疗结核病低热，高血压病眩晕头痛，小儿先天骨发育不良，神经衰弱，贫血等。

248 乌梅

【古籍原文】乌梅主便血疟痢之用。

【来　　源】蔷薇科植物梅 Prunus mume（Sieb.）Sieb. et Zucc. 的近成熟果实。

【形态特征】落叶小乔木，高可达 10m。树皮淡灰色，小枝细长，先端刺状。单叶互生，被短柔毛，

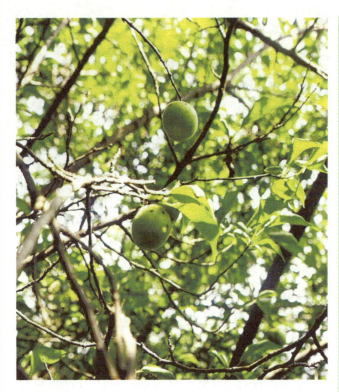

托叶早落，叶片椭圆状宽卵形。春季先叶开花，花有香气，1~3朵簇生于二年生侧枝叶腋，花瓣5片，白色或淡红色。果实近球形，黄色或绿白色，被柔毛；核椭圆形。

【性味功效】酸、涩，平。敛肺止咳，涩肠止泻，安蛔止痛，生津止渴。

【古方选录】《伤寒论》乌梅丸：乌梅三百枚，细辛六两，干姜十两，黄连十六两，当归四两，附子（去皮炮）六两，蜀椒（出汗）四两，桂枝（去皮）、人参、黄柏各六两。用法：上九味，异捣筛，合治之。以苦酒渍乌梅一宿，去核，蒸之五斗米下，饭熟，捣成泥，和药令相得，内臼中，与蜜杵二千下，丸如梧桐子大，先食饮，服十丸，日三服，稍加至二十丸。禁生冷、滑物、臭食等。主治：蛔厥证，腹痛阵作，呕吐，或有吐蛔。

【用法用量】煎服，6~12g。

【使用注意】表证邪实，或腹泻有实热者不宜使用。

【现代研究】化学研究显示含柠檬酸，苹果酸，琥珀酸，酒石酸，碳水化合物，谷甾醇，齐墩果酸样物质等。药理研究显示有抑制多种致病性细菌及皮肤真菌，抑制离体兔肠管运动，促进胆汁分泌，抑制蛔虫的活动，增强机体免疫功能等作用。现代临床用于治疗慢性支气管炎，慢性肠炎，慢性痢疾，蛔虫病等。

249 竹 沥

【古籍原文】竹沥治中风声音之失。

【来　　源】禾本科植物青秆竹 *Bambusa tuldoides* Munro、大头典竹 *Sinocalamus beecheyanus*（munro）Mc-Clure var. *pubescens* P. F. Li 或淡竹 *Phyllostachys nigra*（Lodd.）Munro var. *henonis*（Miff.）Stapf ex Rendle 的新鲜茎秆，经火烤灼而流出的淡黄色澄清液汁。

【形态特征】同"竹茹"条。

【性味功效】甘，寒。清热豁痰，定惊利窍。

【古方选录】《备急千金要方》竹沥汤：竹沥一升，麦冬、防风、黄芩各三两，茯苓四两。用法：上五味，以水四升，合竹沥煮取二升，分三服，不瘥再作。主治：妊娠常苦烦闷。

【用法用量】冲服，30~50ml。

【使用注意】寒嗽及脾虚便溏者忌用。

【现代研究】化学研究显示含有十余种氨基酸，及葡萄糖，果糖，蔗糖，愈创木酚，甲酚，苯酚，甲酸，乙酸，苯甲酸，水杨酸等。药理研究显示有明显镇咳，祛痰，止咳，增加尿中氯化物排泄，增高血糖等作用。现代临床用于急性支气管炎，支气管哮喘，脑梗死，神经分裂症等。

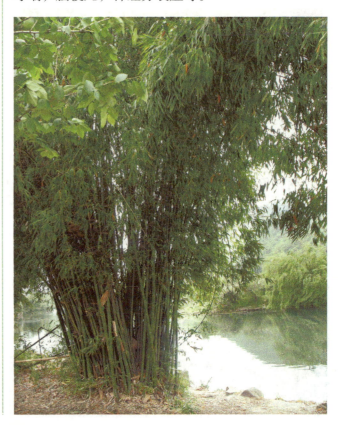

中文药名索引

方剂名索引

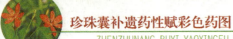

拉丁学名索引